现代护理实践与规范

主编 ◎ 徐爱霞 张 平 王志敏

张桂萍 邵园园 李 静

天津出版传媒集团

天津科技翻译出版有限公司

图书在版编目(CIP)数据

现代护理实践与规范 / 徐爱霞等主编. — 天津：
天津科技翻译出版有限公司，2024.1
ISBN 978-7-5433-4356-6

Ⅰ.①现… Ⅱ.①徐… Ⅲ.①护理学 Ⅳ.①R47

中国国家版本馆CIP数据核字(2023)第093372号

现代护理实践与规范
XIANDAI HULI SHIJIAN YU GUIFAN

出　　　版：天津科技翻译出版有限公司
出 版 人：刘子媛
地　　　址：天津市南开区白堤路244号
邮政编码：300192
电　　　话：(022)87894896
传　　　真：(022)87893237
网　　　址：www.tsttpc.com
印　　　刷：北京虎彩文化传播有限公司
发　　　行：全国新华书店
版本记录：787mm×1092mm　16开本　15.25印张　443千字
　　　　　　2024年1月第1版　2024年1月第1次印刷
　　　　　　定价：98.00元

编者名单

主　编

徐爱霞	山东省泰安荣军医院
张　平	济宁市兖州区人民医院
王志敏	烟台市莱州荣军医院
张桂萍	山东省泰安荣军医院
邵园园	济宁医学院附属医院
李　静	山东省泰安市东平县接山镇中心卫生院

副主编

李　艳	北京市怀柔区杨宋镇社区卫生服务中心
王　娟	同济大学附属东方医院胶州医院
刘春丽	巨野县人民医院
王倩雁	日照市岚山区妇幼保健计划生育服务中心
邢相荣	日照市岚山区妇幼保健计划生育服务中心
翟国华	大同市第二人民医院
姜　迪	成都市中西医结合医院
文妮娜	雅安市中医医院
牛翠平	山东中医药大学第二附属医院
李　岩	济南市章丘区人民医院
刘　丹	攀枝花市中西医结合医院
夏寻寻	山东中医药大学第二附属医院

编　者

刘承珠	哈尔滨医科大学附属第一医院
田广美	日照市岚山区高兴卫生院
王玉莲	青岛大学附属医院
王　敬	德州市中医院
宋秀玲	湖北医药学院附属襄阳市第一人民医院
徐爱霞	山东省泰安荣军医院
张　平	济宁市兖州区人民医院
王志敏	烟台市莱州荣军医院
张桂萍	山东省泰安荣军医院
邵园园	济宁医学院附属医院
李　静	山东省泰安市东平县接山镇中心卫生院
李　艳	北京市怀柔区杨宋镇社区卫生服务中心
王　娟	同济大学附属东方医院胶州医院
刘春丽	巨野县人民医院
王倩雁	日照市岚山区妇幼保健计划生育服务中心
邢相荣	日照市岚山区妇幼保健计划生育服务中心
翟国华	大同市第二人民医院
姜　迪	成都市中西医结合医院
文妮娜	雅安市中医医院
牛翠平	山东中医药大学第二附属医院
李　岩	济南市章丘区人民医院
刘　丹	攀枝花市中西医结合医院
夏寻寻	山东中医药大学第二附属医院
刘承珠	哈尔滨医科大学附属第一医院
田广美	日照市岚山区高兴卫生院
王玉莲	青岛大学附属医院
王　敬	德州市中医院
宋秀玲	湖北医药学院附属襄阳市第一人民医院

前　言

随着现代医学科学的迅速发展和医学模式的转变,护理工作也更趋多元化,护理模式、护理观念不断更新,临床护士的内涵和外延均在发生变化,这就使学界对临床护理人员的技术和综合素质的要求越来越高。本书旨在为临床护理人员提供最新的理论实践和操作规范,帮助护理人员掌握基本理论知识和临床护理技能,提高护理质量。

本书从临床护理实用的角度出发,具体介绍了现代护理实践、临床常见疾病护理规范等,理论与实践相结合,在内科疾病护理实践与规范、外科疾病护理实践与规范、妇产科护理实践与规范、儿科护理实践与规范、急诊科护理实践与规范、骨科疾病护理实践与规范等方面给出了十分详细的参考内容。因护理人员工作于临床一线,所以本书重点介绍了临床各科室常见病、多发病在具体护理实践中的注意事项和行为规范,还讲述了其他疾病基础护理操作内容,语言简洁,内容丰富,侧重实用性和可操作性,力求详尽准确。

由于篇幅有限,本书难以将所有疾病全部列入。虽然在编写过程中各位编者精益求精,对稿件进行了多次认真的修改,但由于编写经验不足,加之时间有限,书中难免存在不足,敬请广大读者提出宝贵的修改建议,以期再版时修正完善。

编　者

前　言

目　　录

第一章　心内科疾病的护理

第一节　慢性心力衰竭

一、病因

(一)基本病因

几乎所有类型的心血管疾病均可引起心力衰竭。从病理生理角度来看,心力衰竭的病因包括以下两个方面。

1.原发性心肌损害

原发性心肌损害主要包括以下疾病。①缺血性心肌损害:冠心病心肌缺血和(或)心肌梗死是最常见的原因;②心肌炎和心肌病:各种类型的心肌炎和心肌病均可导致心力衰竭,其中病毒性心肌炎及原发性扩张型心肌病最多见;③心肌代谢障碍性疾病:最常见于糖尿病心肌病,而维生素 B_1 缺乏和心肌淀粉样变性则在国内罕见。

2.心脏负荷过重

心脏负荷过重包括压力负荷过重和容量负荷过重。①压力负荷过重:又称后负荷过重,是指心脏收缩期射血阻力增加。常见原因有高血压、主动脉瓣狭窄、肺动脉高压、肺动脉瓣狭窄等。②容量负荷过重:又称前负荷过重,是指心脏舒张期所承受的容量负荷增加。常见于主动脉瓣或肺动脉瓣关闭不全、房间隔缺损、室间隔缺损、动脉导管未闭、严重贫血、甲状腺功能亢进等。

(二)诱因

据统计,有 80%～90% 的慢性心力衰竭是在原有心脏病的基础上,由诱因引发,常见的诱因有以下几种。

1.感染

以呼吸道感染最常见,其次为感染性心内膜炎。

2.心律失常

心房颤动是诱发心力衰竭的最重要因素。也可见于其他各种类型的快速性心律失常和严重的缓慢性心律失常。

3.血容量增加

血容量增加包括输液或输血过多、过快,摄入钠盐过多等。

4.过度体力活动或情绪激动

如妊娠和分娩、愤怒等。

另外,合并贫血和甲状腺功能亢进、不恰当停用洋地黄类药物或降压药及原有心脏病变加重等,也可成为发生心力衰竭的诱因。

二、临床表现

(一)左心衰竭

临床上最常见,主要表现为肺循环静脉淤血和心输出量降低。

1.症状

常见症状如下。

(1)呼吸困难:左心衰竭最重要和最常见的症状。

劳力性呼吸困难:最早出现,表现为体力活动时呼吸困难,休息后缓解。发生机制是运动使回心血量增加,左心房压力升高,加重了肺淤血。引起呼吸困难的运动量随心力衰竭程度加重而减少。

夜间阵发性呼吸困难:患者入睡后突然因憋气而惊醒,被迫坐起,轻者端坐休息后可缓解,重者可有哮鸣音,称为心源性哮喘。发生机制为睡眠平卧,血液重新分布,使肺血量增加,夜间迷走神经张力增高,小支气管收缩,横膈高位,肺活量减少等。

端坐呼吸:当肺淤血达到一定程度时,患者不能平卧,因平卧时回心血量增多,且膈肌上抬,使呼吸更为困难。高枕卧位、半卧位甚至端坐位方能使呼吸困难减轻。

急性肺水肿:左心衰竭呼吸困难最严重的形式。

(2)咳嗽、咳痰与咯血:咳嗽多在体力劳动或夜间平卧时加重,同时可咳出白色浆液性泡沫状痰,偶见痰中带血丝。发生机制为肺泡和支气管黏膜淤血所致。肺静脉因长期慢性淤血致压力升高,导致肺循环和支气管血液循环之间形成侧支,在支气管黏膜下形成扩张的血管,一旦破裂,可引起大咯血。

(3)疲劳、乏力、头晕、心悸:由心输出量降低,器官、组织灌注不足及代偿性心率加快所致。

(4)少尿及肾功能损害症状:严重左心衰竭时,肾血流量明显减少,患者可出现少尿,血尿素氮、肌酐升高,并可有肾功能不全的相关症状。

2.体征

常见体征如下。

(1)肺部湿性啰音:由于肺毛细血管压增高,液体可渗出至肺泡而出现湿性啰音。开始两肺底闻及湿性啰音,随病情加重,湿性啰音可遍及全肺。

(2)心脏体征:除基础心脏病的固有体征外,多数患者可出现心脏扩大,心率增快,心尖区可闻及舒张期奔马律,肺动脉瓣区第二心音亢进,也可出现心律失常。

(二)右心衰竭

单纯右心衰竭较少见,右心衰竭主要表现为体循环静脉淤血。

1.症状

常见症状如下。

(1)胃肠道症状:胃肠道及肝淤血,可引起食欲缺乏、恶心、呕吐、腹胀、便秘及上腹疼痛等症状。

(2)呼吸困难:在左心衰竭的基础上发生的右心衰竭,呼吸困难已经存在。单纯性右心衰竭者,也可有不同程度的呼吸困难。

2.体征

常见体征如下。

(1)水肿:是右心衰竭的典型体征。水肿首先发生在身体的下垂部位,常呈可压陷性。起床活动患者,足、踝及胫骨前水肿较明显,尤以下午为甚。卧床患者则以骶部和大腿内侧水肿较显著。右心衰竭严重者,可呈全身性水肿。

(2)颈静脉征:颈外静脉异常充盈、怒张,并可出现明显搏动。肝颈静脉反流征阳性也为右心衰竭的重要征象之一。

(3)肝大和压痛:肝因淤血肿大常伴有压痛。持续慢性右心衰竭可引起心源性肝硬化,晚期可出现黄疸和腹水。

(4)心脏体征:除基础心脏病的固有体征外,单纯右心衰竭的患者,一般可发现右心室和(或)右心房肥大。右心室增大显著时,可有心前区抬举样搏动,剑突下可见明显搏动,可闻及右室舒张期奔马律,也可因三尖瓣相对关闭不全出现反流性杂音。

(三)全心衰竭

同时具有左、右心衰的临床表现。全心衰竭时,肺淤血可因右心功能不全、右心输出量减少而减轻,故表现为呼吸困难减轻而发绀加重。

(四)心功能分级

目前统一采用 NYHA 心功能分级标准将心功能分为四级。Ⅰ级:患者有心脏病,但体力活动不受限制。平时一般的体力活动不引起疲劳、心悸、呼吸困难或心绞痛等症状。Ⅱ级:体力活动稍受限制。休息时无自觉症状,但平时一般的体力活动会引起疲劳、心悸、呼吸困难或心绞痛,休息后很快缓解。Ⅲ级:体力活动明显受限。休息时尚无症状,但一般的轻体力活动就会引起疲劳、心悸、呼吸困难或心绞痛,休息较长时间方可缓解。Ⅳ级:患者有心脏病,体力活动能力完全丧失,休息时仍可存在心力衰竭症状或心绞痛,进行任何体力活动都会使症状加重。

第二种分级方案是根据客观的检查手段,如心电图、负荷试验、胸部 X 线片、超声心动图等来评估心脏病变的严重程度,分为 A、B、C、D 四级。A 级:无心血管疾病的客观依据。B级:客观检查显示有轻度的心血管疾病。C 级:有中度心血管疾病的客观依据。D 级:有严重心血管疾病的表现。

三、辅助检查

(一)影像学检查

1.胸部 X 线检查

左心衰竭时可发现左室或左房增大,尤以左室增大为主。肺淤血早期可见肺门血管影增强,慢性肺淤血可见 KerleyB 线等表现。右心衰竭继发于左心衰竭者,胸部 X 线检查显示心脏向两侧扩大,单纯右心衰竭者,可见右室、右房扩大,肺野清晰,上腔静脉和(或)奇静脉扩张。全心衰竭者有左、右心衰竭的混合表现。

2.超声心动图检查

比胸部 X 线检查更准确地反映各心腔大小及瓣膜结构和功能变化。也可计算出心输出量(CO)、左室射血分数(LVEF%)和心脏指数(CI),能较好地反映左心室的收缩及舒张功能。

3.放射性核素与磁共振成像(MRI)检查

(1)核素心血管造影可测定左、右心室收缩末期、舒张末期容积和射血分数。MRI检查更能精确地计算收缩末期、舒张末期容积、心搏量和射血分数。

(2)有创性血流动力学检查应用漂浮导管和温度稀释法可测定肺毛细血管楔嵌压(PCWP)和心输出量(CO)、心脏指数(CI)、中心静脉压(CVP)。PCWP 正常值为 $6\sim12mmHg$($1mm\mu g\approx0.133kPa$)。PCWP升高程度与肺淤血呈正相关。

(3)运动耐量和运动峰耗氧量试验运动耐量试验能在一定程度上反映心脏储备功能。运动峰耗氧量可反映运动时最大心输出量。

四、治疗

处理心力衰竭宜采取综合治疗措施,包括病因治疗,调节心力衰竭的代偿机制,减少其负面效应,如拮抗神经体液因子的过分激活等。除缓解症状外,还应达到以下目的:提高运动耐量,改善生活质量;阻止或延缓心室重塑,防止心肌损害进一步加重;降低死亡率。

(一)病因治疗

1.预防和治疗基本病因

(1)包括控制高血压,应用药物、介入或手术治疗改善冠心病心肌缺血,手术治疗心瓣膜病。

(2)消除诱发因素:包括及时去除心内外感染病灶、迅速控制心律失常、纠正电解质紊乱及酸碱平衡失调、治疗甲状腺功能亢进、治疗贫血与出血、避免输液过多过快、防止过度劳累及情绪激动等。

2.药物治疗

(1)利尿剂:利尿剂是治疗心力衰竭最常用的药物。不仅可以通过消除水肿、减少血容量来减轻心脏前负荷,而且能通过降低血压来减轻心脏后负荷。常用利尿剂如下。①噻嗪类利尿剂:如氢氯噻嗪 25mg,每周 2 次或隔天 1 次,常用于轻度心力衰竭。②袢利尿剂:如呋塞米 20mg,口服 $2\sim4h$ 达高峰,重度心力衰竭患者 100mg,每天 2 次,效果不佳时静脉注射 100mg,每天 2 次。③保钾利尿剂:常与噻嗪类和袢利尿剂合用,如螺内酯(安体舒通)20mg,每天 2 次;氨苯蝶啶 $50\sim100mg$,每天 2 次;阿米洛利 $5\sim10mg$,每天 2 次,可单独用于轻型心力衰竭患者。

(2)血管紧张素转化酶抑制剂(ACEI):ACEI 能降低代偿性神经体液的不利影响,延缓心室重构,维护心肌功能,降低死亡的危险度。常用药物:卡托普利 $12.5\sim25mg$,每天 2 次;贝那普利 $5\sim10mg$,每天 1 次;培哚普利 $2\sim4mg$,每天 1 次。

(3)洋地黄类药物:洋地黄类制剂不仅能直接增强心肌收缩力,提高心输出量,还可直接兴奋迷走神经系统,对抗心力衰竭时交感神经兴奋的不利影响。

五、护理评估

询问患者原有心脏病史,了解目前心率、心律、血压、水肿等表现以及对日常活动的影响。了解诱发或加重心力衰竭的因素。询问患者是否有呼吸困难、咳嗽、咳痰和咯血、食欲缺乏、恶心、呕吐、水肿、尿少等表现。评估有无颈静脉怒张、发绀及其程度、水肿程度,听诊两肺底湿啰音、哮鸣音情况。另外,还应通过胸部 X 线检查、超声心动图、血流动力学检查等判断有无心力衰竭及其程度,定期检查电解质、血气分析,以判断有无电解质紊乱和酸碱失衡。

了解患者是否因病程漫长或反复发作的胸闷、气急、咳嗽、咯血等而心情忧郁或焦虑不安,特别是严重心力衰竭时,是否由于生活不能自理而悲观失望,对生活、治疗失去信心。在近期生活中是否有较大的生活事件发生。

六、护理诊断

(1)气体交换受损与肺淤血有关。

(2)活动无耐力与心输出量下降有关。

(3)体液过多与体循环淤血、水钠潴留及肾血流量减少有关。

(4)焦虑,与病程漫长、病情反复及担心预后有关。

(5)潜在并发症为洋地黄中毒和电解质紊乱。

七、护理目标

患者的呼吸困难减轻,血气分析结果正常;心输出量增加;水肿、腹水减轻或消失;焦虑减轻,治疗疾病的信心增强;无洋地黄中毒和电解质紊乱发生,或一旦发生,能得以及时发现和控制。

八、护理措施

(一)一般护理

1.休息与活动

休息可减轻心脏负担,但长期卧床易发生静脉血栓形成甚至肺栓塞,同时也使消化功能降低、肌肉萎缩。因此,应根据心力衰竭患者的病情轻重安排休息。心功能Ⅰ级时,避免剧烈运动及重体力劳动。心功能Ⅱ级时,停止比较剧烈的运动,保证充足的睡眠。心功能Ⅲ级时,限制体力活动,日常生活可自理或在他人协助下自理,有充足的休息时间,夜间睡眠可给予高枕。心功能Ⅳ级时,完全卧床休息,日常生活应有专人协助及护理。定时改变体位,防止发生压疮。为防止长期卧床引起静脉血栓形成甚至肺栓塞,可根据患者病情安排床上肢体运动、床边活动等。

2.饮食

给予低盐、低热量、高蛋白、高维生素的清淡、易消化饮食,避免产气的食物及浓茶、咖啡或辛辣刺激性食物;戒烟、酒;多吃蔬菜、水果,少量多餐,不宜过饱。肥胖者更要适当限制饮食。限制水分和钠盐的摄入,根据患者的具体情况决定每天的饮水量,通常一半量在用餐时摄取,另一半量在两餐之间摄取。必要时行口腔护理,以减轻口渴感。食盐一般限制在每天 5g 以下,中度心力衰竭患者每天摄入量为 2.5～3g,重度心力衰竭控制在 1g 以下。除了低盐饮食外,还要控制腌制品、发酵的点心、味精、酱油、皮蛋、啤酒等含钠量高的食品。但在应用强效排钠利尿剂时,不宜过分严格限盐,以免引起低钠血症。

3.排便的护理

指导患者养成每天按时排便的习惯,预防便秘。排便时切忌过度用力,以免增加心脏负荷,甚至诱发严重的心律失常。长期卧床的患者定期变换体位,做顺时针方向的腹部按摩,或每天收缩腹肌数次,必要时给予适量的缓泻剂。

（二）病情观察

密切观察患者呼吸困难有无减轻，给氧后发绀有无改善，水肿变化情况，控制输液量及速度，滴速以每分钟 15～30 滴为宜，防止输液过多过快。详细记录 24h 出入水量，准确测量体重并记录。

（三）吸氧

一般采用持续吸氧，流量 2～4L/min，随时清除鼻腔分泌物，保持输氧管通畅。同时观察患者呼吸频率、节律、深度的改变，随时评估呼吸困难的改善情况，并做好记录。

（四）用药护理

1.洋地黄类药物

向患者讲解洋地黄类药物治疗的必要性及洋地黄中毒的表现。给药前应检查心率、心律情况，若心率低于 60 次/分钟或发生节律改变，应暂停给药，并通知医师。静脉注射用药宜稀释后缓慢注射，一般需 10～15min。注射后注意观察心率、心律改变及患者反应。毒性反应的观察及护理：胃肠道症状最常见，表现为厌食、恶心、呕吐；神经、精神症状，常见的有头痛、疲乏、烦躁、易激动；视觉异常，表现为视物模糊、黄视、绿视症。心脏表现，主要有心律失常，常见室性期前收缩呈二联律或三联律、房性期前收缩、心动过速、心房颤动、房室传导阻滞等。用药后注意观察疗效及有无上述毒性反应，发现异常时应及时报告医师，并进行相应的处理。洋地黄中毒的处理：包括停药、补充钾盐及镁盐、针对心律失常及特异性抗体的治疗。立即停用洋地黄是治疗洋地黄中毒的首要措施。可口服或静脉补充氯化钾、门冬氨酸钾镁，停用排钾利尿剂。若有快速性心律失常，可用利多卡因或苯妥英钠。若心动过缓，可用阿托品或临时起搏器。地高辛中毒可用抗地高辛抗体。

2.利尿剂

应用利尿剂前测体重，用药时间尽量在早晨或日间，以免夜间频繁排尿而影响患者休息；用药后准确记录出入量，以判断利尿效果。观察各类利尿剂的不良反应：噻嗪类利尿剂主要不良反应有电解质紊乱（低钾、低钠、低氯）、高尿酸血症及高血糖；袢利尿剂主要不良反应有水与电解质紊乱、消化道症状、听力障碍等；潴钾利尿剂主要不良反应有胃肠道反应、嗜睡、乏力、皮疹等，不宜同时服用钾盐，高钾血症者禁用。

3.β受体阻滞剂

β受体阻滞剂可产生心肌收缩力减弱、心率减慢、房室传导时间延长、支气管痉挛、低血糖、血脂升高等不良反应，因此，应监测患者的心音、心率、心律和呼吸，定期查血糖、血脂。

4.非洋地黄类正性肌力药物和 ACEI

长期应用非洋地黄类正性肌力药物可引起心律失常；应用 ACEI，可出现低血压、高血钾、干咳、肾功能减退等。故应严密观察病情变化，发现异常及时处理。

（五）心理护理

对有焦虑的心力衰竭患者应鼓励其说出焦虑的感受及原因。加强与患者的沟通，建立良好的护患关系。指导患者进行自我心理调节，减轻其焦虑，如放松疗法、转移注意力等，让患者保持积极乐观、轻松愉快的情绪，增强其战胜疾病的信心。

(六)健康指导

(1)疾病知识指导:给患者讲解心力衰竭的诱发因素,如感染、心律失常、体力过劳、情绪激动、饮食不当等。注意保暖,防止受凉感冒,保持乐观情绪,避免激动、紧张。

(2)活动指导:合理休息与活动,活动应循序渐进,活动量以不出现心悸、气急为原则。保证充足的睡眠。

(3)饮食指导:坚持合理饮食,进食低盐、低脂、低热量、高蛋白、高维生素、清淡、易消化的饮食;少量多餐,避免过饱;戒烟、酒,避免浓茶、咖啡及辛辣刺激性食物。

(4)自我监测指导:教会患者及家属自我监测脉搏,观察病情变化,若足踝部出现水肿,突然气急加重、夜尿增多、体重增加、有厌食饱胀感,提示心力衰竭复发。

(5)用药指导:告知患者及家属强心剂、利尿剂等药物的名称、服用方法、剂量、不良反应及注意事项。定期复查,如有不适,及时复诊。

九、预期结果与评价

患者的呼吸困难得到改善;水肿消退,体重减轻,皮肤保持完整;水肿、腹水减轻或消失;焦虑减轻,增强了治疗疾病的信心;体液、电解质、酸碱维持平衡;无洋地黄中毒发生或得到控制。

第二节　急性心力衰竭

急性心力衰竭是指由于急性心脏病变引起心输出量急剧下降,甚至丧失排血功能,导致组织器官灌注不足和急性淤血的综合征。临床上以急性左心衰竭较常见,主要表现为急性肺水肿,严重者伴心源性休克。

一、病因及发病机制

(一)急性弥散性心肌损害

常见于急性广泛心肌梗死、急性心肌炎等引起心肌收缩无力、心输出量急剧下降。

(二)急性心脏后负荷增加

常见于高血压危象、严重瓣膜狭窄、心室流出道梗阻等。

(三)急性心脏前负荷增加

常见于急性心肌梗死或感染性心内膜炎引起的瓣膜损害、腱索断裂所致瓣膜性急性反流,以及静脉输血、输液过多或过快。

(四)心律失常

常见于原有心脏病的基础上出现快速性(心率＞180次/分钟)或缓慢性(心率＜35次/分钟)心律失常。

二、临床表现

急性左心衰竭主要表现为突发严重呼吸困难,呼吸频率达30～40次/分钟,端坐呼吸,面色灰白、发绀、极度烦躁、大汗淋漓,同时频繁咳嗽,咳出大量白色或粉红色泡沫样痰。极重者可因脑缺氧而致意识模糊。发病刚开始可有一过性血压升高,病情如不缓解,血压可持续下降,甚至休克。听诊时两肺满布湿啰音和哮鸣音,心尖区第一心音减弱,可闻及舒张期奔马律,肺动脉瓣区第二心音亢进。如不及时抢救,可发生心源性休克并导致死亡。

三、护理要点

(一)体位

立即将患者扶起,坐在床边,双侧下肢下垂或半卧位于床上,以减少静脉回流。同时注意防止患者坠床跌伤。

(二)给氧

立即予以高流量鼻导管吸氧 $6\sim8L/min$,病情特别严重者可用面罩呼吸机持续加压给氧,一方面可使气体交换加强,另一方面也可对抗组织液向肺泡内渗透。也可加用50%乙醇湿化,以降低肺泡内泡沫的表面张力,使泡沫破裂,改善通气功能。

(三)吗啡

吗啡不仅具有镇静、解除患者焦虑情绪的作用,而且能扩张动脉和静脉,减轻心脏前后负荷。一般使用5mg 静脉注射,必要时可隔15分钟再重复1次,共 $2\sim3$ 次;对老年患者可适当减小剂量或改为皮下或肌内注射。

(四)快速利尿剂

可 2min 内静脉注射呋塞米 $20\sim40mg$,以降低血容量和扩张静脉,利于缓解肺水肿。

(五)血管扩张剂

以静脉用药为主,常用制剂如下。①硝普钠 $12.5\sim25\mu g/min$ 滴入,调整药量使收缩压维持在 100mmHg 左右,对原有高血压者,血压降低幅度不超过 80mmHg,维持量为 $50\sim100\mu g/min$,用药时间不宜连续超过 24 小时。静脉滴注硝普钠时,药液宜现用现配,注意控制滴速、监测血压,还应避光输液、防止外渗。②硝酸甘油:患者对本药耐受量个体差异很大,可先以 $10\mu g/min$ 开始,然后每 10 分钟调整 1 次,每次增加 $5\sim10\mu g$,以血压达上述水平为度。③酚妥拉明:从 0.1mg/min 开始,每 $5\sim10$ 分钟调整 1 次,最大可增至 $1.5\sim2.0mg/min$,监测血压同前。

(六)速效洋地黄制剂

一般选用毛花苷 C 或毒毛旋毒毛花苷。先用利尿剂,后用强心剂,避免因左、右心室输出量不平衡而加重肺淤血和肺水肿。

(七)氨茶碱

氨茶碱 0.25g 加入 5%葡萄糖注射液 20mL 内缓慢静脉注射,具有强心、利尿、平喘及降低肺动脉压等作用。

(八)其他

可采用四肢轮流三肢结扎、静脉放血、气囊暂时阻塞下腔静脉、高渗腹膜透析及高位硬膜外麻醉等疗法,以减轻回心血量,改善心功能。

(九)病因治疗

对急性肺水肿患者,在进行紧急对症处理的同时,针对原发病因和诱因进行治疗。

(十)病情观察

严密观察患者的呼吸频率、节律、深度,判断呼吸困难的程度;观察咳嗽的情况、痰的颜色和量、肺内啰音的变化；注意心率、心律、心音有无异常；观察患者皮肤的颜色及意识的变化。

(十一)心理护理

护理人员应镇静,态度热情,安慰、鼓励患者,以增强患者治疗疾病的信心,减轻其恐惧与焦虑。

(十二)健康指导

向患者及家属讲解急性左心衰竭的病因及诱因,鼓励患者积极配合治疗原发病,避免诱发因素。告知患者要定期复诊。

第三节　心律失常

一、护理评估

(一)病史

评估详细的病史可为判断心律失常的病因、性质、程度提供有用的线索。询问患者是否患有器质性心脏病及其他全身疾病。了解有无诱发因素,如情绪紧张、过度运动或劳累、吸烟、饮酒或喝咖啡等。询问有无服用抗心律失常药物及洋地黄等。

(二)身体评估

询问和观察患者有无头晕、乏力、胸闷、心悸和黑蒙等症状,严重时可出现昏厥、抽搐或猝死。检查患者的脉搏、心率、心律和心音的变化,部分心律失常的患者依靠体格检查即能确诊,如心房颤动。

(三)心理与社会评估

患者是否因心律失常引起的不适而紧张不安,过于注意自己的脉搏;房颤患者有无因血栓脱落导致栓塞甚至致残而焦虑;严重心律失常发作时,患者有无恐惧感;了解安装人工心脏起搏器者对手术及自我护理的认识。

二、护理诊断

(1)活动无耐力与心律失常致心输出量减少有关。

(2)有受伤的危险与心律失常引起的头晕、昏厥有关。

(3)潜在并发症为猝死。

三、护理措施

(一)一般护理

1.环境

保持病室环境清洁,定时打开门窗进行通风换气,保持适宜的温度和湿度。适当开窗通风,每次 15～30 分钟,每天 2 次,但注意不要让风直接吹向患者。适当限制探视。

2.休息与活动

保证患者充足的休息和睡眠。对于无器质性心脏病的患者,鼓励其正常工作和生活,建立健康的生活方式,避免过度劳累。窦性停搏、二度Ⅱ型或三度房室传导阻滞、持续性室性心动过速等严重心律失常患者应卧床休息,加强生活护理。指导患者在心律失常发作引起心悸、胸闷、头晕等症状时,采取高枕卧位或半卧位,避免左侧卧位,因左侧卧位时患者感觉到心脏搏动而加重不适。有头晕、昏厥发作或曾有跌倒史者应卧床休息,嘱患者避免单独外出,避免剧烈活动、情绪激动或紧张、快速改变体位等,防止意外。一旦有头晕或黑蒙等,立即平卧,以免跌伤。

3.饮食

给予富含纤维素的食物,以防便秘;避免饱餐及摄入刺激性食物,如咖啡、浓茶等。

(二)病情观察

注意观察患者的生命体征和心电图的变化,防止恶性心律失常的发生。

1.心电监护

对严重心律失常者,应持续心电监护,严密监测心率、心律和血氧饱和度变化。发现频发、多源、成对的或 R-on-T 现象的室性期前收缩,阵发性室性心动过速,窦性停搏,二度Ⅱ型或三度房室传导阻滞时,立即报告医生。安放监护电极前注意清洁皮肤,电极放置部位应避开胸骨右缘及心前区,以免影响做心电图和紧急电复律。电极片松动时及时更换,观察有无皮肤发红、发痒等。

2.配合抢救

建立静脉通道,准备抢救仪器(如除颤器、心电图机、心电监护仪、临时心脏起搏器)及各种抗心律失常药物和其他抢救药品,做好抢救准备。及时遵医嘱给予药物治疗,必要时配合临时起搏器或电复律。一旦发生猝死的表现,如意识突然丧失、抽搐、大动脉搏动消失、呼吸停止,立即进行心肺复苏。

(三)氧疗的护理

密切观察患者有无缺氧症状,伴有呼吸困难、发绀时,给予 2～4L/min 氧气吸入,注意观察氧疗的效果。

(四)用药护理

遵医嘱准确、及时应用抗心律失常药物,如心率显著缓慢的患者可予阿托品、异丙肾上腺素等药物或配合人工心脏起搏器治疗。注意观察患者的生命体征和心电图变化,密切观察药物的效果及不良反应。

四、健康指导

(1)向患者及家属讲解心律失常的常见病因、诱因及防治知识。说明继续按医嘱服用抗心律失常药物的重要性,不可自行减量、停药或擅自改用其他药物。告知患者药物可能出现的不良反应,嘱其有异常时应及时就医。

(2)嘱患者注意劳逸结合、生活规律,保证充足的休息和睡眠;保持乐观、稳定的情绪;戒烟酒,避免摄入刺激性食物,如咖啡、浓茶等,避免饱食。避免劳累、感染,防止诱发心力衰竭。

(3)嘱患者多食粗纤维食物,保持大便通畅,心动过缓患者避免排便时过度屏气,以免兴奋迷走神经而加重心动过缓。

(4)教会患者自测脉搏的方法以利于自我监测病情。对于反复发生严重心律失常、危及生命者,教会家属心肺复苏术以备应急。

第四节　心肌炎

心肌炎指心肌本身的炎症病变。心肌炎中最常见的是病毒性心肌炎（VMC），是指由嗜心肌性病毒感染引起的非特异性间质性炎症为主要病变的心肌炎，约占心肌炎的半数。

一、病因及发病机制

病毒性心肌炎常由柯萨奇病毒、埃可病毒和脊髓灰质炎病毒引起，尤其以柯萨奇 B 组病毒最为常见。细菌感染、营养不良、劳累、寒冷、缺氧等引起机体抵抗力下降，容易导致病毒感染而发病。病毒作用于心肌的方式有：直接侵犯心肌；由免疫机制引起心肌及微血管损伤。

二、临床表现

（一）病毒感染症状

在发现心肌炎前 1～3 周，患者常有发热、全身倦怠感等"感冒"样症状或呕吐、腹泻等消化道症状。

（二）心脏受累症状

常出现心悸、胸闷、呼吸困难、心前区隐痛、乏力等表现。严重者甚至出现阿-斯综合征、心源性休克。

（三）主要体征

可见与发热程度不平行的心动过速、各种心律失常、心尖部第一心音减弱，出现第三心音、舒张期奔马律，或出现颈静脉怒张、水肿、肝大及心脏扩大等心力衰竭体征。

三、实验室及其他检查

（一）实验室检查

白细胞计数可升高，红细胞沉降率增快，C 反应蛋白增加，少数患者肌酸激酶（CK）、天门冬氨酸基转移酶（AST）、乳酸脱氢酶（LDH）增高。

（二）胸部 X 线检查

心影扩大或正常。

（三）心电图检查

多有 ST-T 改变，R 波降低，病理性 Q 波以及各种心律失常，特别是房室传导阻滞、期前收缩较为常见。

四、护理诊断

目前主要采用综合诊断，根据病史、临床表现及心电图、实验室检查等综合分析，排除其他疾病。

五、治疗

（1）急性期卧床休息，给予清淡、易消化的食物。

（2）应用营养心肌、促进心肌代谢的药物。

（3）及时处理并发症，治疗病毒感染。

六、护理评估

(一)病史

评估了解患者有无"感冒"样症状、病毒感染史及消化道症状。

(二)身体评估

评估患者心悸、胸闷、呼吸困难、心前区隐痛、乏力等情况,有无心源性休克的表现;评估患者心率、心律及心音。

(三)心理与社会评估

了解患者的文化程度、对疾病的了解程度、职业、生活方式以及心理状况等。

(四)实验室及其他检查的评估

了解血常规、胸部 X 线片、心电图等检查结果。

七、护理诊断

(1)活动无耐力与心肌炎症损伤致心律失常、心功能不全有关。

(2)体温过高与病毒感染有关。

(3)潜在并发症有心律失常和心力衰竭。

八、护理措施

(一)一般护理

1.环境

保持病室环境清洁、安静、空气流通、阳光充足。

2.休息与活动

急性期卧床休息到体温下降至正常后 3~4 周,症状及体征基本消失,心电图恢复正常后逐渐增加活动。如活动中出现胸闷、心悸、呼吸困难、心律失常等,应立即停止活动,卧床休息。限制探视,减少不必要的干扰,保证患者充足的休息和睡眠时间。

3.饮食护理

给予高蛋白、高维生素、易消化的低盐饮食。嘱患者少量多餐,避免刺激性食物。

(二)病情观察

注意患者心率、心律、心电图波形变化,密切观察生命体征、尿量、意识、皮肤黏膜颜色,有无呼吸困难、咳嗽、颈静脉怒张、水肿、奔马律、肺部湿啰音等表现。备好抢救仪器及药物,一旦发生严重心律失常或心力衰竭,立即配合抢救。

(三)用药护理

遵医嘱准确、及时地用药,观察药物疗效及不良反应。

(四)心理护理

向患者说明本病的演变过程及预后,使患者安心休养。告知患者体力恢复需要一段时间,不要急于求成,当活动耐力有所增加时,应及时给予心理疏导,督促患者完成耐力范围内的活动量。

九、健康指导

(一)饮食

患者应进食高蛋白、高维生素、易消化饮食,尤其是补充富含维生素 C 的食物,如新鲜蔬菜、水果,以促进心肌代谢与修复。戒烟、酒及刺激性食物。

（二）活动

急性病毒性心肌炎患者出院后需继续休息 3～6 个月,无并发症者可恢复学习或轻体力劳动,6 个月至 1 年内避免剧烈运动或重体力劳动、妊娠等。

（三）自我保健与监测

指导患者进行适当体育锻炼,增强机体抵抗力。注意防寒保暖,预防病毒性感冒。教会患者及家属自测脉搏,发现异常或有胸闷、心悸等不适时应及时就诊。

第五节　心肌病

心肌病是指伴有心肌功能障碍的心肌疾病。临床上包括扩张型心肌病（DCM）、肥厚型心肌病（HCM）、限制型心肌病、致心律失常型右室心肌病、未分类性心肌病和特异性心肌病。其中以扩张型心肌病和肥厚型心肌病较常见。

一、扩张型心肌病

扩张型心肌病主要特征是一侧或双侧心腔扩大,心肌收缩功能障碍,产生心力衰竭。本病常伴有心律失常,死亡率较高,男女发病比例为 2.5：1。

（一）病因及发病机制

本病病因尚不完全清楚,除特发性、家族遗传性外,近年来,认为病毒感染是其重要原因,病毒对心肌的直接损伤,或体液、细胞免疫反应所致的心肌炎可导致和诱发扩张型心肌病,其病理改变以心腔扩张为主,肉眼可见心室扩张、室壁变薄,常伴有附壁血栓。组织学检测可见非特异性心肌细胞肥大、变性,特别是不同程度的纤维化。

（二）临床表现

本病起病缓慢,患者多在临床症状明显时才就诊,如有气急甚至端坐呼吸、水肿和肝大等心力衰竭的症状和体征时,才被诊断。部分患者可发生栓塞和猝死。主要体征为心脏扩大,75％的患者可听到第三或第四心音呈奔马律。常合并各种类型的心律失常。

（三）实验室及其他检查

1.胸部 X 线片检查

心影明显增大,心胸比值增大,可见肺淤血征。

2.心电图

可见左心室肥大、各种心律失常及 ST-T 改变。

3.超声心动图

心脏四腔均增大,以左侧明显,左心室流出道增宽,心室壁运动减弱,提示心肌收缩力下降。

4.其他

心导管检查、冠状动脉造影、心内膜心肌活检等。

(四)诊断

临床上有心界扩大、心力衰竭或心律失常,超声心动图证实心腔扩大和心肌弥散性搏动减弱而无其他病因可解释时,应考虑本病的诊断。

(五)治疗

(1)主要针对心力衰竭和各种心律失常的对症治疗。

(2)选用β受体阻滞剂、钙通道阻滞剂、血管扩张剂及血管紧张素转换酶抑制剂等,从小剂量开始,视症状、体征调整用量,长期口服可延缓病情进展。本病易发生洋地黄中毒,应慎用。

(3)条件允许时可考虑心脏移植术。

二、肥厚型心肌病

肥厚型心肌病是以心肌非对称性肥厚、心室腔变小为特征,以左心室血液充盈受阻、舒张期顺应性下降为基本病态的心肌病。根据左心室流出道有无梗阻,可分为梗阻性肥厚型心肌病和非梗阻性肥厚型心肌病。

(一)病因及发病机制

本病常有明显家族史(约占 1/3),目前认为是常染色体显性遗传疾病,肌节收缩蛋白基因突变是主要的致病因素。

(二)临床表现

1.症状

部分患者可无自觉症状。梗阻性肥厚型心肌病的患者临床表现类似扩张型心肌病,可有劳力性呼吸困难、心悸、乏力、头晕及昏厥,甚至猝死。突然站立、运动、应用硝酸酯类药物等可使外周阻力降低,加重左心室流出道梗阻。部分患者因肥厚型心肌耗氧增多而出现心绞痛,休息和应用硝酸甘油不能使之缓解。

2.体征

心脏轻度增大。部分患者可在胸骨左缘或心尖部听到收缩中、晚期粗糙的吹风样杂音,屏气、剧烈运动、含服硝酸甘油时此杂音可增强。心尖部可闻及第四心音。

(三)实验室及其他检查

1.胸部 X 线片检查

并发心力衰竭者心影明显增大。

2.心电图

最常见左心室肥大,可有 ST-T 改变及病理 Q 波及各种心律失常。

3.超声心动图

对本病有非常重要的诊断意义。可示室间隔的非对称性肥厚,舒张期室间隔厚度与左心室后壁厚度之比≥1.3,间隔运动低下。

(四)诊断

典型病例诊断不困难,但轻型病例易漏诊或误诊,对可疑病例行超声心动图检查多可确诊。

(五)治疗

目前主张应用β受体阻滞剂及钙通道阻滞剂治疗,以减慢心率,减轻流出道肥厚心肌的收缩,缓解流出道梗阻,增加心输出量,并可治疗室上心律失常。对重度梗阻性肥厚型心肌病可做左室流出道心肌切开术或无水乙醇化学消融。

三、心肌病患者的护理

(一)护理评估

1.病史评估

了解患者有无病毒感染、高血压等病史。

2.身体评估

评估患者心肌缺血、心力衰竭的症状和体征。了解患者心脏大小、心脏病理性杂音等。评估患者有无心律失常及其类型。

3.心理与社会评估

评估患者的职业、文化程度、对疾病相关知识的了解程度。评估患者的心理状态及社会支持情况。

4.实验室及其他检查的评估

了解胸部 X 线片、心电图、超声心动图等检查的结果。

(二)护理诊断

(1)潜在并发症为心力衰竭、猝死。

(2)气体交换受损与肺水肿、心力衰竭有关。

(3)焦虑与并发症、治疗疗程长或病情反复有关。

(三)护理措施

1.一般护理

(1)环境:保持病室内空气新鲜,温度适宜,促进患者的舒适。

(2)休息与活动:限制体力活动,卧床休息。根据病情取半卧位或坐位。

(3)饮食护理:给予高蛋白、高维生素、富含纤维素的清淡饮食。心力衰竭时,予以低盐饮食,限制含钠量高的食物。

2.病情观察

监测生命体征和周围血管灌注情况,如体温、脉搏、皮肤温度、颜色及毛细血管充盈情况。监测心力衰竭征象,如呼吸困难、心悸、颈静脉怒张、腹水、下肢水肿等。注意观察胸痛诱发因素、部位、时间、性质和程度,注意血压、心率、心律及心电图的变化。注意水电解质平衡,观察出入量。

3.用药护理

遵医嘱应用抗心力衰竭药及抗生素等,观察药物的效果及不良反应。扩张型心肌病患者对洋地黄耐受性差,使用时应警惕发生中毒。严格控制输液量与速度,以免发生急性肺水肿。

4.症状体征的护理

胸痛发作时立即停止活动,卧床休息;安慰患者,解除紧张情绪;遵医嘱使用 β 受体阻滞剂或钙通道阻滞剂,注意有无心动过缓等不良反应;持续吸氧,氧流量 3～4L/min。

(四)健康指导

1.疾病知识指导

症状轻者可参加轻体力工作,但要避免劳累。防寒保暖,预防感冒和上呼吸道感染。肥厚型心肌病者应避免情绪激动、持重、屏气及激烈运动,如球类比赛,减少昏厥和猝死的危险。有昏厥病史或猝死家族史者应避免独自外出活动,以免发作时无人在场而发生意外。

2.用药与随访

告知患者坚持服药的必要性,说明药物的名称、剂量、用法,教会患者及家属观察药物疗效及不良反应。嘱患者定期门诊随访,症状加重时立即就诊,防止病情进展、恶化。

第六节　心脏瓣膜病

一、病因及发病机制

心脏瓣膜病是指心瓣膜、瓣环及其瓣下结构由于风湿性或非风湿性炎症、变性、粘连,先天发育异常,老年退行性变和钙化,以及冠状动脉硬化引起乳头肌、腱索缺血坏死、断裂等原因,发生一个或多个瓣膜发生急性或慢性狭窄或(和)关闭不全,导致血流机械障碍和(或)反流,临床上最常见的受累瓣膜为二尖瓣,其次为主动脉瓣。风湿性心瓣膜病与发病季节及呼吸道 A 族 B 型溶血性链球菌感染密切相关。该病常见于贫民或医疗较差地区居民,在热带地区非常流行。在我国,风湿性心瓣膜病(简称"风心病")是心瓣膜病最主要的病因。

心脏瓣膜病分为风湿性和非风湿性,也可分为原发性心脏瓣膜病和获得性心脏瓣膜病。瓣膜病的诊断一般综合病损部位、病因以及瓣功能损伤的类别和严重程度来确定,并结合临床表现确定治疗方案。

二、治疗

(1)治疗心功能不全,应用药物及氧气吸入。

(2)加强营养,预防控制上呼吸道感染,预防便秘。

(3)积极治疗并发症。

(4)介入治疗。

(5)外科手术治疗。

三、护理评估

(一)一般资料

重点了解患者年龄、性别、工作性质、经济状况、家族史、过敏史、生活方式(吸烟、饮酒、饮食习惯、二便情况、运动状况、居住环境)、活动状况、文化水平、接受能力、性格类型等。收集年轻女性婚育资料。

(二)临床表现

1.风湿症状

关节疼痛时的部位、性质、诱因及局部的红、肿、热、痛情况。

2.生命体征

评估体温、血压、脉搏、呼吸、有无咯血、肺部啰音及肺水肿等,评估这些表现在患者接受治疗护理后的变化。

3.中毒

对于长期服用洋地黄的患者评估有否中毒症状。

4.饮食状况

重点注意盐的摄入情况。

（三）辅助检查

血常规、生化指标、凝血指标、风湿免疫指标；心功能评价情况；长期服用利尿剂的患者注意电解质情况。

（四）心理状况

患者对自己的病史、病程是否了解，对疾病的严重程度是否缺乏思想准备及足够认识。另外，由于经济条件，患者往往担心费用及预后。女性患者往往担心生育受影响。

四、护理要点

（一）严密观察

严密观察患者的体温、心率、心律、血压、呼吸情况，观察有无咯血、肺部啰音及肺水肿等症状。

（二）体位

患者有心力衰竭或呼吸困难时，应给予氧气吸入和采取半卧位。

（三）用药

遵医嘱应用抗生素、阿司匹林抗风湿治疗，应用洋地黄药物时，应密切观察药物的疗效、不良反应，如黄视、绿视，注意观察心率（律）、脉搏，有无恶心、呕吐；使用利尿剂时要准确记录出入量，注意电解质情况，防止低钾现象发生。

（四）风湿

活动时需适当休息，待体温、血沉、心率正常，症状基本消失后，可逐渐活动，如活动后心率明显增快并伴有不适感，仍需控制活动，卧床休息。

（五）饮食

要注意合理搭配，保证高蛋白质、高热量、高维生素、低脂肪等易消化食物，有心力衰竭时要限制钠盐的摄入。

（六）预防便秘

鼓励患者多食水果、蔬菜及高纤维食品，避免大便用力。因为用力排便会使会厌关闭，胸腔内压力升高，导致收缩压升高，心脏负荷增加。

（七）心理护理

（1）多与患者进行思想沟通，解除其顾虑，指导其充分认识和正确对待自己的疾病，防止感冒及过度劳累。

（2）进行有针对性的交流及沟通，告诉患者瓣膜病有内科及外科治疗两方面，内科治疗在于预防风湿活动，避免瓣膜病加重，对已出现的症状进行对症处理，对于病变严重及有先天性瓣膜疾患的患者可采取有利的手术方法。

（3）向患者讲述身边病友康复的例子，增强其战胜疾病的信心。

五、健康指导

(1)对于风湿性心脏病患者应尽可能地改善居住环境,避免长时间居住在阴暗潮湿的环境中。

(2)保持良好的口腔卫生,积极治疗龋齿及牙龈炎等。

(3)避免感冒,出现发热应及时就医。

(4)劳逸结合,有心力衰竭的患者,应卧床休息。

(5)鼓励患者多进食高热量、高蛋白质、高维生素、易消化的食物,少食多餐。

(6)心力衰竭患者应限制盐及钠的摄入。

(7)服用洋地黄及利尿剂时,注意观察不良反应及尿量,多食含钾较高食物,如干蘑菇、干莲子、黄豆、青豆、海带、干辣椒、豆皮、花生、木耳、葵花子、榨菜、柑橘、柚子。如有异常应及时就医。

(8)阿司匹林等药物宜饭后服用;服用抗凝药时注意观察出血倾向,如牙龈出血、皮肤瘀点、鼻出血、血尿,避免长期吃菠菜、胡萝卜、白菜、菜花、豌豆、马铃薯、番茄、蛋、猪肝等含维生素 K 丰富的食物。

(9)对于育龄妇女应指导避孕方法,计划生育。瓣膜病变较轻者,应在严密监护下安全度过妊娠、分娩及产褥各期。向患者及其家属说明治疗的长期性、艰巨性,鼓励患者正确对待,积极配合,改变旧的生活模式(作息、活动、嗜好、饮食、文化生活等),以适应稳定病情的需要。

(10)向患者介绍心脏瓣膜手术的基本方法、术前注意事项、术后锻炼方法及服药注意事项,并避免感冒。积极主动地配合医师治疗。

(11)遵医嘱定期门诊复查。

第七节　心包炎

一、病因及发病机制

心包炎是指心包膜发生急性炎症性病变后,最初可表现为纤维蛋白或纤维蛋白-浆液性心包炎,继之浆液增多,并可变为血性或脓性积液,压迫心脏,以后或吸收,或纤维化,心包脏层和壁层之间及心包与周围组织粘连、肥厚、钙化,最终发展为亚急性渗出-缩窄性心包炎或慢性缩窄性心包炎,引起血流动力学障碍。

按病程可分为急性和慢性心包炎两类,根据症状和体征,结合 X 线片、心电图和超声波检查可做出诊断。心包穿刺有助于病因诊断。治疗方案为对原发疾病的治疗、解除心脏压塞和对症治疗。

心包炎分急性心包炎、慢性心包炎两类。急性心包炎包括特发性心包炎、感染性心包炎(病毒性心包炎、结核性心包炎、化脓性心包炎)、胶原性心包炎(风湿性心包炎、狼疮性心包炎)、尿毒症性心包炎;慢性心包炎包括慢性非缩窄性心包炎、慢性缩窄性心包炎。

二、治疗

(一)病因治疗

积极治疗结核病、风湿热、病毒感染、肿瘤等原发病。

(二)并发症治疗

如施行心包穿刺术,抽出心包积液,缓解症状。

三、护理评估

(一)一般资料

重点了解患者既往史(关注风湿史、感染史、结核病史、免疫病史等)。

(二)临床表现

1.生命体征

评估体温、血压、脉搏、呼吸,评估有无胸痛、干咳、肺部啰音、缺氧症状、心脏压塞症状等,评估这些表现在患者接受治疗护理后的变化。

2.水肿

注意体重、腹围变化。

3.饮食

总量及营养的摄入情况。

(三)辅助检查

(1)血常规、生化指标、凝血指标、风湿免疫指标以及心功能评价情况。长期服用利尿剂者还应注意电解质情况。

(2)有结核史的患者注意结核菌素试验结果。

(四)心理状况

患者对自己的病史、病程是否了解,对疾病的严重程度是否缺乏思想准备及足够认识。另外,有些患者限于经济条件往往担心费用及愈后。女性患者往往担心生育受影响。

四、护理措施

(1)按心血管病内科一般护理常规。

(2)积极治疗原发病,如抗结核、抗感染、抗风湿治疗和纠正尿毒症。

(3)密切观察病情变化,如体温、血压、心率、心律、心音,有无胸痛、干咳、声音嘶哑、吞咽困难、食欲减退症状,如有变化,应及时报告医师。

(4)急性心包炎患者出现胸痛、发热及心包摩擦音时应卧床休息或取半坐卧位休息,保持情绪稳定,减少心肌耗氧量。待症状消失后,帮助患者逐渐增加活动量。缩窄性心包炎患者应注意休息,避免劳累,出现心脏压塞时应绝对卧床休息,护理人员应做好患者生活护理。

(5)对心包渗出液明显的患者,严密观察心脏受压征象。如患者伴有面色苍白、呼吸急促、烦躁不安、血压下降、心率快、发绀症状,应及时报告医师,必要时配合医师进行心包穿刺。

(6)给予高热量、高蛋白质、高维生素和易消化饮食,以增强机体抵抗力,补充分解代谢的消耗。若已经出现心脏压塞或心功能不全,则应注意控制总量的摄入,对于结核、肿瘤引起的心包炎要注意营养的摄入,而对于尿毒症引起的心包炎则要限制蛋白质的摄入。

(7)对合并水肿患者应准确记录出入量,定时测量腹围、体重并记录。

(8)对发热患者每日测量并记录4次体温。对高热者可给予物理降温,无效时遵医嘱给予退热药,嘱患者多饮水。

(9)心理护理

1)急性心包炎是全身疾病的一种表现,患者会因为有较多的临床症状而紧张。责任护理人员可以与医师协商后向患者介绍病情并进行健康宣教,以取得患者的合作。但对于尿毒症和肿瘤等症引起的急性心包炎患者,要注意对患者介绍病情的方式和程度,以免患者出现绝望情绪。

2)由于慢性心包炎病程较长,患者会因此而出现对自己的疾病持无所谓态度的情况,要使患者对自己的疾病给予足够的重视,以保证得到连续、有效的治疗,使患者坚强起来,积极配合医师的治疗。

3)缩窄性心包炎患者有心慌、气促、乏力等症状带来的精神负担,加之面临手术的恐惧心理,应主动关心,向患者讲解术前、术后的注意事项,以解除顾虑,稳定情绪,积极配合治疗。

五、健康指导

(1)加强个人卫生,预防各种感染。

(2)遵医嘱及时、准确地使用药物并定时随访。

(3)绝对戒烟。

(4)结核性心包炎患者出院后继续接受抗结核治疗,如有不适应随时就诊。

(5)加强营养,进食高热量、高蛋白质、高维生素和易消化饮食,以增强机体抵抗力,补充分解代谢的消耗。

(6)劳逸结合,适量活动,预防心力衰竭。

(7)缩窄性心包炎如及早施行手术,可使疾病痊愈或改善,若手术不及时则预后较差,故应向患者及其家属讲明手术治疗的重要性,使患者于早期接受手术治疗。

第八节　感染性心内膜炎

一、概述

感染性心内膜炎(IE)是指病原微生物经血行途径侵犯心内膜、心瓣膜或邻近大动脉内膜所引起的感染并伴赘生物的形成。根据受累瓣膜类型,感染性心内膜炎可分为自体瓣膜 IE 和人工瓣膜 IE。

二、治疗原则

积极、有效、合理地使用抗生素是感染性心内膜炎治疗的关键,可以消除感染、降低死亡率。治疗原则为早期应用、用足剂量、选用杀菌药、疗程要长(一般 4~8 周,部分患者需 8 周以上)。同时,保护患者心功能尤为重要,可参考常见心力衰竭的治疗方法。手术治疗主要是更换心脏瓣膜,清除赘生物,提高患者生存率。

三、护理评估

(一)一般资料

了解患者近期有无皮肤或其他器官的感染;近期是否接受过口腔治疗、其他创伤性诊疗技术；有无风湿性心脏病、先天性心脏病及其他心脏病病史，是否接受心脏手术及手术时间；是否有静脉内滥用药物的经历；是否有周身不适、倦怠乏力、高热伴寒战的病史；体重是否下降等。

(二)临床表现

1.全身表现

常见为发热，亚急性起病者多为低热，体温很少超过 39.5℃，伴畏寒、多汗，部分患者伴进行性消瘦、乏力、肌肉及关节疼痛；急性起病者往往呈急性败血症表现，高热、寒战及全身毒血症状明显。

2.心脏表现

心脏杂音见于大多数患者，充血性心力衰竭是本病较常见的并发症。

3.心外表现

全身性栓塞是感染性心内膜炎常见的临床表现。

(三)辅助检查

(1)血培养阳性有决定性诊断价值，并为治疗提供依据，通常阳性率为 75%。

(2)超声心动图可检出直径＞2mm 的赘生物。

(3)血常规检验中进行性贫血较常见，白细胞数增多或正常。

(4)其他：红细胞沉降率增快、免疫复合物阳性、血清 C 反应蛋白阳性、类风湿因子阳性等指标。

(四)心理状况

起病大多急骤，反复发热，并在短时间内可出现很多症状，患者易产生恐惧、悲观情绪，亦可能对手术治疗后是否会再次出现 IE 而产生疑问，影响疾病治疗的信心。

四、护理要点

(1)注意观察病情。正确测量体温，严密观察体温变化并记录；观察患者心功能情况，是否出现不能平卧并伴双下肢水肿。

(2)嘱患者卧床休息，为患者提供适宜的病房温度和湿度，并保持安静。

(3)对体温在 39℃ 以上者予以乙醇擦浴或温水擦浴。出汗多时可在衣服与皮肤之间垫软毛巾，便于潮湿后及时更换，防止因频繁更衣而受凉。

(4)耐心解释检查目的和注意事项，配合医师做好检查，留取合格的血培养标本，尽快明确病原。

(5)遵医嘱积极、有效、合理地使用抗生素，联合用药观察药物疗效及不良反应；因治疗时间一般较长，所以应注意保护患者的血管，尽量使用留置针穿刺。

(6)若患者尚未出现脏器功能障碍或衰竭，应积极鼓励患者进食高热量、高蛋白质、易消化的食物，如鸡蛋、牛奶、酸奶、肉，并注意补充维生素和矿物质，鼓励患者多饮水；一旦出现心功能不全的征象，应摄取低钠饮食，限制水分。

(7)经常检查患者口腔的颊部和舌面，观察是否有白色斑块存在，及早发现长期大量使用抗生素可能带来的真菌感染；对于舌苔较厚、口唇常干裂、口腔有异味的患者，除应做好口腔护理外，还可建议饭前多漱口。

(8)当患者卧床休息时，允许其进行一些自我护理，如翻身、盥洗、进食，并进行一些不费力的自娱活动,如听广播、阅读书报、看电视。

(9)鼓励患者说出内心感受,并对其主诉采取同感性倾听,予以心理支持。

(10)若患者伴有头痛、胸痛或肢体活动有碍时,要高度警惕是否有细菌栓子的脱落。

(11)协助做好手术准备(主要是更换心脏瓣膜、清除赘生物),提高患者生存率。

五、健康指导

教会患者正确测量体温的方法;让患者了解心功能不全的临床表现,从而及早发现。告诉患者用药后的反应,如降温药和抗生素对胃肠道的刺激,可能会出现恶心、呕吐和食欲缺乏;告知患者不可擅自停药,以免出现不能挽回的后果。鼓励患者注意休息和营养,增强抵抗力,防止呼吸道感染,及时处理隐藏病灶;有心脏瓣膜病或心血管畸形的患者应注意口腔卫生,实施口腔手术、心导管检查、胃肠、生殖系统检查时应给予合适的抗生素预防性治疗。

第九节　心搏骤停与心脏性猝死

一、概述

绝大多数心脏性猝死发生在有器质性心脏病的患者中。心脏性猝死中约 80% 由冠心病及其并发症引起,而这些冠心病患者中约 75% 有心肌梗死病史。心肌梗死后左心室射血分数降低是心脏性猝死的主要预测因素;频发性与复杂性室性期前收缩的存在,亦可预示心肌梗死存活者发生猝死的危险。各种心肌病引起的心脏性猝死占 5%～15%。心脏性猝死主要为致命性心律失常所致,包括致死性快速性心律失常、严重缓慢性心律失常和心室停顿。

心搏骤停是指心脏射血功能的突然终止。导致心搏骤停的病理生理机制最常见为室性快速性心律失常(心室颤动和室性心动过速),其次为缓慢性心律失常或心室停顿。心搏骤停发生后,由于脑血流的突然中断,10 秒左右患者即可出现意识丧失,经及时救治可存活,否则将发生生物学死亡。心搏骤停常是心脏性猝死的直接原因。

心脏性猝死是指急性症状发作后 1 小时内发生的以意识骤然丧失为特征的、由心脏原因引起的自然死亡。美国每年约有 30 万人发生心脏性猝死,占全部心血管病死亡人数的 50% 以上,而且是 20～60 岁男性的首位死因。

二、常见病因

心脏结构性异常是发生致命性心律失常的基础,常见以下 4 种改变:①急性和(或)陈旧性心肌梗死;②原发或继发性心室肌肥厚;③心肌病变(扩张、纤维化、浸润性病变、炎症等);④结构性心电异常。

功能性因素也可影响心肌的电稳定性,常常是一些致命性心律失常的促发因素,包括冠状动脉血流的暂时性改变(冠脉内血栓形成、冠状动脉痉挛导致急性缺血、缺血后再灌注等)、全身性因素(血流动力学因素、低氧血症、酸中毒、电解质紊乱等)、神经生理性因素、毒性作用(药物的致心律失常作用、心脏毒性反应等)等。

严重缓慢性心律失常和心室停顿是心脏性猝死的另一重要原因。

三、临床表现

心脏性猝死的临床经过可分为前驱期、终末事件期、心搏骤停与生物学死亡。

(一)前驱期

在猝死前数日至数月,有些患者可出现胸痛、气促、疲乏、心悸等非特异性症状。但亦可无前驱表现,瞬即发生心搏骤停。

(二)终末事件期

终末事件期是指心血管状态出现急剧变化到心搏骤停发生前的一段时间,自瞬间至持续1小时不等。心脏性猝死所定义的1小时,实质上是指终末事件期的时间在1小时内。典型的表现包括严重胸痛、急性呼吸困难、突发心悸或眩晕等。若心搏骤停瞬间发生,事先无预兆,则绝大部分是心源性。在猝死前数小时或数分钟内常有心电活动的改变,其中以心率加快及室性异位搏动增加最为常见。因心室颤动猝死的患者,常先有室性心动过速。另有少部分患者以循环衰竭发病。

(三)心搏骤停

心搏骤停后脑血流量急剧减少,可导致意识突然丧失,伴有局部或全身性抽搐。

(四)生物学死亡

从心搏骤停至发生生物学死亡时间的长短取决于原发病的性质以及心搏骤停至复苏开始的时间。心搏骤停发生后,大部分患者将在4～6分钟后开始发生不可逆脑损害,随后经数分钟过渡到生物学死亡。

四、护理要点

心搏骤停的生存率很低,根据不同的情况,其生存率为5%～60%。抢救成功的关键是尽早进行心肺复苏和尽早进行复律治疗,心肺复苏术的步骤如下。

(一)判定患者有无意识、反应(步骤 A)

方法:目击有人倒地,可重呼轻拍患者,可呼喊患者,轻轻摇动患者肩部,高声喊叫:喂,你怎么啦?

报告:患者无反应!

(二)判断是否需要复苏(步骤 B)

1.呼吸

呼吸是无正常呼吸节律。

2.心搏

触摸颈动脉,感觉有无搏动(先触及患者喉结再滑向一侧2cm,颈动脉搏动点即在此水平面的胸锁乳突肌前缘的凹陷处)。

报告:患者无心搏、呼吸!

3.紧急呼叫

大叫:来人啊! 快打电话! 快取除颤器,通知上级医生。

4.体位

将患者去枕平卧于硬板床或地上,摆成复苏体位(俯卧患者要翻身),打开上衣、松开裤带。

(三)胸外按压

1.部位

胸骨中段或两侧乳头连线与胸骨交叉处。

2.方法

以一手的掌根放于按压部,另一手掌根重叠于下一手背上,两手手指交叉翘起(上手指紧扣下手指防止移位),使手指端离开胸壁,术者的双臂与患者胸骨垂直(肩、肘、腕关节呈一线),向下用力按压,使胸骨明显地压下至少5cm。

3.按压频率

成年人不少于100次/分(不宜超过120次/分)。

(四)打开气道

完成30次胸外按压后,打开气道,方法如下。

1.仰头抬颌法

抢救者一手掌(小鱼肌)按于患者前额,使患者头后仰,另一手中指和示指抬起下颌/颏。

2.仰面托颈法

抢救者一手掌(小鱼肌)按于患者前额,一手托起患者颈部。对疑有头、颈部外伤者不宜使用。

3.托颌法

头、颈部外伤者,抢救者站在患者头后,双手中指和示指轻轻托起下颌。

(五)口对口或口对面罩(隔膜、导管)呼吸

术者用按于前额一手的拇指与示指捏闭患者鼻翼下端,将口紧贴患者口唇(或面罩、导管),用力吹气,直至患者胸廓抬起。术者口离开,手松开鼻。共吹气2次,每次1~2秒。人工呼吸与心脏按压比例:成年人为2:30,儿童为2:15。

评估:连续5个周期后检查复苏有效指证。

(1)能扪及颈动脉搏动。

(2)呼吸改善或自主呼吸恢复。

(3)患者颜面、口唇、皮肤、指端颜色由紫转红。

(4)散大的瞳孔缩小。

(5)心电监护见规律自主心率,可测量血压(此时应报告:自主循环恢复)。

五、高级生命支持

高级生命支持的主要措施包括气管插管建立通气,除颤转复心律成为血流动力学稳定的心律,建立静脉通路并应用必要的药物维持已恢复的循环。

(一)纠正低氧血症

如果患者自主呼吸没有恢复,应尽早行气管插管,充分通气的目的是纠正低氧血症。院外患者通常用简易气囊维持通气,医院内的患者常用呼吸机,开始可给予纯氧,然后根据血气分析结果进行调整。

(二)除颤和复律

心搏骤停时最常见的心律失常是心室颤动。及时的胸外按压和人工呼吸虽可部分维持心

脑功能,但极少能将心室颤动转为正常心律,而迅速恢复有效的心律是复苏成功至关重要的一步。中止心室颤动最有效的方法是电除颤,时间是治疗心室颤动的关键,每延迟除颤 1 分钟,复苏成功率下降 7%～10%。一旦心电监测显示为心室颤动,应立即用 200J 能量进行直流电除颤,若无效可立即进行第 2 次和第 3 次除颤,能量分别增至 200～300J 和 360J。如果连续 3 次除颤无效提示预后不良,应继续胸外按压和人工通气,并同时给予 1mg 肾上腺素静脉注射,随之再用 360J 能量除颤 1 次。如仍未成功,肾上腺素可每隔 3～5 分钟重复 1 次,中间可给予除颤。此时应努力改善通气和矫正血液生化指标的异常,以利重建稳定的心律。

(三)药物治疗

心搏骤停患者在进行心肺复苏时应尽早开通静脉通道。周围静脉通常选用肘前静脉或颈外静脉,手部或下肢静脉效果较差,尽量不用。中心静脉可选用颈内静脉、锁骨下静脉和股静脉。首选肾上腺素,严重低血压可以给予去甲肾上腺素、多巴胺、多巴酚丁胺。

六、急救护理

(一)抢救措施

(1)争分夺秒就地进行抢救,立即行胸外心脏按压,同时施行人工呼吸,加压给氧,行气管插管。

(2)取平卧头侧位,及时清除呼吸道分泌物,保持呼吸道通畅。

(3)建立 2 条静脉通道。根据医嘱给予升压药物,维持血压稳定,并保证其他药物及时输入。

(4)迅速备好各种抢救药品、物品,如阿托品、肾上腺素、利多卡因、吸引器、除颤器、人工呼吸机。有条件者,立即安装人工心脏起搏器。

(5)心脏复苏后,将病员移至监护室,做好心电监护,有心室颤动者立即除颤。

(6)严密观察呼吸变化,发现异常及时报告医师,并做好应急处理。

(二)心脏复苏后护理

(1)积极保护脑组织,防治脑水肿。一般采用头部降温,配合冬眠疗法,以减少脑细胞耗氧量。同时,适当选用脱水药,降低颅内压,减轻脑水肿。

(2)详细记录体温、脉搏、呼吸、血压、心率及心律的变化,观察每小时尿量,防止心、肾功能不全。

(3)观察病员神志、瞳孔、对光反射,及时发现病情变化。

(4)预防耳廓及枕部冻伤,随时调换冰袋中的冰块,每半小时至 1 小时测体温 1 次。

(5)加强口腔、眼及皮肤护理,预防压疮等并发症。

(6)给予高热量饮食,昏迷者给予鼻饲饮食。

(7)预防呼吸道感染,清除呼吸道分泌物,保持呼吸道通畅,定时翻身拍背。

(8)气管切开者按气管切开护理常规护理。

(9)预防泌尿道感染,留置导尿患者,保持尿道口、外阴部清洁,每日更换尿袋 1 次。

(10)维持水、电解质及酸碱平衡,严格执行输液计划,准确记录出入量。

七、健康宣教

(一)心肺复苏后的处理原则和措施

心肺复苏后的处理原则和措施包括维持有效的循环和呼吸功能,预防再次心搏骤停,维持水电解质和酸碱平衡,防治脑水肿、急性肾衰竭和继发感染等,以上对所有心肺复苏后患者均适用,其中重点是脑复苏。

主要措施包括降温、脱水、防治抽搐和高压氧治疗。

(二)防治急性肾衰竭

防治急性肾衰竭时应注意维持有效的心脏和循环功能,避免使用对肾脏有损害的药物。若注射呋塞米后仍无尿或少尿,则提示急性肾衰竭。此时应按急性肾衰竭处理。

(三)其他

及时发现和纠正水电解质紊乱和酸碱失衡,防治继发感染。对于肠鸣音消失和机械通气伴有意识障碍患者,应该留置胃管,并尽早地应用胃肠道营养。

第十节 心源性休克

一、概述

心源性休克是由于心脏泵功能衰竭,不能维持其最低限度的心输出量,导致血压下降,重要脏器和组织供血严重不足,引起全身性微循环功能障碍,从而出现一系列以缺血、缺氧、代谢障碍及重要脏器损害为特征的病理生理过程。常见的病因是急性大面积心肌梗死、重症心肌炎、晚期心肌病时的泵衰竭、严重心脏瓣膜病变、恶性心律失常或急性右心力衰竭等。心源性休克死亡率极高,国内报道为 70%～100%,及时、有效的综合抢救可增加患者生存的机会。

二、治疗原则

(1)维持血压在 60～90mmHg 以上,保证全身组织器官的血液供应。使用多巴胺、去甲肾上腺素、肾上腺素等药物。

(2)有效止痛和镇静,减少氧耗。

(3)经鼻导管供氧 5～8L/min。意识不清或动脉血二氧化碳分压上升时,应做气管内插管,行辅助呼吸,纠正低氧血症。

(4)若血容量不足,根据肺毛细血管楔压、动脉血氧饱和度和心排量来补液,保证有效循环血量,并保持电解质平衡。肺毛细血管楔压应控制在 2.67～3.2kPa,CVP 的上升限于 1.47～1.96kPa,并结合临床肺水肿体征适当掌握输液量和速度。

(5)及时做出病因诊断,针对病因进行治疗。

(6)正性肌力药:多巴酚丁胺、米力农等。

(7)血管扩张药:硝普钠等。

(8)利尿。

(9)纠正心律失常。

(10)积极控制感染。

(11)维持内环境稳定,纠正酸碱平衡失调;纠正电解质紊乱。

(12)机械性辅助循环:主动脉内球囊反搏(IABP)、左室或双室辅助装置。

(13)防治并发症,积极保护肾、脑、肺、肝等重要器官功能。

三、护理评估

(一)血流动力学状态评估

收缩压<90mmHg 或原有高血压者,其收缩压下降幅度超过 30mmHg;心脏指数≤2.2L/(min·m²),且肺毛细血管楔压≥15mmHg。

(二)评估心源性休克的症状和体征

神志淡漠、反应迟钝、烦躁不安,甚至昏迷、口渴、皮肤苍白湿冷、肢端冰冷青紫、口唇发绀、尿少或无尿(≤30mL/h)、呼吸急促、心动过速、脉搏细弱或触不到、血压低甚至测不到,可同时合并急性肺水肿表现。

(三)辅助检查和监测结果的评估。

(1)有关的化验检查:血、尿常规、肝肾功能、电解质、血糖、血气分析、心肌标志物、心力衰竭标志物、凝血功能等。

(2)无创仪器检查:心电图、胸部 X 线片检查、超声心动图等。

(3)有创检查:漂浮导管、CVP 等。

(4)持续监测项目:持续心电监测、持续有创血压监测、持续无创血氧饱和度监测。

(四)心理状况评估

有无紧张、恐惧、焦虑等。

四、护理要点

(1)执行心血管病内科一般护理常规。

(2)护理人员应紧急对患者进行心电、呼吸、血压、血氧饱和度等监护,严密观察病情变化,注意神志情况,如有无烦躁、淡漠、兴奋、恐惧、谵妄甚至昏迷,有无皮肤湿冷、花斑、发绀;及时了解患者的心率、心律、体温、呼吸、血压、尿量、瞳孔、胸痛的变化,积极配合医师进行抢救。

(3)建立静脉通路,尽可能行深静脉穿刺术,在便于抢救用药的同时能随时监测 CVP;对于测不到外周血压的患者,要及时行有创血压监测,以及时了解血压情况;必要时,配合医生行漂浮导管检查,监测右房压、肺动脉压、肺毛细血管楔压等的变化。

(4)绝对卧床休息,床头抬高 15°～20°,并将下肢抬高 20°～30°,以减少腹腔器官对心肺的压迫,利于呼吸与促进冠状循环,并利于下肢静脉的回流。这样既可促进休克的恢复,又可使患者感到舒适。

(5)保持上呼吸道通畅,当患者意识不清时,舌根容易下坠,此时应去掉枕头,使前颈部伸展。

(6)采用开放面罩或麻醉机给予较高流量的氧气吸入,一般为 4～6L/h,待血氧饱和度明显改善可降至 2～4L/h,以改善组织器官的缺氧、缺血及细胞代谢障碍,直到病情明显好转为止。保持呼吸道通畅,当呼吸衰竭发生时,应立即行气管插管,给予呼吸机辅助呼吸。

(7)严密观察尿量,必要时留置导尿,准确记录出入量,注意电解质情况,做好护理记录。

(8)应注意观察大面积心肌梗死的患者在应用吗啡、哌替啶等药物后的血压变化;将患者取侧卧位,避免呕吐时窒息。

(9)遵医嘱使用升压药及血管扩张药,以提高血压及改变循环状况。对使用大剂量升压药的患者,在更换升压药时应尽量使用泵对泵的方法,即提前配置好同剂量的升压药并与患者的静脉连接,打开泵,确认药液输入后再关闭输完的同种的升压药,避免由于升压药中断造成血流动力学改变。

(10)若无条件做深静脉穿刺,应格外注意大剂量的收缩血管药物对患者血管的影响,避免皮肤坏死。

(11)注意保暖,但不要在患者体表加温,以免引起皮肤血管扩张,破坏人体的调节作用,对纠正休克不利;最好不用热水袋,以加盖棉被为佳。寒冷可加重休克,故应维持正常体温。做好口腔及皮肤护理,预防压疮及肺部并发症的发生。

(12)合理补充液体,输液速度要按医嘱执行,避免出现肺水肿。

(13)做好口腔护理,预防肺部感染。

(14)注意加强营养,供给足够的热量,给予高维生素、高蛋白质、低脂肪为主的流质或半流质饮食,鼓励进食,如不能进食者可给予鼻饲或静脉高营养。

(15)对实施 IABP 或其他机械辅助治疗的患者,应按 IABP 或机械辅助治疗术后护理常规进行护理。

五、健康宣教
(1)积极治疗原发病。
(2)遵医嘱按时服药,不得随意停药、改药。
(3)戒烟、酒,规律生活,放松精神。
(4)定期到门诊复查。
(5)如有病情变化,及时就医。

第十一节 冠状动脉粥样硬化性心脏病

一、概述
冠状动脉粥样硬化性心脏病(简称"冠心病")是指冠状动脉粥样硬化,使血管狭窄或堵塞和(或)冠状动脉功能性改变(痉挛),导致心肌缺血缺氧或坏死而引起的心脏病。冠心病已经成为严重危害人类健康的常见病。

二、临床表现
(一)稳定型心绞痛
在冠状动脉固定性严重狭窄的基础上,心肌负荷的增加会引起心肌急剧、暂时的缺血、缺氧的临床综合征,特点为阵发性前胸压榨样疼痛,主要为胸骨后部,可放射至心前区和左上肢尺侧,常发生于劳力负荷增加时,持续数分钟,休息或服用硝酸酯制剂后消失。

1.常见病因与诱发因素
本病的基本病因是冠状动脉粥样硬化。当冠状动脉的供血与心肌的需血之间发生矛盾,冠状动脉血流量不能满足心肌代谢的需要,引起心肌急剧、暂时的缺血、缺氧时,即可发生心绞痛。劳累、情绪激动、饱食、受寒、急性循环衰竭等为常见的诱因。

2.临床表现

心绞痛以发作性胸痛为主要临床表现,疼痛的特点如下所述。

(1)心绞痛的部位:主要在胸骨体中段或上段之后,可波及心前区,有手掌大小范围,甚至横贯前胸,界限不清楚。常放射至左肩、左臂内侧达无名指和小指,或至颈、咽或下颌部。

(2)心绞痛性质:胸痛常为压迫、发闷或紧缩性,也可有烧灼感,但不像针刺或刀扎样锐性痛,偶伴濒死的恐惧感觉。有些患者仅觉胸闷不适,不认为有痛感。发作时,患者往往被迫停止正在进行的活动,直至症状缓解。

(3)心绞痛诱发因素:常由体力劳动或情绪激动(如愤怒、焦急、过度兴奋)诱发,饱食、寒冷、吸烟、心动过速、休克等亦可诱发。疼痛多发生于从事体力劳动或情绪激动之时,而不是在一天劳累之后。典型的心绞痛常在相似的条件下重复发生,但有时同样的体力劳动只在早晨而不在下午引起心绞痛,提示与晨间交感神经兴奋性增高等昼夜节律变化有关。

(4)心绞痛持续时间:疼痛出现后常逐步加重,然后在 3～5 分钟后逐渐消失,可数日或数星期发作 1 次,亦可 1 日内多次发作。心绞痛持续时间超过 30 分钟不缓解,心电图有心肌缺血动态变化,心肌酶增高,要警惕急性心肌梗死。

(5)心绞痛缓解方式:一般在停止原来诱发症状的活动后即可得到缓解;舌下含用硝酸甘油也能在数分钟内使之缓解。

(二)不稳定型心绞痛

1.常见病因与发病机制

冠状动脉内不稳定的粥样斑块继发病理改变,使局部心肌血流量明显下降,如斑块内出血、斑块纤维帽出现裂隙、表面上有血小板聚集和(或)刺激冠状动脉痉挛,导致缺血加重。虽然也可因劳力负荷诱发,但劳力负荷中止后胸痛并不能得到缓解。

2.临床表现

胸痛的部位、性质与稳定型心绞痛相似,但同时具有以下特点之一。

(1)原为稳定型心绞痛,在 1 个月内疼痛发作的频率增加、程度加重、时限延长、诱发因素变化、硝酸类药物缓解作用减弱。

(2)1 个月之内新发生的心绞痛,并由较轻的负荷所诱发。

(3)休息状态下发作心绞痛或较轻微活动即可诱发,发作时表现有 ST 段抬高的变异型心绞痛。此外,由贫血、感染、甲状腺功能亢进、心律失常等原因诱发的心绞痛亦被称为继发性不稳定型心绞痛。

(4)不稳定型心绞痛(UA)患者的严重程度不同,其处理和预后也有很大的差别,在临床分为低危组、中危组和高危组。低危组指新发的或是原有劳力性心绞痛恶化加重,达加拿大心血管病学会(CCS)Ⅲ级或Ⅳ级,发作时 ST 段下移≤1mm,持续时间<20 分钟,胸痛间期心电图正常或无变化;中危组就诊前 1 个月内(但 48 小时内未发)发作 1 次或数次,静息心绞痛及梗死后心绞痛,持续时间<20 分钟,心电图可见 T 波倒置>0.2mV,或有病理性 Q 波;高危组就诊前 48 小时内反复发作,静息心绞痛伴一过性 ST 段改变(>0.05mV),新出现束支传导阻滞或持续性室速,持续时间>20 分钟。

(5)UA 与 NSTEMI 同属非 ST 段抬高型急性冠状动脉综合征(ACS),二者的区别主要是根据血中心肌坏死标志物的测定。因此,对非 ST 段抬高型 ACS 必须检测心肌坏死标志物并确定未超过正常范围时方能诊断 UA。

三、辅助检查

(一)心脏 X 线检查

如已伴发缺血性心肌病,可见心影增大、肺充血等。

(二)心电图检查

约有半数的患者在心绞痛发作时心电图显示正常,心绞痛发作时可出现暂时性心肌缺血引起的 ST 段压低($\geqslant 0.1mV$),有时出现 T 波倒置。平时 T 波倒置的患者,发作时可变为直立。

(三)心电图负荷试验和心电图连续动态监测

心电图负荷试验和心电图连续动态监测可显著提高缺血性心电图的检出率。

(四)放射性核素检查

铊心肌显像所示灌注缺损提示心肌供血不足或血流缺失,对心肌缺血有诊断价值。

(五)冠状动脉造影检查

冠状动脉造影检查是确诊冠心病的金标准。

四、治疗原则

(一)稳定型心绞痛

1.非血供重建

改善冠状动脉的血供和降低心肌的耗氧,服用阿司匹林减少血栓形成,降低不稳定型心绞痛和心肌梗死的发生率,有效的降血脂治疗可促使粥样斑块稳定。

2.血供重建

运用心导管技术疏通狭窄甚至闭塞的管腔,从而改善心肌血流灌注的方法,包括经皮冠状动脉腔内成形术,经皮冠状动脉内支架置入术,经皮冠状动脉旋切术、旋磨术和激光成形术。

3.外科手术治疗

主要是在体外循环下施行主动脉-冠状动脉旁路移植手术。

(二)不稳定型心绞痛

不稳定型心绞痛病情发展常难以预料,应使患者处于医生的监控之下,疼痛发作频繁或持续不缓解及高危组的患者应立即住院。

1.一般处理

卧床休息 1～3 日,仍 24 小时心电监测。有呼吸困难、发绀者应给予氧气吸入,维持血氧饱和度达到 90% 以上。

2.镇痛治疗

烦躁不安、剧烈疼痛者,静脉注射吗啡 5～10mg,硝酸甘油或硝酸异山梨酯持续静脉滴注或微量静脉泵输注,以每分钟 $10\mu g$ 开始,每 3～5 分钟增加 $10\mu g$,直至症状缓解。

3.抗凝血(抗血栓)

阿司匹林、氯吡格雷和肝素(包括低分子量肝素)是 UA 中的重要治疗措施,其目的在于防止血栓形成,阻止病情进展为心肌梗死。

4.冠状动脉造影

病情严重者,非手术治疗效果不佳,心绞痛发作时 ST 段压低＞1mm,持续时间＞20 分钟,或血肌钙蛋白升高者,在有条件的医院可行急诊冠状动脉造影,考虑经皮冠状动脉介入治疗(PCI)治疗。

5.强调抗凝血和调血脂治疗

UA 经治疗病情稳定,出院后应继续强调抗凝血和调血脂治疗,特别是他汀类药物的应用。

五、护理常规

(一)稳定型心绞痛

1.护理评估

(1)健康史和相关因素:①一般状况,包括患者的年龄、性别、职业、婚姻状态、营养状况,尤其注意近期有无脑出血、消化道出血和药物使用情况、过敏史、家族遗传史;②发病特点,包括患者有无诱发因素、疼痛部位、持续时间、缓解方式以及伴随症状;③相关因素,包括既往史,男性患者是否吸烟、饮酒,生活饮食习惯,性格,从而据此初步判断心绞痛分级以及对生活质量的影响。

(2)心绞痛严重度的分级:CCS 分为以下四个级别。

Ⅰ级:一般体力活动(如步行和登楼)不受限,仅在强、快或持续用力时发生心绞痛。

Ⅱ级:一般体力活动轻度受限。快步、饭后、寒冷或刮风中、精神应激或醒后数小时内发作心绞痛。一般情况下平地步行 200m 以上或登楼一层以上受限。

Ⅲ级:一般体力活动明显受限,一般情况下平地步行 200m 或登楼一层引起心绞痛。

Ⅳ级:轻微活动或休息时即可发生心绞痛。

2.护理要点及措施

(1)发作时的护理:心绞痛发作时应立刻休息,一般在停止活动后症状即可消失。监测血压、脉搏、呼吸,舌下含化硝酸甘油 0.6mg,3～5 分钟疼痛缓解,低流量吸氧,观察心电图有无心肌缺血表现。

(2)观察药物治疗的作用和不良反应。①服用阿司匹林 100～300mg,注意观察胃肠道反应。②β 受体阻滞剂可减慢心率,降低血压,减低心肌收缩力和耗氧量,注意血压的变化,初次小剂量使用,停用时逐步减量,对有低血压、支气管哮喘以及心动过缓、二度或以上房室传导阻滞者不宜应用。③钙通道阻滞剂可扩张冠状动脉,解除冠状动脉痉挛。常用制剂有维拉帕米,不良反应有头晕、恶心、呕吐、便秘、心动过缓、P－R 间期延长、血压下降等;硝苯地平,不良反应有头痛、头晕、乏力、血压下降、心率增快、水肿;地尔硫䓬,不良反应有头痛、头晕、失眠等。④曲美他嗪可改善心肌的氧供需平衡而治疗心肌缺血。

(3)避免诱发心绞痛发作的因素:进食不应过饱、过快,戒烟、酒。

(4)调整日常生活与工作量;减轻精神负担;保持适当的体力活动,但以不致发生疼痛症状为度;一般不需卧床休息。

(5)运动锻炼疗法:谨慎安排进度适宜的运动锻炼,有助于促进侧支循环的形成,提高体力活动的耐受量而改善症状。

(二)不稳定型心绞痛

1.护理评估

(1)健康史和相关因素:参见稳定型心绞痛。

(2)评估疼痛的部位、性质,疼痛的程度、持续时间,心绞痛持续时间＞20分钟,心电图有缺血改变,定时抽血观察心肌酶变化。

2.护理要点及措施

(1)病情观察:①心绞痛发作时,密切观察血压、脉搏,有无呼吸困难、面色苍白、出汗、恶心、呕吐症状,警惕不稳定型心绞痛有进展至急性心肌梗死的可能性;②心绞痛发作时停止活动,席地而坐或卧床休息;③低流量吸氧,观察心电图有无心肌缺血表现。

(2)用药护理:心绞痛发作时舌下含化硝酸甘油0.6mg,用药后注意观察胸痛缓解情况,用药后3～5分钟不缓解,可重复服用。心绞痛发作频繁,遵医嘱静脉输入硝酸甘油,注意速度,告知患者和家属不要自行调整滴速,以防止低血压,少数患者会出现头部胀痛、面色潮红、心动过速、心悸不适。

(3)心绞痛发作频繁、持续时间＞30分钟、心电图有动态改变、心肌坏死标志物有升高的趋势,应立即转入监护室,必要时行紧急冠状动脉造影,考虑PCI治疗。

(4)心理护理:发作时及时处理,安慰鼓励患者,解除其紧张不安的情绪。

(5)减少和避免诱发因素,保持心情舒畅,排便通畅,必要时服用通便药。

(6)饮食护理:进食不宜过饱,多食用富含纤维的新鲜蔬菜和水果,以低盐、低脂为宜。

六、健康宣教

(1)冠心病患者随身携带硝酸甘油、本人身份证,并注明家庭住址、联系人以及联系方式,确保在心绞痛发作时实施有效救治。

(2)改变生活方式,生活起居有规律,戒烟、酒。合理膳食,宜摄入低热量、低脂肪、低胆固醇、低盐饮食。多食用新鲜水果和蔬菜,少食多餐,控制体重在正常范围。定期测量腹围,腹围的控制目标为正常男性腰围≤90cm,正常女性腰围≤80cm。腹围的具体测量方法:脱掉上衣,露出腹部,松开腰带;选取肋骨下缘与髂前上棘的中点(平脐水平),将软尺环绕腰部1周;放松,待呼气末读取软尺数据;记录腹围。

(3)适当运动。运动的方式以有氧运动为主,注意运动的强度和时间因病情和个体差异而不同。

(4)避免诱发因素。告知患者及其家属过劳、情绪激动、饱餐、寒冷刺激、搬重物、排便用力等均是心绞痛发作的诱因,应尽量避免。

(5)病情的自我监测。要会识别心绞痛发作的表现并了解发作时的处理方法,特别是糖尿病或老年人的心绞痛症状不典型;若含服第一片硝酸甘油不缓解,或近期心绞痛发作频繁、持续时间延长,应立即就诊或拨打急救电话。

(6)根据自身的年龄、活动能力以及兴趣爱好选择合适的体力劳动强度和锻炼方式,最大活动量以不发生心绞痛症状为度。

(7)遵医嘱服用药物,不要擅自停用或增加药物,自我监测药物不良反应,发现血压增高或降低、心律失常、心率减慢或增快,应立即就诊。

(8)定期复查。告知患者要定期门诊复查心电图、血常规、血糖、电解质、血脂、肝功能,必要时复查冠状动脉CT。

第二章　消化内科疾病的护理

第一节　胃食管反流病

胃食管反流病(GERD)是一种因胃和(或)十二指肠内容物反流入食管引起胃灼热、反流、胸痛等症状和(或)组织损害的综合征,包括食管综合征和食管外综合征。食管综合征有典型反流综合征、反流胸痛综合征及伴食管黏膜损伤的综合征,如反流性食管炎(RE)、反流性狭窄、Barrett食管(BE)及食管腺癌。食管外综合征有反流性咳嗽综合征、反流性喉炎综合征、反流性哮喘综合征及反流性蛀牙综合征,还可能有咽炎、鼻窦炎、特发性肺纤维化及复发性中耳炎。

根据内镜下表现的不同,GERD可分为非糜烂性反流病(NERD)、RE及BE,我国60%~70%的GERD表现为NERD。

一、病因及发病机制

与GERD发生有关的机制包括抗反流防御机制的削弱、食管黏膜屏障的完整性破坏及胃、十二指肠内容物反流对食管黏膜的刺激等。

(一)抗反流机制的削弱

抗反流机制的削弱是GERD的发病基础,包括食管下括约肌(LES)功能失调、食管廓清功能下降、食管组织抵抗力损伤、胃排空延迟等。

1.LES功能失调

LES功能失调在GERD发病中起重要作用,其中LES压力降低、一过性下食管括约肌松弛(TLESR)及裂孔疝是引起GERD的三个重要因素。

LES正常长3~4cm,维持10~30mmHg的静息压,是重要的抗反流屏障。当LES压力<6mmHg时,即易出现胃食管反流。即使LES压力正常,也不一定就没有胃食管反流。研究表明,TLESR在GERD的发病中有重要作用。TLESR指非吞咽情况下LES发生自发性松弛,可持续8~10秒,长于吞咽时LES松弛,并常伴胃食管反流。TLESR是正常人生理性胃食管反流的主要原因,目前认为TLESR是小儿胃食管反流的最主要因素,胃扩张(餐后、胃排空异常、空气吞入)是引发TLESR的主要刺激因素。裂孔疝破坏了正常抗反流机制的解剖和生理,使LES压力降低并缩短了LES长度,削弱了膈肌的作用,并使食管蠕动减弱,故食管裂孔疝是胃食管反流重要的病理生理因素。

2.食管、胃功能下降

(1)食管:健康人食管借助正常蠕动可有效清除反流入食管的胃内容物。GERD患者由于食管原发和继发蠕动减弱,无效食管运动发生率高(如硬皮病样食管),致食管廓清功能障碍,不能有效廓清反流入食管的胃内容物。

（2）胃：胃轻瘫或胃排空功能减弱，胃内容物大量潴留，胃内压增加，导致胃食管反流。

(二)食管黏膜屏障

食管黏膜屏障是食管黏膜上皮抵抗反流物对其损伤的重要结构，包括食管上皮前（黏液层、静水层和黏膜表面 HCO_3^- 所构成的物理化学屏障）、上皮（紧密排列的多层鳞状上皮及上皮内所含负离子蛋白和 HCO_3^- 可阻挡和中和 H^+）及上皮后（黏膜下毛细血管提供 HCO_3^- 中和 H^+）屏障。当屏障功能受损时，即使是正常反流也可致食管炎。

(三)胃十二指肠内容物反流

胃食管反流时，含胃酸、胃蛋白酶的胃内容物，甚至十二指肠内容物反流入食管，引起胃灼热、反流、胸痛等症状，甚至导致食管黏膜损伤。难治性 GERD 常伴有严重的胃食管反流。Vaezi 等发现，混合反流可导致较单纯反流更为严重的黏膜损伤，两者可能存在协同作用。

二、病理

RE 的病理改变主要有食管鳞状上皮增生，黏膜固有层乳头向表面延伸，浅层毛细血管扩张、充血和（或）出血，上皮层内中性粒细胞和淋巴细胞浸润，严重者可有黏膜糜烂或溃疡形成。慢性病变可有肉芽组织形成、纤维化及 Barrett 食管改变。

三、临床表现

(一)食管表现

1.胃灼热

胃灼热是指胸骨后的烧灼样感觉，是 GERD 最常见的症状。胃灼热的严重程度不一定与病变的轻重程度一致。

2.反流

反流指胃内容物反流入口中或下咽部的感觉，此症状多在胃灼热、胸痛之前发生。

3.胸痛

胸痛作为 GERD 的常见症状，日渐受到临床的重视。可酷似心绞痛，对此有时单从临床很难做出鉴别。胸痛的程度与食管炎的轻重程度无平行关系。

4.吞咽困难

吞咽困难指患者能感觉到食物从口腔到胃的过程发生障碍，吞咽困难可能与咽喉部的发胀感同时存在。引起吞咽困难的原因很多，包括与反流有关的食管痉挛、食管运动功能障碍、食管瘢痕狭窄及食管癌等。

5.上腹痛

上腹痛也可以是 GERD 的主要症状。

(二)食管外表现

1.咽喉部表现

咽喉部表现包括慢性喉炎、慢性声嘶、发音困难、声带肉芽肿、咽喉痛、流涎过多、癔球症、颈部疼痛、牙周炎等。

2.肺部表现

肺部表现包括支气管炎、慢性咳嗽、慢性哮喘、吸入性肺炎、支气管扩张、肺脓肿、肺不张、咯血及肺纤维化等。

四、辅助检查

(一)上消化道内镜

对于 GERD 患者,内镜检查可确定其是否有 RE 及病变的形态、范围与程度;同时可取活体组织进行病理学检查,明确有无 BE、食管腺癌;还可进行有关的治疗。但内镜检查不能观察反流本身,内镜下的食管炎也不一定均由反流引起。

洛杉矶分级是目前国际上广泛应用的内镜 RE 分级方案,根据内镜下食管黏膜破损的范围和形状,将 RE 划分为 A~D 级。

(二)其他检查

1.24 小时食管 pH 值监测

这是最好的定量监测胃食管反流的方法,已作为 GERD 诊断的金标准。最常使用的指标是 pH 值<4 总时间(%)。该方法有助于判断反流的有无及其和症状的关系,以及疗效不佳的原因。其敏感性与特异性分别为 79%~90% 和 86%~100%。该检查前 3~5 天停用改变食管压力的药物(胃肠动力剂、抗胆碱能药物、钙通道阻滞剂、硝酸盐类药物、肌肉松弛剂等)、抑制胃酸的药物。

近年无线食管 pH 值胶囊的应用使食管 pH 值监测更为方便,易于接受,且可行食管多部位(远端、近端及下咽部等)及更长时间(48~72 小时)的监测。

2.食管测压

可记录 LES 压力、显示频繁的 TLESR 和评价食管体部的功能。单纯用食管压力来诊断胃食管反流并不十分准确,其敏感性约为 58%,特异性约为 84%。因此,并非所有的 GERD 患者均需做食管压力测定,仅用于不典型的胸痛患者或内科治疗失败考虑用外科手术抗反流者。

3.食管阻抗监测

通过监测食管腔内阻抗值的变化来确定是液体或气体反流。目前食管腔内阻抗导管均带有 pH 值监测通道,可根据 pH 值和阻抗变化进一步区分酸反流(pH 值<4)、弱酸反流(pH 值为 4~7)以及弱碱反流(pH 值>7),用于 GERD 的诊断,尤其有助于对非酸反流为主的 NERD 患者的诊断、抗反流手术前和术后的评估、难治性 GERD 病因的寻找、不典型反流症状的 GERD 患者的诊断以及确诊功能性胃灼热患者。

4.食管胆汁反流测定

用胆汁监测仪测定食管内胆红素含量,从而了解有无十二指肠胃食管反流。现有的 24 小时胆汁监测仪可得到胆汁反流次数、长时间反流次数、最长反流时间和吸收值≥0.14 的总时间及其百分比,从而对胃食管反流做出正确的评价。因采用比色法检测,所以必须限制饮食中的有色物质。

5.上胃肠道 X 线钡餐

对观察有无反流及食管炎均有一定的帮助,还有助于排除其他疾病和发现有无解剖异常,如膈疝,有时上胃肠道钡餐检查还可发现内镜检查未发现的、轻度的食管狭窄,但钡餐检查的阳性率不高。

6.胃食管放射性核素闪烁显像

此为服用含放射性核素流食后以 γ 照相机检测放射活性反流的技术。本技术有90％的高敏感性,但特异性低,仅为36％。

7.GERD 诊断问卷

让疑似 GERD 患者回顾过去 4 周的症状以及症状发作的频率,并将症状由轻到重分为0～5级,评估症状程度,总分超过 12 分即可诊断为 GERD。

8.质子泵抑制剂(PPI)试验

对疑似 GERD 的患者,可服用标准剂量 PPI,每天 2 次,用药时间为 1～2 周。患者服药后3～7天,若症状消失或显著好转,本病诊断可成立。其敏感性和特异性均可达 60％以上。但本试验不能鉴别恶性疾病,且可因用 PPI 而掩盖内镜所见。

9.超声诊断

超声诊断直观性好,诊断敏感性高,并且对患者的损伤性小。B 超诊断 GERD 标准为至少在 2 次不同时间内观察到反流物充满食管下段和胃与食管间液体来回移动。

五、诊断

GERD 临床表现多种多样,症状轻重不一,有的患者可能有典型的反流症状,但内镜及胃食管反流检测无异常;而有的患者以其他器官系统的症状为主要表现,给 GERD 的诊断造成一定的困难。因此,GERD 的诊断应结合患者症状及实验室检查综合判断。

(一)RE 的诊断

有胃食管反流的症状,内镜可见累及食管远端的食管炎,排除其他原因所致的食管炎。

(二)NERD 的诊断

有胃食管反流的症状,内镜无食管炎改变,但实验室检查有胃食管反流的证据,如:①24小时食管 pH 值监测阳性;②食管阻抗监测、食管胆汁反流测定、静息放射性核素检查或钡餐检查显示胃食管反流;③食管测压示 LES 压力降低或 TLESR,或食管体部蠕动波幅降低。

六、治疗

胃食管反流病的治疗目标为充分缓解症状,治愈食管炎,维持症状缓解和胃镜检查的缓解,治疗或预防并发症。

(一)GERD 的非药物治疗

非药物治疗指生活方式的指导,避免一切引起胃食管反流的因素等。如要求患者饮食不宜过饱,忌烟、酒、咖啡、巧克力、酸食和过多脂肪,避免餐后立即平卧。对于仰卧位反流者,抬高床头 10cm 就可减轻症状。对于立位反流者,有时只要穿宽松衣服,避免牵拉、上举或弯腰就可减轻。超重者在减肥后症状会有所改善。某些药物能降低 LES 的压力,导致反流或使其加重,如抗胆碱能药物、钙通道阻滞剂、硝酸盐类药物、肌肉松弛剂,对 GERD 患者尽量避免使用这些药物。

(二)GERD 的药物治疗

1.抑酸药

抑酸药是治疗 GERD 的主要药物,主要包括 PPI 和 H_2 受体拮抗剂,PPI 症状缓解最快,对食管炎的治愈率最高。虽然 H_2 受体拮抗剂疗效低于 PPI,但在一些病情不是很严重的

GERD 患者中,采用 H_2 受体拮抗剂仍是有效的。

2.促动力药

促动力药可用于经过选择的患者,特别是作为酸抑制治疗的一种辅助药物。对大多数 GERD 患者,目前应用的促动力药不是理想的单一治疗药物。

(1)多巴胺受体拮抗剂:此类药物能促进食管、胃的排空,增加 LES 的张力。此类药物包括甲氧氯普胺和多潘立酮,常用剂量为 10mg,每天 3~4 次,睡前和餐前服用。前者如剂量过大或长期服用,可导致锥体外系神经症状,故老年患者慎用;后者长期服用也可致高催乳素血症,产生乳腺增生、泌乳和闭经等不良反应。

(2)非选择性 5-HT₄ 受体激动剂:此类药能促进肠肌丛节后神经释放乙酰胆碱而促进食管、胃的蠕动和排空,从而减轻胃食管反流。目前常用的为莫沙必利,常用剂量为 5mg,每天 3~4次,饭前 15~30 分钟服用。

(3)伊托必利:此类药可通过阻断多巴胺 D_2 受体和抑制胆碱酯酶的双重功能,起到加速胃排空、改善胃张力和敏感性、促进胃肠道动力的作用。该药消化道特异性高,对心脏、中枢神经系统、泌乳素分泌的影响小,在 GERD 治疗方面具有长远的优势。常用剂量为 50mg,每天 3~4 次,饭前 15~30 分钟服用。

3.黏膜保护剂

对控制症状和治疗反流性食管炎有一定疗效。常用的药物有硫糖铝 1g,每天 3~4 次,饭前 1 小时及睡前服用;铝碳酸镁 1g,每天 3~4 次,饭前 1 小时及睡前服用,其具有独特的网状结构,既可中和胃酸,又可在酸性环境下结合胆汁酸,对于十二指肠胃食管反流有较好的治疗效果;枸橼酸铋钾盐,480mg/d,分 2~4 次于饭前及睡前服用。

4.γ-氨基丁酸(GABA)受体抑制剂

由于 TLESR 是发生胃食管反流的主要机制,因此 TLESR 成为治疗的有效靶点。对动物及人类的研究显示,GABA 受体抑制剂巴氯芬可抑制 TLESR,可能是通过抑制脑干反射而起作用的。巴氯芬对 GERD 患者既有短期作用,又有长期作用,可显著减少反流次数和缩短食管酸暴露时间,还可明显改善十二指肠胃食管反流及其相关的反流症状,是目前控制 TLESR 发生率最有前景的药物。

5.维持治疗

因为 GERD 是一种慢性疾病,所以持续治疗对控制症状及防止并发症是适当的。

(三)GERD 的内镜抗反流治疗

为了避免 GERD 患者长期需要药物治疗及手术治疗风险大的问题的发生,内镜医师在过去的几年中,在内镜治疗 GERD 方面做出了不懈的努力,通过这种方法改善 LES 的屏障功能,发挥其治疗作用。

1.胃镜下腔内折叠术

该方法是将一种缝合器安装在胃镜前端,于直视下在齿状线下缝合胃壁组织,形成褶皱,增加贲门口附近紧张度、"延长腹内食管长度"及形成皱褶,以阻挡胃肠内容物的反流。包括黏膜折叠方法或全层折叠方法。

2.食管下端注射法

指内镜直视下环贲门口或 LES 肌层注射无活性低黏度膨胀物质,增强 LES 的功能。

3.内镜下射频治疗

该方法是将射频治疗针经活检孔道送达齿状线附近,刺入食管下端的肌层进行热烧灼,使肌层"纤维化",增加食管下端张力。

内镜治疗 GERD 的安全性及可能性已经由多中心研究所证明,且显示大部分患者可终止药物治疗,但目前仍缺乏严格的大样本多中心对照研究。

(四)GERD 的外科手术治疗

对 GERD 患者行外科手术治疗时,必须掌握严格的适应证,主要包括:①需长期用药维持,且用药后症状仍然严重者;②出现严重并发症,如出血、穿孔、狭窄等,经药物或内镜治疗无效者;③伴有严重的食管外并发症,如反复并发肺炎、反复发作的难以控制的哮喘、咽喉炎,经药物或内镜治疗无效者;④疑有恶变倾向的 BE;⑤严重的胃食管反流而不愿终生服药者;⑥仅对大剂量质子泵抑制剂起效的年轻患者,如有严重并发症(出血、狭窄、BE)。

临床应用过的抗反流手术方法较多。目前治疗 GERD 的手术常用 Nissen 胃底折叠术、Belsey 胃底部分折叠术。各种抗反流手术治疗的效果均应通过 24 小时食管 pH 值监测、内镜及临床表现进行综合评价。

近十几年来,腹腔镜抗反流手术得到了长足的发展。腹腔镜胃底折叠术是治疗 GERD 疗效确切的方法,是治疗 GERD 的主要选择之一,尤其对于年轻、药物治疗效果不佳、伴有裂孔疝的患者。与常规开放手术相比较,腹腔镜手术具有创伤小、术后疼痛轻和患者恢复快的优点,特别适用于年老体弱、心肺功能不佳的患者。但最近的研究显示,术后并发症高达 30%,包括吞咽困难、不能打嗝、腹泻及肛门排气等。约 62% 的患者在接受抗反流手术 10 年后仍需服用 PPI 治疗。因此,内科医师在建议 GERD 患者行腹腔镜胃底折叠术前应注意这些并发症,严格选择患者。

(五)并发症的治疗

1.食管狭窄的治疗

早期给予有效的药物治疗是预防 GERD 患者食管狭窄的重要手段。内镜扩张疗法是治疗食管狭窄所致吞咽困难的有效方法。扩张疗法所需食管扩张器有各型探条、气囊、水囊及汞橡胶扩张器等。常将食管直径扩张至 14mm 或 44F。患者行有效的扩张食管治疗后,应用 PPI 或 H_2 受体拮抗剂维持治疗,避免食管再次狭窄。手术是治疗食管狭窄的有效手段。常在抗反流术前或术中同时使用食管扩张疗法。

2.BE 的治疗

具体如下。

(1)药物治疗:长期 PPI 治疗不能缩短 BE 的病变长度,但可促进部分患者鳞状上皮再生,降低食管腺癌发生率。选择性 COX-2 抑制剂有助于降低患食管癌,尤其是腺癌的风险。

(2)内镜治疗:目前常采用的内镜治疗方法有各种方式的内镜消融治疗和内镜下黏膜切除术等。适应证为伴有异型增生和黏膜内癌的 BE 患者,超声内镜检查有助于了解病变的深度,有助于治疗方式的选择。

（3）手术治疗：对已证实有癌变的 BE 患者，原则上应手术治疗。手术方法同食管癌切除术，胃肠道重建多用残胃或结肠，少数用空肠。

（4）抗反流手术：包括外科手术和内镜下抗反流手术。虽然能在一定程度上改善 BE 患者的反流症状，但不能影响其自然病程，远期疗效有待证实。

七、护理评估

（一）健康史

询问患者症状出现的时间、频率和严重程度；了解患者饮食习惯，如有无进食高脂食物、含咖啡因饮料，有无烟酒嗜好，有无肥胖及其他疾病，是否服用对下食管括约肌压力有影响的药物。

（二）身体状况

胃食管反流病的临床表现多样，轻重不一。

1.反流症状

反流症状包括反酸、反食、嗳气等。常于餐后，特别是饱餐后、平卧时发生，有酸性液体或食物从胃及食管反流到口咽部。反酸常伴胃灼热，是胃食管反流病最常见的症状。

2.反流物刺激食管引起的症状

反流物刺激食管引起的症状包括胃灼热、胸痛、吞咽痛等。胃灼热是一种胸骨后发热、烧灼样不适，常于餐后（尤其是饱食或脂肪餐）1 小时出现，躯体前屈或用力屏气时加重，站立或坐位时或服用抗酸药物后可缓解。一般认为是由酸性反流物刺激食管上皮下的感觉神经末梢所致。反流物也可刺激机械感受器引起食管痉挛性疼痛，严重者可放射到颈部、后背、胸部，有时酷似心绞痛症状。部分患者可有吞咽痛和吞咽困难，常为间歇性发作，系食管动力异常所致，晚期可呈持续性进行性加重，常提示食管狭窄。

3.食管以外刺激的临床表现

食管以外刺激的临床表现包括咽部异物感、咳嗽、咽喉痛、声音嘶哑等。部分患者以咳嗽、哮喘为主要症状，系因反流物吸入呼吸道，刺激支气管黏膜引起炎症和痉挛；或因反流物刺激食管黏膜感受器，通过迷走神经反射性引起支气管痉挛所致。

4.并发症

（1）上消化道出血：由食管黏膜炎症、糜烂和溃疡所致，多表现为黑便，呕血较少。

（2）食管狭窄：重度反流性食管炎可因食管黏膜糜烂、溃疡，使纤维组织增生、瘢痕形成，致食管狭窄，患者表现为渐进性吞咽困难，尤以进食固体食物时明显。

（3）Barrett 食管：食管黏膜因受反流物的慢性刺激，食管与胃交界处的齿状线 2cm 以上的鳞状上皮被化生的柱状上皮替代，称为 Barrett 食管，是食管腺癌的主要癌前病变。

（三）心理与社会状况

重点评估患者的心理状况、工作及生活中的压力及其对生理心理状况的影响，如有无严重的焦虑或抑郁、对疾病知识的了解程度。精神紧张、情绪变化和抑郁等均可影响食管动力和感觉功能，并影响患者对症状和疾病行为的感知能力，从而使患者表现出焦虑、抑郁和躯体化精神症状。

八、护理措施

（一）指导患者改变不良生活方式和饮食习惯

（1）卧位时将床头抬高 10～20cm，避免餐后平卧和睡前 2 小时进食。

（2）少量多餐,避免过饱;食物以高蛋白、高纤维、低脂肪、易消化为主,应细嚼慢咽;避免进食可使下食管括约肌压降低的食物,如高脂肪、巧克力、咖啡、浓茶等;戒烟酒。

（3）避免剧烈运动以及使腹压升高的因素,如肥胖、紧身衣、束腰带等。

（4）避免使用使下食管括约肌压降低的药物,如 β 肾上腺素受体激动剂、α 肾上腺素受体阻滞剂、抗胆碱能制剂、钙通道阻滞剂、茶碱等。

（二）用药指导

抑制胃酸是胃食管反流病治疗的主要手段,根据医嘱给予患者药物治疗,注意观察疗效及不良反应。常用药物如下。

1.抑制胃酸药物

质子泵抑制剂可有效抑制胃酸分泌,最快速地缓解症状。每天 1 次应用 PPI 的患者应该在早餐前服用,而睡前服用 PPI 可更好地控制夜间胃酸分泌,通常疗程在 8 周以上,部分患者需要长期服药。也可选用 H_2 受体拮抗剂,如西咪替丁、雷尼替丁、法莫替丁等,疗程 8～12 周。适用于轻、中症患者。

2.促动力药物

可增加下食管括约肌压力,改善食管蠕动功能,促进胃排空,减少胃食管反流,改善患者症状,可作为抑酸剂的辅助用药。常用药物有甲氧氯普胺或多潘立酮,餐前 30 分钟服用,服药期间注意观察有无腹泻、便秘、腹痛、恶心等不良反应。

3.黏膜保护剂

可以在食管黏膜表面形成保护性屏障,吸附胆盐和胆汁酸,阻止胃酸、胃蛋白酶的侵蚀,防止其对食管黏膜的进一步损伤。常用药物包括硫糖铝、铋剂、铝碳酸镁等。硫糖铝片需嚼碎后成糊状,餐前 30 分钟用少量温开水冲服,但长期使用可抑制磷的吸收而致骨质疏松。

（三）心理护理

关心体贴患者,告知疾病与治疗有关知识,消除患者紧张情绪,避免一些加重本病的刺激因素,使患者主动配合治疗,保持情绪稳定。

第二节　急性胃炎

急性胃炎指由各种原因引起的急性胃黏膜炎症,其病变可以仅局限于胃底、胃体、胃窦的任何一部分,病变深度大多局限于黏膜层,严重时可累及黏膜下层、肌层,甚至达浆膜层。临床表现多种多样,可以有上腹痛、恶心、呕吐、上腹不适、呕血、黑便,也可无症状,而仅有胃镜下表现。急性胃炎的病因虽然多样,但各种类型在临床表现、病变的发展规律和临床诊治等方面有一些共性。大多数患者通过及时诊治能很快痊愈,但也有部分患者的病变可以长期存在并转化为慢性胃炎。

一、护理评估

(一)健康史

评估患者既往有无胃病史,有无服用对胃有刺激的药物,如阿司匹林、保泰松、洋地黄、铁剂,评估患者的饮食情况及睡眠。

(二)身体状况

1.腹痛的评估

患者主要表现为上腹痛、饱胀不适。多数患者无症状或症状被原发疾病所掩盖。

2.恶心、呕吐的评估

患者可有恶心、呕吐、食欲缺乏等症状,注意观察患者呕吐的次数及呕吐物的性质、量的情况。

3.腹泻的评估

食用沙门菌、嗜盐菌或葡萄球菌毒素污染食物引起的胃炎患者常伴有腹泻。评估患者的大便次数、颜色、性状及量的情况。

4.呕血和(或)黑便的评估

在所有上消化道出血的病例中,急性糜烂出血性胃炎所致的消化道出血占 10％～30％,仅次于消化性溃疡。

(三)辅助检查

1.病理

主要表现为中性粒细胞浸润。

2.胃镜检查

可见胃黏膜充血、水肿、糜烂、出血及炎性渗出。

3.实验室检查

血常规检查,糜烂性胃炎可有红细胞、血红蛋白减少;大便常规检查,大便隐血试验阳性;血电解质检查,剧烈腹泻患者可有水电解质紊乱。

(四)心理与社会状况

1.生活方式

评估患者生活是否规律,包括学习或工作、活动、休息与睡眠的规律性,有无烟酒嗜好等。评估患者是否能得到亲人及朋友的关爱。

2.饮食习惯

评估患者是否进食过冷、过热、过于粗糙的食物;是否食用刺激性食物,如辛辣、过酸或过甜的食物,以及浓茶、浓咖啡、烈酒等;是否注意饮食卫生。

3.焦虑或恐惧

因出现呕血、黑便或症状反复发作而产生紧张、焦虑、恐惧心理。

4.认知程度

是否了解急性胃炎的病因及诱发因素,以及如何防护。

(五)腹部体征

上腹部压痛是常见体征,有时上腹胀气明显。

二、护理诊断

(一)腹痛

腹痛与胃黏膜的炎性病变有关。

(二)营养失调:低于机体需要量

营养失调与胃黏膜的炎性病变所致的食物摄入、吸收障碍有关。

(三)焦虑

焦虑与呕血、黑便及病情反复有关。

三、护理目标

(1)患者腹痛症状减轻或消失。

(2)患者住院期间保证机体需热量,维持水电解质及酸碱平衡。

(3)患者焦虑程度减轻或消失。

四、护理措施

(一)一般护理

1.休息

患者应注意休息,减少活动,对于因急性应激造成急性胃炎者应使其卧床休息,同时应做好心理疏导。

2.饮食

一般可给予无渣、半流质的温热饮食。如少量出血,可给予牛奶、米汤等以中和胃酸,以利于黏膜的修复。剧烈呕吐、呕血的患者应禁食,可静脉补充营养。

3.环境

为患者创造整洁、舒适、安静的环境,定时开窗通风,保证空气新鲜及温湿度适宜,使其心情舒畅。

(二)心理护理

1.解释症状出现的原因

患者因出现呕血、黑便或症状反复发作而产生紧张、焦虑、恐惧心理时,护理人员应向其耐心说明出血原因,并给予解释和安慰。应告知患者,通过有效治疗,出血会很快停止;并告知通过自我护理和保健,可减少本病的复发次数。

2.心理疏导

耐心解答患者及家属提出的问题,向患者解释精神紧张不利于呕吐的缓解,特别是有的呕吐与精神因素有关,紧张、焦虑还会影响食欲和消化能力,而树立信心及情绪稳定则有利于症状的缓解。

3.应用放松技术

利用深呼吸、转移注意力等放松技术来减少呕吐的发生。

(三)治疗配合

1.腹痛

遵医嘱给予局部热敷、按摩、针灸,或给予止痛药物等缓解腹痛症状,同时应安慰、陪伴患者,以使其精神放松,消除紧张、恐惧心理,保持情绪稳定,从而增强患者对疼痛的耐受性;非药物止痛方法还可以用分散注意力法,如数数、谈话、深呼吸;行为疗法,如放松技术、冥想、音乐疗法。

2.恶心、呕吐、上腹不适

评估症状是否与精神因素有关,关心和帮助患者消除紧张情绪。观察患者呕吐的次数及呕吐物的性质和量的情况。一般呕吐物为消化液和食物时有酸臭味,混有大量胆汁时呈绿色,混有血液呈鲜红色或有棕色残渣。及时为患者清理呕吐物,更换衣物,协助患者采取舒适体位。

3.呕血、黑便

排除鼻腔出血及进食大量动物血、铁剂等所致呕吐物呈咖啡色或黑便。观察患者呕血与黑便的颜色、性状和量的情况,必要时遵医嘱给予输血、补液、补充血容量治疗。

(四)用药护理

(1)向患者讲解药物的作用、不良反应、服用时的注意事项,如抑制胃酸的药物多于饭前服用;抗生素类多于餐后服用;询问患者有无过敏史,严密观察用药后的反应;应用止泻药时应注意观察排便情况,观察大便的颜色、性状、次数及量,腹泻控制时应及时停药;保护胃黏膜的药物大多数是餐前服用,个别药例外;应用解痉止痛药,如山莨菪碱或阿托品时,会出现口干等不良反应,并且青光眼及前列腺肥大者禁用。

(2)保证患者每天的液体入量,根据患者情况和药物性质调节滴注速度,合理安排所用药物的前后顺序。

(五)健康指导

(1)向患者及家属讲明病因,如是药物引起,应告诫今后禁用此药;如必须用该药,则必须遵医嘱配合服用制酸剂及胃黏膜保护剂。

(2)对于嗜酒者,应劝告其戒酒。

(3)嘱患者进食要有规律,避免食用生、冷、硬及刺激性食物和饮料。

(4)让患者及家属了解本病为急性病,应及时治疗及预防复发,防止发展为慢性胃炎。

(5)嘱患者遵医嘱按时用药,如有不适,及时来院就医。

第三节　慢性胃炎

慢性胃炎指不同病因引起的慢性胃黏膜炎性病变,其发病率在各种胃病中居位首,随着年龄增长而逐渐增高,男性稍多于女性。

一、护理评估

(一)健康史

评估患者既往有无其他疾病,是否长期服用非甾体抗炎药(NSAID),如阿司匹林、吲哚美辛,有无烟酒嗜好及饮食、睡眠情况。

(二)身体状况

1.腹痛的评估

评估腹痛发生的原因或诱因,疼痛的部位、性质和程度;与进食、活动、体位等因素的关系,有无伴随症状。慢性胃炎进展缓慢,多无明显症状,部分患者可有上腹部隐痛与饱胀的表现。腹痛无明显节律性,通常进食后较重,空腹时较轻。

2.恶心、呕吐的评估

评估恶心、呕吐发生的时间、频率、原因或诱因,以及其与进食的关系;呕吐的特点及呕吐物的性质、量;有无伴随症状,是否与精神因素有关。慢性胃炎的患者进食硬、冷、辛辣或其他刺激性食物时可引发恶心、反酸、嗳气、上腹不适、食欲缺乏等症状。

3.贫血的评估

慢性胃炎并发胃黏膜糜烂者可出现少量或大量上消化道出血,表现以黑便为主,持续3~4天停止。长期少量出血可引发缺铁性贫血,患者可出现头晕、乏力及消瘦等症状。

(三)辅助检查

1.胃镜及黏膜活组织检查

这是最可靠的诊断方法,可直接观察黏膜病损。慢性萎缩性胃炎可见黏膜呈颗粒状、黏膜血管显露、色泽灰暗、皱襞细小;慢性浅表性胃炎可见红斑、黏膜粗糙不平、出血点(斑)。两种胃炎皆可伴有糜烂、胆汁反流。活组织检查可进行病理诊断,同时可检测幽门螺杆菌。

2.胃酸的测定

慢性浅表性胃炎胃酸分泌可正常或轻度降低,而萎缩性胃炎胃酸明显降低,其分泌胃酸功能随胃腺体的萎缩、肠腺化生程度的加重而降低。

3.血清学检查

慢性胃体炎患者血清抗壁细胞抗体和内因子抗体呈阳性,血清胃泌素明显升高;慢性胃窦炎患者血清抗壁细胞抗体多呈阴性,血清胃泌素下降或正常。

4.幽门螺杆菌检测

通过侵入性和非侵入性方法检测幽门螺杆菌。慢性胃炎患者胃黏膜中幽门螺杆菌阳性率的高低与胃炎活动与否有关,且不同部位的胃黏膜的幽门螺杆菌检测率也不相同。幽门螺杆菌的检测对慢性胃炎患者的临床治疗有指导意义。

(四)心理与社会状况

1.生活方式

评估患者生活是否有规律;生活或工作负担及承受能力;有无过度紧张、焦虑等负性情绪;睡眠的质量等。

2.饮食习惯

评估患者平时饮食习惯及食欲;进食时间是否规律;有无特殊的食物喜好或禁忌;有无食物过敏;有无烟酒嗜好。

3.心理及家庭支持状况

评估患者的性格及精神状态;患病对患者日常生活、工作的影响;患者有无焦虑、抑郁、悲观等负性情绪及其程度;评估患者的家庭成员组成,家庭经济、文化、教育背景,对患者的关怀和支持程度;医疗费用来源或支付方式。

4.认知程度

评估患者对慢性胃炎的病因、诱因及预防方法的了解程度。

(五)腹部体征

慢性胃炎的体征多不明显,少数患者可出现上腹轻压痛。

二、护理诊断

(一)疼痛

疼痛与胃黏膜炎性病变有关。

(二)营养失调:低于机体需要量

营养失调与厌食、消化吸收不良有关。

(三)焦虑

焦虑与病情反复、病程迁延有关。

(四)活动无耐力

活动无耐力与慢性胃炎引起贫血有关。

(五)知识缺乏

缺乏对慢性胃炎病因和预防知识的了解。

三、护理目标

(1)患者疼痛减轻或消失。

(2)患者住院期间能保证机体所需热量、水电解质的摄入。

(3)患者焦虑程度减轻或消失。

(4)患者活动耐力恢复或有所改善。

(5)患者能自述疾病的诱因及预防保健知识。

四、护理措施

(一)一般护理

1.休息

指导患者急性发作时应卧床休息,并可用转移注意力、做深呼吸等方法来减轻紧张情绪。

2.活动

病情缓解时,进行适当的锻炼,以增强机体抵抗力。嘱患者生活要有规律,避免过度劳累,注意劳逸结合。

3.饮食

急性发作时可给予少渣半流食,恢复期患者指导其食用富含营养、易消化的食物,避免食用辛辣、生冷等刺激性食物及饮用浓茶、咖啡等饮料。嗜酒患者嘱其戒酒。指导患者加强饮食卫生并养成良好的饮食习惯,定时进餐、少量多餐、细嚼慢咽。胃酸缺乏者,可酌情食用酸性食物,如山楂、食醋。

4.环境

为患者创造良好的休息环境,定时开窗通风,保证病室的温湿度适宜。

(二)心理护理

1. 减轻焦虑

提供安全舒适的环境,减少对患者的不良刺激。避免患者与其他有焦虑情绪的患者和亲属接触。指导其掌握散步、听音乐等转移注意力的方法。

2. 心理疏导

首先帮助患者分析这次产生焦虑的原因,了解患者内心的期待和要求,然后共同商讨这些要求是否能够实现,以及错误的应对机制所产生的后果。指导患者采取正确的应对机制。

3. 树立信心

向患者讲解疾病的病因及防治知识,指导患者保持合理的生活方式和去除对疾病的不利因素。还可以请有过类似疾病的患者讲解采取正确应对机制所取得的良好效果。

(三)治疗配合

1. 腹痛

评估患者疼痛的部位、性质及程度。嘱患者卧床休息,协助患者采取有利于减轻疼痛的体位。可利用局部热敷、针灸等方法来缓解疼痛。必要时遵医嘱给予药物止痛。

2. 活动无耐力

协助患者进行日常生活活动。提醒患者体位改变时动作要慢,以免发生直立性低血压。根据患者病情与患者共同制订每天的活动计划,指导患者逐渐增加活动量。

3. 恶心、呕吐

协助患者采取正确体位,头偏向一侧,防止误吸。安慰患者,消除患者紧张、焦虑的情绪。呕吐后及时为患者清理,更换床单位并协助患者采取舒适体位。观察呕吐物的性质、量及呕吐次数。必要时遵医嘱给予止吐药物治疗。

(四)用药护理

(1)向患者讲解药物的作用、不良反应及用药的注意事项,观察患者用药后的反应。

(2)根据患者的情况进行指导,避免使用对胃黏膜有刺激的药物,必须使用时应同时服用抑酸剂或胃黏膜保护剂。

(3)对于有幽门螺杆菌感染的患者,向其讲解清除幽门螺杆菌的重要性,嘱其连续服药 2 周,停药 4 周后再复查。

(4)静脉给药患者,根据患者的病情、年龄等情况调节滴注速度,保证入量。

(五)健康指导

(1)向患者及家属介绍本病的有关病因,指导患者避免诱发因素。

(2)教育患者保持良好的心理状态,平时生活要有规律,合理安排工作和休息时间,注意劳逸结合,积极配合治疗。

(3)强调饮食调理对防止疾病复发的重要性,指导患者加强饮食卫生和饮食营养,养成有规律的饮食习惯。

(4)避免刺激性食物及饮料,嗜酒患者应戒酒。

(5)向患者介绍所用药物的名称、作用、不良反应,以及服用的方法、剂量和疗程。

(6)嘱患者按时服药,如有不适及时就诊。

第四节　功能性消化不良

功能性消化不良(FD)是临床上最常见的一种功能性胃肠病,是指具有上腹痛、上腹胀、早饱、嗳气、食欲缺乏、恶心、呕吐等上腹不适症状,经检查排除了引起这些症状的胃肠、肝胆及胰腺等器质性疾病的一组临床综合征,症状可持续或反复发作,病程一般超过 1 个月或在 1 年中累计超过 12 周。

根据临床特点,FD 分为 3 型:运动障碍型,以早饱、食欲缺乏及腹胀为主;溃疡型,以上腹痛及反酸为主;反流样型。

一、临床表现

(一)症状

FD 有上腹痛、上腹胀、早饱、嗳气、食欲缺乏、恶心、呕吐等症状,常以某一个或某一组症状为主,每年至少持续或累积 4 周,在病程中症状也可发生变化。

FD 起病多缓慢,病程常经年累月,呈持续性或反复发作,不少患者由饮食、精神等因素诱发。部分患者伴有失眠、焦虑、抑郁、头痛、注意力不集中等精神症状。无贫血、消瘦等消耗性疾病表现。

(二)体征

FD 的体征多无特异性,多数患者中上腹有触痛或触之不适感。

二、辅助检查

(1)三大常规检查和肝、肾功能均正常,血糖及甲状腺功能正常。

(2)胃镜、B 超、X 线钡餐检查。

(3)胃排空试验显示近 50% 的患者出现胃排空延缓。

三、治疗

主要是对症治疗、个体化治疗和综合治疗相结合。

(一)一般治疗

避免烟酒及服用非甾体抗炎药,建立良好的生活习惯。注意心理治疗,对失眠、焦虑患者适当予以镇静药物。

(二)药物治疗

1.抑制胃酸分泌药

H_2 受体拮抗剂和质子泵抑制剂,适用于以上腹痛为主要症状的患者。症状缓解后不需要维持治疗。

2.促胃肠动力药

常用多潘立酮、西沙必利和莫沙必利,以后两者疗效为佳。适用于以上腹胀、早饱、嗳气为主要症状的患者。

3.胃黏膜保护剂

常用枸橼酸铋钾。

4.抗幽门螺杆菌治疗

疗效尚不明确,对部分有幽门螺杆菌感染的 FD 患者可能有效,以选用铋剂为主的三联为佳。

5.镇静剂或抗抑郁药

适用于治疗效果欠佳且伴有精神症状明显的患者,宜从小剂量开始,注意观察药物的不良反应。

四、护理诊断

(一)舒适的改变

舒适的改变与腹痛、腹胀、反酸有关。

(二)营养失调:低于机体需要量

营养失调与消化不良、营养吸收障碍有关。

(三)焦虑

焦虑与病情反复、迁延不愈有关。

五、护理措施

(一)心理护理

本病为慢性反复发作的过程,因此,护理人员要做好心理疏导工作,尽量避免各种刺激及不良情绪,详细讲解疾病的性质,鼓励患者,提高其认知水平,帮助患者树立战胜疾病的信心。教会患者稳定情绪,保持心情愉快,培养广泛的兴趣爱好。

(二)饮食护理

建立良好的生活习惯,避免烟、酒及服用非甾体抗炎药。强调饮食规律性,进食时勿做其他事情,睡前不要进食,以利于胃肠道的吸收及排空。避免高脂油炸食物,忌坚硬食物及刺激性食物,注意饮食卫生。饮食适量,不宜极渴时饮水,一次饮水量不宜过多。不能因畏凉食而进热烫食物。进食适量新鲜蔬菜水果,保持低盐饮食。少食易产气的食物及寒、酸性食物。

(三)合理活动

参加适当的活动,如打太极拳、散步或练习气功,以促进胃肠蠕动及消化腺的分泌。

(四)用药指导

对于焦虑、失眠的患者可适当给予镇静剂,从小剂量开始使用,严密观察使用镇静剂后的不良反应。

六、健康指导

(一)一般护理

功能性消化不良患者在饮食中应避免油腻及刺激性食物,戒烟、戒酒,养成良好的生活习惯,避免暴饮暴食及睡前进食过量;可采取少食多餐的方法;加强体育锻炼;要特别注意保持愉快的心情和良好的心境。

(二)预防护理

(1)进餐时应保持轻松的心情,不要匆忙进食,也不要囫囵吞食,更不要站着吃或边走边吃。

(2)不要泡饭或和水进食,饭前饭后不要立即大量饮用液体。

（3）进餐时不要讨论问题或争吵,讨论应在饭后 1 小时进行。

（4）不要在进餐时饮酒,进餐后不要立即吸烟。

（5）不要穿束紧腰部的衣裤就餐。

（6）进餐应定时。

（7）避免暴饮暴食,尤其是辛辣和富含脂肪的饮食。

（8）有条件者可在两餐之间喝 1 杯牛奶,避免胃酸过多。

（9）少食过甜、过咸的食品,食入过多糖果会刺激胃酸分泌。

（10）不要食用过冷或过烫的食物。

第五节 消化性溃疡

消化性溃疡主要是指发生在胃和十二指肠球部的慢性溃疡,因溃疡的形成有多种因素,其中酸性胃液对黏膜的消化作用是溃疡形成的基本因素,故称消化性溃疡。

本病是常见病,据胃镜检查发现率南方高于北方,城市高于农村。本病可发生在任何年龄,男性多于女性,男女之比为(5.23～6.5)∶1。临床上十二指肠溃疡比胃溃疡多见,两者之比约为 3∶1。十二指肠溃疡好发于青壮年,胃溃疡发病年龄较十二指肠溃疡约迟 10 年。

一、护理评估

(一)病史

询问患者饮食习惯,有无食用过冷、过热、粗糙、酸辣等刺激性食物;有无慢性胃炎、十二指肠球炎病史;是否长期服用阿司匹林、糖皮质激素药物;是否有吸烟嗜好,以及精神长期处于紧张情况;并了解其家族史。

(二)临床表现

消化性溃疡的表现以慢性、周期性、节律性疼痛为特点,病史少则几年,多则十几年,甚至更长。

1.上腹疼痛

上腹节律性疼痛为主要症状。性质为钝痛、灼痛、胀痛或剧痛。有时呈饥饿样不适。溃疡疼痛与饮食之间的关系密切。十二指肠溃疡于餐后 3～4 小时发生疼痛,进餐后缓解,也有午夜疼痛。胃溃疡于餐后 0.5 小时至 1 小时发生疼痛,下次餐前自行消失。十二指肠溃疡的疼痛位于中上腹或脐上方,或脐上方偏右处;胃溃疡疼痛也多位于中上腹,在剑突下或剑突下偏左。

2.胃肠道症状

患者有恶心、呕吐、畏食、嗳气、反酸、体重减轻。部分患者有失眠、缓脉、多汗等表现。

3.心理—社会评估

由于消化性溃疡具有反复发作、节律性疼痛的特点,因此患者易产生紧张、焦虑心理,并发出血、梗阻时,患者易产生恐惧的心理,而紧张恐惧的精神因素,又可诱发和加重病情。

4.护理体检

发作期常有上腹部局限性压痛。出现并发症时,可有相应体征。

5.辅助检查

(1)胃镜检查:是确诊消化性溃疡、评定溃疡活动程度,有无恶变以及疗效评定的最佳方法,并能通过活检管道采取活体组织送病理检查。

(2)X线钡餐检查:多采用气-钡双重造影,发现龛影是诊断溃疡的直接证据。

(3)幽门螺杆菌检查:采用活体组织做尿素酶试验,细菌培养,组织涂片等方法,可获阳性结果。

(4)胃液分析:胃溃疡患者胃酸分泌正常或稍低,十二指肠溃疡胃酸分泌过多。一般以基础排酸量和用五肽胃泌素刺激后的最大排酸量为明显。如果最大排酸量很低或缺乏,应高度怀疑溃疡恶变,如果基础排酸量和最大排酸量分泌均升高,提示有胃泌素可能。

(5)粪便隐血试验:活动期消化性溃疡常有少量渗血,粪便隐血试验呈阳性。但应排除假阳性。

二、护理诊断

(一)舒适的改变

出现上腹痛,与胃酸分泌过多有关。

(二)营养失调

低于机体需要量,与畏食、呕吐、梗阻有关。

(三)睡眠形态紊乱

睡眠形态紊乱与十二指肠溃疡节律疼痛有关。

(四)焦虑

焦虑与溃疡反复发作、病程长有关。

(五)医护合作性问题

潜在并发症包括上消化道出血、穿孔、幽门梗阻、癌变。

三、目标

(1)患者主诉上腹疼痛缓解或消失。

(2)患者消化道症状得以控制,营养状况改善,体重增加。

(3)患者能根据疼痛发生规律,合理安排工作休息时间。

四、护理措施

(一)休息

轻症者适当休息,可参加轻微的工作。急性活动期应卧床休息。

(二)饮食

宜选用营养丰富、清淡、易消化的食物,以促进胃黏膜修复和提高抵抗能力。急性活动期应少食多餐,以牛奶、稀饭、面条等偏碱性食物为宜,少食可中和胃酸,减少胃饥饿性蠕动,也可避免过饱所引起的胃窦部扩张增加胃泌素分泌。忌食生冷、油炸、浓茶等刺激性食品及饮料。

(三)心理护理

不良的心理因素可诱发和加重病情,而消化性溃疡的患者因疼痛刺激或并发出血,易产生紧张、焦虑等不良情绪,使胃黏膜保护因素减弱,损害因素增加,使病情加重,故应为患者创造安静、舒适的环境,减少不良刺激;同时多与患者交谈,使患者了解本病的诱发因素、疾病过程和治疗效果,使其增强治疗信心,克服焦虑、紧张心理。

(四)药物治疗与护理

1.降低对黏膜侵袭力的药物

(1)H_2受体拮抗剂:能阻止组胺与其 H_2 受体相结合,使壁细胞胃酸分泌减少。常用西咪替丁 800mg,雷尼替丁 300mg,法莫替丁 40mg 等,分 2 次服用,或夜间 1 次服用。胃溃疡疗程 6～8 周,十二指肠溃疡 4～6 周。西咪替丁作用最弱,法莫替丁作用最强。

(2)质子泵阻滞剂:奥美拉唑,每日 20～40mg,90％的能抑制 24 小时胃酸分泌,对基础胃酸和刺激后的胃酸分泌均有作用。服药后 2～3 天控制症状,并使溃疡很快愈合,疗程 6～8 周。不良反应很少见。

(3)制酸剂:胶体铝镁合剂(氢氧化铝和镁铝合剂)15～30mL,每日 3 次,餐间服用中和胃酸作用可达 3～4 小时,并能促进黏膜修复。长期服用可致骨质疏松。

2.增强胃黏膜防御力的药物

(1)枸橼酸铋钾:在酸性胃液中,能与溃疡面渗出的蛋白质相结合,形成保护膜覆盖溃疡,使其免受胃酸侵袭,并能杀灭幽门螺杆菌。常用 120mg,每日 4 次,餐前口服,疗程 8 周。可使大便变成黑色,此药含铋的吸收量很少,但有积蓄作用,故不能长期服用,防止中毒。

(2)硫糖铝:作用与枸橼酸铋钾相同,常用 1g,每日 4 次口服。能引起便秘,有肾衰竭者不宜服用。

3.根除幽门螺杆菌药物

临床采用 H_2 受体拮抗剂或质子泵阻滞剂与阿莫西林二联合用,或再加用甲硝唑三联合用,细菌根除率可达 90％,十二指肠溃疡复发率下降到 10％以下。常用阿莫西林 0.5～1.0g、甲硝唑 0.2～0.4g、呋喃唑酮 0.1g,每日 3～4 次口服。

4.抗胆碱能药

可选用阿托品 0.3mg,溴丙胺太林 15mg,颠茄合剂 10mL,每日 3～4 次口服。主要作用为减少胃酸分泌,解痉、止痛等。同时还可延缓胃排空时间,故适用于十二指肠溃疡,青光眼、幽门梗阻者禁用。此类药不良反应较多,如口干、心动过速、视物模糊、尿潴留。

(五)并发症的观察及护理

应定时测量生命体征、面色变化,密切观察腹痛部位、性质、时间与饮食、气候、药物、情绪等关系;同时应注意观察呕吐物、粪便颜色、量、性状等,以利及时发现和处理出血、穿孔、梗阻、癌变等并发症。

1.出血

上消化道出血是本病最常见的并发症之一,有 15％～25％的患者并发出血,部分患者还以上消化道出血为首发表现。若发现患者腹痛症状加重,恶心、心慌,提示有出血先兆,应嘱患者立即卧床休息,并继续观察。出血量的多少与被侵袭的血管大小有关,当溃疡侵蚀到大血管时,可引起大量呕血,当出血量超过 1500mL 时会发生周围循环衰竭、休克等,应立即配合医生,紧急输血,补充血容量,给予氧气吸入、止血药物等处理。

2.穿孔

穿孔是消化性溃疡最严重的并发症。当患者在饱餐、剧烈活动、饮酒或劳累后，突然发生上腹部剧烈而持续性疼痛，应高度疑有穿孔的可能。穿孔是指溃疡穿透浆膜层而达游离腹腔，十二指肠或胃内容物流入腹腔，导致急性弥散性腹膜炎，并可迅速波及全腹。患者卧床，下肢卷曲不愿移动，有烦躁不安、面色苍白、四肢湿冷、心动过速、休克、腹壁呈板样僵直，有压痛和反跳痛，肠鸣音减低或消失，X线腹部透视可见膈下游离气体。应早期发现病情，立即给予禁食、禁水、胃肠减压、静脉输液等处理，争取在穿孔后 6～8 小时内明确诊断，及时手术则预后良好。

3.幽门梗阻

大多由十二指肠溃疡或幽门溃疡引起。由溃疡周围组织炎性充血、水肿或幽门痉挛，引起的梗阻称暂时性梗阻(亦称功能性梗阻)；由溃疡愈合瘢痕收缩或粘连引起的梗阻称持续性幽门梗阻(亦称器质性梗阻)。上腹持续性胀痛、嗳气、反酸，且餐后加重，常呕吐大量发酵宿食，为幽门梗阻的典型表现；严重而持久的呕吐，可致失水或低氯，低钾性碱中毒，营养不良等。腹部可见胃型，蠕动波，振水音。严重者应立即禁食，给予胃肠减压，静脉输液和补充电解质，以维持水、酸碱平衡。必要时可每晚睡前用 3％盐水做胃灌洗。准确记录出入液量，完全性梗阻需手术治疗时，应立即配合做好术前准备。

五、健康教育

(一)心理指导

指导患者了解紧张、焦虑的心理可增加胃酸的分泌，诱发疼痛加重或溃疡复发。并指导患者采用放松技术，如转移注意力、听音乐、全身放松，保持乐观精神，促进溃疡愈合。

(二)活动与休息指导

(1)根据病情严格掌握活动量，以不感到劳累和诱发腹痛、穿孔为原则，餐后避免剧烈活动，起床和如厕时动作宜慢，防止发生直立性低血压而晕倒跌伤。

(2)有夜间疼痛时，指导患者夜间加服 1 次制酸剂，保证夜间睡眠。

(三)饮食指导

指导患者应定时进餐，不宜过饱，生活应有规律，有烟、酒嗜好者应戒除，烟雾中的尼古丁可直接损害胃黏膜，使胃酸分泌过多而加重病情。

(四)用药指导

(1)指导患者服药方法、时间。如制酸剂片剂应咬碎，餐后 1～1.5 小时服用，可增加疗效；保护胃黏膜药宜餐前服。

(2)指导患者了解可能出现的药物不良反应，如口干、视力模糊、尿潴留、头痛、乏力、皮疹，停药后会恢复正常。

(五)出院指导

(1)坚持消化性溃疡饮食原则，避免过度的精神紧张。

(2)坚持消化性溃疡正规治疗，按疗程服药，不能自行停药或减量，防止复发。

(3)禁用或慎用非甾体抗炎药，在秋冬或冬春季节，应注意保暖，防止诱发溃疡。

(4)注意劳逸结合，选择合适的锻炼方式，提高机体抗病能力。

六、护理评价

(1)患者主诉疼痛缓解或消失。

(2)患者及家属能回答消化性溃疡饮食的重要性及饮食原则,患者食欲增加,营养改善,贫血纠正,体重增加。

(3)患者腹痛消失,夜间安睡,保证了充足的睡眠。

(4)患者能采用应对措施,克服焦虑心理,保证轻松愉快的心情。

(5)患者未发生并发症。

第六节　胃癌

一、临床表现

胃癌是最常见的消化道恶性肿瘤,发病年龄以40～60岁为多见,男女约为3∶1。胃癌的临床表现缺乏特异性,早期确诊尚不到10％。

胃癌最多见于胃窦,其次为胃小弯、贲门,分为早期胃癌和进展期胃癌。早期胃癌指所有局限于黏膜或黏膜下层的胃癌(无论是否有淋巴结转移)。进展性胃癌在国内分为3型:①块状型癌,癌肿较局限,生长缓慢,转移较晚;②溃疡型癌,发生出血、穿孔者较多见;③弥散型癌,癌细胞弥散浸润于胃壁各层内,遍及胃的大部或全部,使得胃腔缩窄,胃壁僵硬,呈"革袋状",此型癌细胞分化较差,恶性程度高,转移亦较早。

胃癌的转移途径有:①直接蔓延,癌肿向胃壁四周或深部浸润,可直接侵入腹壁、邻近器官或组织(肝、胰、大网膜、横结肠系膜等);癌细胞也可沿黏膜下层淋巴网蔓延,向上侵犯食管下段,向下侵及十二指肠。②淋巴结转移,是最主要的转移方式,甚至可见仅限于黏膜内的早期胃癌已有淋巴结转移,可侵入到幽门上、胃小弯、幽门下、脾胰淋巴结,最后汇集到腹腔淋巴结。恶性程度较高的胃癌可以超越上述常规方式,而直接侵及远处淋巴结,如通过胸导管转移到左锁骨上淋巴结。③血行转移,多发生在晚期,播散到肝、肺、骨或脑等处。④腹腔种植,癌细胞浸润穿透胃壁,癌细胞脱落而种植于腹腔、大网膜或其他脏器。

二、护理评估

(一)健康史

胃癌的病因及发病机制尚不明确,大部分与地区、土壤及水源中所含微量元素种类、含量、金属成分比例、酸碱度、工业废物污染、农药杀虫剂的应用等有关,与过多摄入腌制、烟熏食物、高热油煎炸食物及发霉食物等有关。某些胃部疾病(如胃息肉、胃溃疡、慢性萎缩性胃炎、恶性贫血及少数胃溃疡)是胃癌发生的癌前状态。其中尤以生活、饮食习惯和遗传素质最为重要。

(二)身体状况

(1)早期临床症状多不明显,也不典型,仅有上腹不适、隐痛、嗳气、反酸、食欲减退或轻度贫血等,类似胃十二指肠溃疡或慢性胃炎等症状。

(2)随病情发展出现上腹疼痛、食欲缺乏、消瘦、体重减轻。胃窦部癌伴幽门部分或完全梗阻时发生呕吐,呕吐物多为宿食和胃液;贲门癌和高位小弯癌出现进食梗阻感。但癌肿破溃或侵袭血管,导致出血或突发上消化道大出血,也可能发生急性穿孔。

(3)晚期为转移灶引起的症状,如肝大、腹水、锁骨上淋巴结肿大。此时消瘦、贫血明显,终呈恶病质。

三、辅助检查

(一)粪便隐血试验

溃疡型癌或巨块型胃癌溃烂,隐血试验为阳性。

(二)X 线钡餐检查

见胃腔内充盈缺损,在病变部可见局限性或广泛性胃壁僵硬,黏膜纹局限性或广泛性破坏或中断变形,溃疡型癌可见较大龛影,幽门部晚期巨块型可有部分或完全幽门部梗阻。

(三)纤维胃镜检查

该方法可直接观察病变部位,做活检确定诊断,是一种安全、有效、痛苦少的检查方法。

(四)血液

血红蛋白、红细胞计数均下降,血浆蛋白减低。但早期胃癌并不明显。

(五)早期发现、早期诊断

早期发现、早期诊断是提高胃癌疗效的关键。所以,为避免延误诊断,对 40 岁以上的既往无胃病史,近期出现上腹隐痛不适或长期溃疡病史而疼痛规律出现变化者,应予警惕。对患有胃酸缺乏、胃溃疡、胃息肉、萎缩性胃炎等疾病的患者,建议定期行胃镜检查。

四、护理诊断和治疗

(一)护理诊断

1.焦虑、恐惧

焦虑、恐惧与癌症的预后有关。

2.营养失调

营养失调与胃癌引起的消化道症状有关。

3.体液不足

体液不足与胃癌术后调节机制失效有关。

(二)治疗

胃癌的治疗主要为手术治疗和化学治疗。手术分为:①根治切除术,为胃癌特别是早期胃癌的有效治疗方法;②姑息性切除,适用于癌肿远处转移,无根治之可能;③减状手术,如癌肿不能切除而有幽门梗阻者,可行胃空肠吻合术,以解除梗阻。化学治疗主要为联合用药,所用药物有氟尿嘧啶(5-Fu)、丝裂霉素 C(MMC)、替加氟(FT-207)等。

五、预期目标

(1)消除恐惧心理,减轻焦虑。

(2)维持适当营养,保持水电解质平衡。

(3)减轻疼痛与其他不适。

六、护理措施

(一)术前护理

(1)做好心理护理,手术前安慰患者,耐心解答各种问题,消除患者不良心理,加强患者对手术的信心。

(2)加强饮食护理,给予高蛋白质、高热量、高维生素易消化的饮食,注意少量多餐,术前1天进流质饮食,术前12小时禁食、禁饮。

(3)患者营养状况较差者,若术前有贫血、低蛋白血症者,应予以纠正,注意补充血浆或全血,以提高患者手术耐受力,促进术后早日康复。

(4)术日清晨放置胃管,使胃保持空虚,防止麻醉及手术过程中出现呕吐、误吸,便于术中医师操作,减少手术室腹腔污染。

(二)术后护理

(1)加强病情观察,如生命体征的观察,测血压、脉搏、呼吸,术后最初3小时应每半小时测量1次,以后改为每小时1次,一般观察4～6小时病情平稳即可,同时观察患者的神志、体温、尿量等。

(2)患者神志清楚、血压平稳后给予半卧位,以保持腹肌松弛,减轻疼痛,也有利于呼吸和循环。

(3)鼓励患者深呼吸,有效咳嗽排痰,预防肺部并发症的发生。

(4)禁食期间应注意口腔护理,术后胃肠减压可减轻胃肠道的张力,促进吻合后的愈合,注意妥善固定,保持胃管通畅,并注意观察和记录引流液的色、质、量。

(5)禁食期间需静脉补充液体,通过正确记录24小时出入水量,为合理输液提供依据,避免水与电解质失衡。

(6)术后24～48小时肠功能恢复后,可拔除胃管,拔管后当天给少量饮水,每次4～5汤匙,1～2小时1次,第二天进半量流质,每次50～80mL,第三天进全量流质,每次100～150mL,进食后无不适,第四天可进半流质,以稀饭为佳,术后10天可进软食。

(7)鼓励患者早期活动,除年老体弱或病情较重者,术后第一天坐起可轻微活动,第二天协助患者下地,床边活动,第三天可在病室内活动。患者活动量应根据个体差异而定,早期活动可增强肠蠕动,预防术后肠粘连,减少并发症。

(8)胃癌患者术后化疗期间出现化疗不良反应,应给予对症处理;同时应注意血常规的变化,白细胞总数低于$4×10^9$/L,血小板计数低于$100×10^9$/L时应酌情停药,并给予相应的处理。

七、健康教育

(1)普及宣传饮食定时、定量、细嚼慢咽的饮食习惯,少食过冷、过烫、过辣及油煎(炸)食物,切勿酗酒、吸烟,注意劳逸结合。

(2)胃癌手术后化疗者应注意饮食,定期门诊随访检测血常规、肝功能等,并注意预防感染。

（3）对患有胃酸缺乏、胃溃疡、胃息肉或萎缩性胃炎者，建议定期行胃镜检查，提高早期胃癌的诊断。

（4）有粪便隐血持续阳性者，及时就诊，以防贻误治疗时机。

第七节　肝硬化

肝硬化是一种常见的由一种或多种病因长期反复作用引起的慢性、进行性、弥散性肝病。

一、护理评估

（一）病史

了解患者有无感染乙型、丙型病毒性肝炎史；了解患者居住环境和职业，是否有疫水接触史，是否长期接触四氯化碳、磷、砷剂等化学毒物；是否长期服用双醋酚丁、四环素、甲基多巴等药物；是否长期酗酒以及有无慢性肠炎、慢性心力衰竭、缩窄性心包炎等病史，有无肝豆状核变性、血色病等代谢疾病史。

（二）临床表现

肝硬化起病隐匿，发展缓慢，病程长，其临床表现分为代偿期和失代偿期，但两期界限不明显。

1.代偿期

临床表现常不明显，或缺乏特异性，常见乏力、食欲缺乏、口干、恶心、厌油、嗳气及腹胀等，重者可出现呕吐、腹痛、腹泻等。多呈间歇性，劳累时出现或加重，休息和治疗后缓解。

2.失代偿期

主要出现肝细胞功能减退和门脉高压症两大类临床表现。

（1）肝功能减退的临床表现

全身症状：患者消瘦、乏力、低热、营养状况差、皮肤干枯粗糙、面色灰暗黝黑呈肝病面容；可出现口角炎、多发性神经炎、夜盲及水肿等。其原因与进食少、热量不足、糖、蛋白质、脂肪代谢障碍等有关。

消化道症状：明显食欲缺乏、畏食、上腹饱胀、对脂肪蛋白质耐受性差，容易出现恶心、呕吐、腹泻等。以上症状与肝硬化门脉高压时胃肠道淤血、水肿、消化吸收障碍和肠道菌群失调有关。若出现黄疸，提示肝细胞严重损害和广泛坏死。

出血倾向和贫血：摩擦处皮肤易见出血点，常有鼻出血、牙龈出血、皮肤紫癜、月经过多，严重时出现胃肠黏膜弥散性出血等。出血的原因是多方面的，与肝合成凝血因子减少，脾功能亢进和毛细血管脆性增加有关。2/3 的患者呈轻到中度贫血。其原因有营养不良，肠道吸收障碍、胃肠失血和脾功能亢进引起。

内分泌失调：肝功能减退时对雌激素的灭活能力降低，致使雌、雄激素平衡失调，表现为雌激素增多、雄激素减少。男性表现性欲减退、睾丸萎缩、乳房发育和毛发脱落。女性患者有月经不调、闭经、不孕等。并可在面部、颈部、上胸、肩背和上肢出现蜘蛛痣或毛细血管扩张。肝掌是指在手掌的大、小鱼际和指端腹侧出现红斑,与雌激素增多,血管舒张有关。

肝功能减退时致继发性醛固酮和抗利尿激素增多,引起水钠潴留,尿量减少,促进腹水形成。还可见患者面部和其他暴露部位皮肤色素沉着,与肾上腺皮质功能减退有关。

(2)门脉高压症表现

门脉系统阻力增加和血流量增多,是形成门脉高压的机制,脾大、侧支循环的建立与开放、腹水是诊断门脉高压症的特征性表现。

脾大:脾因长期淤血而引起轻、中度肿大,部分可达脐下。上消化道大出血后,脾可暂时缩小,甚至不能触及。晚期可有脾功能亢进,表现有白细胞、血小板和红细胞计数减少。

侧支循环的建立与开放:门静脉压力增加后,来自消化道和脾的回心血液流经肝受阻,导致门静脉系统许多部位与体循环之间建立侧支循环。较重要的侧支循环包括①食管下段与胃底静脉曲张,系门静脉系的胃冠状静脉和腔静脉系的食管静脉、肋间静脉、奇静脉等开放沟通,在各种诱因刺激下,可导致曲张静脉破裂出血,发生呕血、黑便、出血性休克等。②腹壁与脐周静脉曲张,门脉高压时脐静脉重新开放,与附脐静脉、腹壁静脉等连接,在脐周和腹壁可见迂曲的静脉,并以脐为中心向上及向下腹壁延伸。

痔核形成:门静脉系统的痔上静脉与腔静脉系统的痔中、痔下静脉吻合扩张形成痔核,破裂时可引起便血。

腹水:腹水是肝硬化失代偿期最突出的表现。失代偿期 75% 以上有腹水。轻者腹胀,大量腹水出现呼吸困难、心悸、腹部隆起,皮肤绷紧发亮、脐疝、下肢水肿,部分患者出现胸腔积液。

(三)心理-社会评估

因为肝硬化病程长,预后差,患者易产生焦虑、悲观心理。

(四)护理体检

肝病面容,消瘦,面部、颈、上胸可见蜘蛛痣,肝掌。早期肝、脾大,表面光滑、质中等硬,晚期可触及结节或颗粒状,一般无压痛。部分患者腹膨隆呈蛙状腹,可见脐疝,有移动性浊音和低热。

二、辅助检查

(1)血常规:失代偿期有贫血,脾功能亢进时白细胞、红细胞和血小板计数减少。

(2)尿常规:黄疸时可出现胆红素,并有尿胆原增加,可见尿蛋白、管型和血尿。

(3)肝功能:失代偿期血清蛋白降低,球蛋白增高,清蛋白腺蛋白比例降低或倒置。转氨酶轻、中度增高,GPT 增高较明显。

(4)B 型超声波:显示脾大,脾静脉和门静脉增宽。出现腹水时可见液性暗区。

(5)腹水检查:一般为漏出液,如并发腹膜炎时可呈渗出液。

(6)X 线钡餐检查:食管静脉曲张,X 线显示虫蚀样或蚯蚓状充盈缺损;胃底静脉曲张,可见菊花样充盈缺损。

三、目标

(1)患者主诉腹胀、肝区痛消失或减轻。

(2)患者消化功能改善,食欲增加,营养状况好转。

(3)患者主诉软弱无力消失或减轻,活动耐力增加。

(4)患者腹水消退,腹围减少。

(5)患者能够采用有效的防卫措施,克制焦虑、悲观心理。

四、护理措施

(一)合理安排休息

肝功能代偿期可适当参加轻工作,防止劳累;失代偿期或有并发症者,应卧床休息,有利减轻肝负担,改善肝血液循环,促进肝功能恢复,促进腹水消退,减轻腹痛症状。

(二)饮食

宜选用高热量、高蛋白、富含维生素、适量脂肪和易消化食物。每日热量供给 8～13kJ,每日蛋白质 100g 左右,以促进肝细胞修复,但有肝性脑病时,应禁食蛋白质;多吃新鲜蔬菜、水果,忌食粗糙、油炸、辛辣等刺激性食物。

(三)药物治疗与护理

肝硬化目前尚无特效治疗方法,关键在早期诊断,加强一般治疗,延长代偿期;对失代偿期患者应加强对症治疗,改善肝功能,防治并发症,以及手术治疗。

1.支持治疗

补充多种维生素和助消化药物,如 B 族维生素、维生素 C、维生素 A、维生素 D、维生素 E、维生素 K、酵母片,畏食、恶心、呕吐症状明显者,可静脉输入高渗葡萄糖,以补充热量,并加维生素 C、氯化钾、胰岛素,必要时,可输注复方氨基酸、人体清蛋白、血浆、鲜血等,以促进肝细胞修复,维持水电解质、酸碱平衡。有出血倾向、营养不良者,可按医嘱给予维生素 K、叶酸、肌苷等口服。

2.抗纤维化治疗

秋水仙碱有抗感染症和抗纤维化作用,对肝储备功能尚好的代偿期肝硬化有一定疗效。剂量每日 1g,分 2 次服,每周服药 5 天。副作用有胃肠道反应,粒细胞减少,长期服用应定期检查血常规。另外还可采用中药活血化瘀,能改善症状和肝功能,例如,丹参注射液每日 10～20mL(相当于生药 15～30g)加入 10%葡萄糖注射液 250mL 静脉滴注,30 天 1 疗程,一般用 3个疗程,或丹参饮片每日 15～30g,水煎服,用 3～6 个月;桃仁 8～15g 煎汤,每天分 2～3 次服。还有苦杏仁苷注射液、当归、黄芪、冬虫夏草等均可选用。

(四)腹水患者的护理

(1)有大量腹水者取半卧位,使膈下降,增加肺活量,改善呼吸困难症状。

(2)加强皮肤清洁护理,定时变换体位,保持床垫柔软平整,避免压伤或擦伤皮肤引起感染。有下肢、阴囊水肿者,可用小海绵垫起保护,防止破损渗液导致感染。

(3)低盐或无盐饮食:钠盐限制在每日 500～800g(氯化钠 1.2～2.0g);入水量限制在每日 1000mL 左右,低钠血症明显者,入水量应限在 500mL 以内。

(4)观察利尿剂效果:利尿剂一般以联合、间歇、交替应用为原则,如螺内酯 20～40mg 每日 2 次,必要时同时加用氢氯噻嗪或呋塞米,用排钾利尿剂时注意补钾。准确记录 24 小时出入液量,定时测量体重、腹围,观察腹水消长情况。利尿效果以每周体重减轻不超过 2kg 为宜,过快或过强利尿,会引起有效血容量和电解质大量丢失,诱发肾衰竭、电解质紊乱和肝性脑病。

(5)用甘露醇导泻,增加水钠排出。此外,对大量顽固性腹水需行腹腔穿刺放液,腹水浓缩回输时,应做好相应护理。根据需要按医嘱静脉输注血浆、清蛋白和新鲜血等治疗,以提高血浆胶体渗透压。

(6)对肝功能损害轻和无并发症者,可做各种分流术、断流术和脾切除术等手术治疗,降低门脉压力和消除脾功能亢进症状。

(五)心理护理

护理人员应多关心,体贴患者,主动满足护理需求,介绍肝硬化的有关基本知识,说明保持良好心理的重要性,帮助患者树立治疗信心,可以推迟和延长代偿期,并发动家属和同事多给予支持与鼓励,使其缓解和消除不良心理。

(六)并发症的观察与护理

1.上消化道出血

上消化道出血为本病最常见的并发症,由门脉高压食管、胃底静脉曲张破裂引起。应经常观察患者有无恶心、呕吐、黑便等表现,如发现大呕血,应立即卧床、禁食、迅速建立静脉通道,及时进行补充血容量、输液、输血、止血等抢救处理,保持呼吸道通畅,防止诱发肝性脑病。对需急诊进行内镜下食管静脉硬化治疗或静脉套扎治疗术者,应做好术前准备。做好双气囊三腔管压迫止血的护理准备。

2.肝性脑病

肝性脑病是本病最严重的并发症,也是最常见的死亡原因。患者正在出血、服用利尿剂等诱因存在时,应密切观察神志变化,如发现有性格改变、行为异常,应及时告知医师,按肝性脑病护理原则护理。

3.感染

肝硬化患者由于营养障碍、脾功能亢进,机体抵抗力低下,常易并发各种感染,如肺炎、胆道感染、大肠杆菌败血症和自发性腹膜炎等。应密切观察患者一般情况、体温变化、腹痛、腹水变化等,发现感染应及时处理,以免加重肝细胞损害。

4.肝肾综合征

大量腹水使有效循环血容量不足,引起功能性肾衰竭。患者表现有自发性少尿或无尿、氮质血症、稀释性低钠血症和低尿钠症,但肾无重要病理改变,主要是肾血管收缩,导致肾皮质血流量减少和肾小球滤过率持续降低。应积极配合抢救处理,控制和消除诱发因素,严格控制输液量与速度,按医嘱输入右旋糖酐、清蛋白和血管活性药物(如多巴胺),改善肾血流量,避免强烈利尿。准确记录出入液量。

五、健康教育

(一)心理指导

鼓励患者及时反映心理问题,解除思想顾虑和压力,保持心情愉快,树立治疗信心,可促进康复。

(二)饮食指导

坚持肝硬化饮食原则,避免摄入大量蛋白质、粗糙、油煎食物,以免诱发出血、昏迷等,戒除烟、酒嗜好,防止便秘。注意饮食卫生,防止病毒性肝炎、寄生虫及慢性肠道感染。

（三）活动、休息指导

（1）根据肝功能代偿或失代偿期掌握活动原则，活动量以不感到劳累和诱发出血等发生为宜。

（2）合理安排休息时间，按时就寝，生活应有规律性，保证充足睡眠。

（四）用药指导

（1）指导患者正确用药方法及注意事项，如片剂、丸剂应碾碎后服用，避免诱发出血，通过静脉给予护肝药时宜缓慢滴入，不能自行调速。

（2）避免应用对肝有损害的药物，应在医生指导下用药，不能自行滥用护肝药。

（五）出院指导

（1）指导患者根据病情随时调整饮食结构。告诉患者及家属少盐、无盐的具体概念和称量方法。

（2）注意劳逸结合，避免劳累，适当进行体育锻炼，如散步、体操、太极拳，注意保暖，防止感染。

（3）教会患者正确测量体温、脉搏、呼吸、血压、腹围、体重等的方法，并学会观察呕吐物、排泄物的异常变化。

（4）指导患者加强劳动保护，防止各种化学毒物中毒。

（5）对于出院带药，向患者介绍药物名称、剂量、用法，必要时提供书面资料。

（6）指导患者门诊随访知识。定期门诊复诊和检测肝功能，发现并发症先兆，应及时就诊。

六、护理评价

（1）患者主诉肝区疼痛症状缓解。

（2）患者肝功能改善，食欲增加，体重增加，营养状况好转。

（3）患者能掌握活动原则，活动耐力增加，活动后未出现乏力、头昏、心悸等症状。

（4）患者腹水消退，每日进、出液量基本平衡。

（5）患者主诉焦虑、悲观心理消失或减轻。

（6）患者提高了自护能力，积极配合治疗与护理，避免和减轻了并发症。

第八节　　原发性肝癌

一、临床表现

原发性肝癌是自肝细胞或肝内胆管细胞发生的癌肿，在我国占恶性肿瘤发病率的第三位，仅次于胃癌和食管癌。

病理按大体形态分型：①巨块型，最多见，癌块＞10cm，可呈单个、多个或融合成块，多为圆形、质硬、容易发生坏死，引起肝破裂；②结节型，大小和数目不等的癌结节，直径在 5cm 左右，结节多数在肝右叶，常伴有肝硬化；③弥散型，米粒至黄豆大小的癌节结散布全肝，肝大不明显，甚至可缩小；④小癌型，孤立的直径小于 3cm 的癌结节称为小癌型。

按组织学分型:①肝细胞癌最多见,约占肝癌的90%,分化差者常有巨核及多核;②胆管上皮癌较少见,其组织结构多为腺癌或单纯癌;③混合型,上述二型同时存在,或呈过渡形态,不完全像肝细胞或胆管细胞,此型更少见。

二、护理评估和护理诊断

(一)护理评估

1.病史

了解患者有无乙型、丙型病毒性肝炎感染史,肝硬化病史,感染时间长短以及治疗情况;了解患者生活习惯及生活环境,是否长期食用发霉食物或霉制品,是否长期饮用被致癌物污染的沟塘水;了解患者职业,是否长期接触有机氯农药、亚硝胺类、乙醇等致癌因素。

2.主要临床表现

本病起病隐匿,早期缺乏典型症状,常经甲胎蛋白(AFP)普查检出的早期肝癌可无症状和体征,一旦症状明显,则多属中晚期。

(1)肝区疼痛:肝区疼痛是常见症状,约半数以上患者有肝区疼痛,呈持续性胀痛或钝痛,与肿瘤增长快速,肝包膜被牵拉有关。肿瘤生长缓慢,可无痛或轻微钝痛,如病变侵犯膈,疼痛可牵涉右肩,如肝表面癌结节破裂,可引起剧烈腹痛,产生急腹症表现,出血量大,会引起昏厥和休克。

(2)肝大:肝进行性肿大、质坚硬、凹凸不平、有大小不等的结节或巨块,边缘钝而不整齐,有压痛。癌肿在膈面者可使膈明显抬高。癌肿在右肋弓下或剑突下时,上腹可呈局部隆起或饱满。位于肝下缘的癌结节最容易触到。

(3)黄疸:晚期出现,可因肝细胞损害或肿瘤压迫侵犯肝门附近胆管或癌组织和血块脱落引起胆道梗阻所致。

(4)肝硬化征象:肝癌伴肝硬化门脉高压者有脾大、腹水、静脉侧支循环等表现。腹水迅速增多,一般为漏出液,血性腹水多由癌肿侵犯肝包膜或向腹腔内破溃引起,或由腹膜转移癌引起。

(5)全身性表现:进行性消瘦、发热、食欲缺乏、乏力、营养不良和恶病质等。少数肝病患者由于癌肿本身代谢异常,而致患者的内分泌或代谢异常,产生特殊的全身表现,如低血糖症、红细胞增多症较常见;高血钙、高血脂、类癌等罕见。对肝大且伴有上述表现的患者,应警惕肝癌的存在。

(6)转移灶表现:肿瘤通过血行,淋巴和种植途径转移,以血行转移最常见。肺部转移几乎达半数,其次为肾上腺、骨、肾、脑等部位。如胸腔转移可有胸腔积液征,骨骼或脊柱转移可有局部压痛或神经受压表现。

3.心理—社会评估

由于原发性肝癌是恶性肿瘤之一,因此一旦确诊,患者可表现出恐惧、惊慌感,产生恐惧、悲观心理。

4.护理体检

慢性重病容,面色晦暗,上腹可呈现局部隆起或饱满,肋下可触及肿块,质坚硬,表面凹凸不平,有压痛。皮肤、巩膜可见黄染,部分患者有腹部膨隆、移动性浊音、脾大。有感染者体温可升高。

5.辅助检查

(1)AFP测定：是诊断肝细胞肝癌最特异的标志物。肝细胞癌 AFP 阳性率为 70%～90%，诊断标准包括①AFP 定量＞500μg/L 持续 4 周；②AFP 由低浓度逐渐升高不降者；③AFP＞200μg/L 以上的中等水平持续 8 周，并排除假阳性者。

(2)γ谷氨酰转肽酶同工酶(GGT-Ⅱ)：GGT-Ⅱ在原发性和转移性癌的阳性率可提高到90%，特异性达 97.1%。在 AFP 低浓度时 GGT-Ⅱ也可有较高的阳性率，在小细胞肝癌中GGT-Ⅱ阳性为 78.6%。

(3)异常凝血酶原(AP)：肝癌细胞本身有合成和释放谷氨酸羧化不全的异常凝血酶原的功能，用放免法测定 AP 以＞300μg/L 为阳性，肝细胞癌患者的阳性率为 67%。而良性肝病、转移性肝癌，仅少数呈阳性，因此该方法对亚临床肝癌有早期诊断价值。

(4)肝穿刺活体组织检查、腹腔镜检查可确诊，必要时可行剖腹探查。

(5)B 超、CT、MRI，以及选择性肝动脉造影等对肝癌定性、定位诊断均很有价值。

(二)护理诊断

1.舒适的改变

肝区疼痛，与癌肿增大牵拉肝包膜有关。

2.恐惧

恐惧与确诊原发性肝癌有关。

3.营养失调

营养低于机体需要量，与食欲缺乏、长期消耗有关。

4.知识缺乏

缺乏对疾病的了解。

5.医护合作性问题

潜在并发症有上消化道出血、肝性脑病、继发感染、癌结节破裂出血。

三、护理目标

(1)患者主诉肝区疼痛缓解或程度减轻。

(2)患者能保持乐观精神，正确认识疾病，克制焦虑、悲观等不良情绪。

(3)患者进食量逐渐增加，营养改善。

(4)患者能够了解肝癌的发病因素、疾病过程及有关治疗。

(5)患者能配合治疗与护理，避免或减轻并发症发生。

四、护理措施

(一)缓解疼痛护理

根据病情合理安排休息，给予舒适体位。有大量腹水、呼吸困难时应半卧位和氧气吸入。观察腹痛部位、疼痛性质、有无放射等，患者往往因疼痛剧烈而影响睡眠、进食、情绪等，护理人员应尽一切可能减轻患者痛苦。创造安静、舒适的休养环境，避免和减少刺激；指导患者采用放松技术，如疼痛时做深呼吸、全身肌肉放松、变换体位，或转移注意力等，腹痛持续剧烈时，可适当应用止痛剂和小量镇静剂，应鼓励患者尽量发挥自身潜力缓解疼痛，不能完全依赖止痛剂。

(二)心理护理

护理人员应主动关心、体贴,帮助患者,多与患者交谈,了解患者的心理活动和对治疗护理要求,有针对性地做好心身护理。对患者的心理状态、承受能力、文化修养进行全面的调查、评估后,根据不同的心理类型给予疏导和鼓励。应安慰和关心家属,保持稳定的情绪,在有限时间内,多带给患者亲情、温情,使患者能顺利接受治疗和护理。

(三)饮食

宜选用高蛋白、高维生素、高热量、促进组织修复和易消化的食物。对食欲差、消化道反应明显的患者,应供给患者平时喜爱的食品,并注意饮食的色、香、味调配,以促进患者食欲,提高抵抗力,有利化疗、放疗的顺利进行。

(四)治疗与护理

1.手术治疗

手术切除是目前根治原发性肝癌的最好治疗方法。早期肝癌行肝叶切除有可能治愈。如果肿瘤不宜切除,可考虑做肝动脉插管进行局部化学药物灌注治疗,效果优于全身化疗;还可采用肝动脉结扎或门静脉分支结扎,以减少肝癌的血流供应;采用液氮冷冻或激光治疗,有条件者可行肝移植术。护理人员应做好术前、术后护理。

2.放射治疗

对放射治疗不够敏感,近年常用放射能源为 ^{60}Co 直线加速器,以及技术改进,一些病灶较为局限、肝功能较好的早期患者,如能耐受 40Gy(400rad)以上的放射剂量,疗效显著提高。

3.化学抗癌药物治疗

①肝动脉栓塞化疗:采用肝动脉栓塞化疗,效果明显优于全身化疗。经皮穿刺股动脉,在X线透视下将导管插至肝固有动脉及其分支,然后注射抗癌药和栓塞剂,阻断肿瘤血供,肝脏局部可获得较高的化疗药物浓度,现多采用抗癌药加吸收性明胶海绵,或抗癌药加碘化油。一般每4~6周重复肝动脉栓塞化疗 1 次,经 2~5 次治疗,使肝癌明显缩小,可获得手术切除机会。肝动脉栓塞化疗后患者有伤口处出血、消化道反应、发热,右上腹疼痛等不良反应;应做好对症护理,如穿刺部位以沙袋压迫 12 小时,患者绝对平卧 12 小时,卧床休息 24 小时,定时观察伤口渗血情况及体温、脉搏、呼吸、血压变化;呕吐时,保持呼吸道通畅,做好口腔护理;发现体温持续升高,剧烈腹痛等,应考虑有无肺部感染,急性胰腺炎等并发症发生。②经皮穿刺乙醇注射疗法:用无水乙醇直接注射到肿瘤中,使癌细胞脱水变性,肿瘤血管凝固、栓塞而产生疗效。③生物和免疫治疗:如用干扰素、肿瘤坏死因子、白介素 2 进行治疗。主要通过激活体内杀伤细胞起到攻击肿瘤细胞的作用。

4.联合化疗

如顺氯氨钠 20mg＋氟尿嘧啶 750~1000mg 静脉滴注 5 天,每个月 1 次,3~4 次为一疗程。第 1 天静脉滴注阿霉素 40~60mg,继以氟尿嘧啶 500~750mg 静脉滴注 5 天,每个月 1 次,连续 3~4 次为一疗程。

(五)并发症的观察与护理

观察患者呕吐物、排泄物颜色,发现有呕血、黑便应立即配合医师按上消化道出血原则处理;在观察中发现患者有性格改变,行为异常,提示有肝性脑病,应做好安全护理和给予降氨药物。发现患者突发右上腹剧痛、体温升高等,应考虑有无癌结节破裂出血、感染等并发症,应及早进行有关检查和处理。

五、健康教育

1.心理指导

说明原发性肝癌早期发现并行手术切除可能治愈,另外还有肝动脉栓塞、化疗等多种治疗方法,使患者树立治疗信心,保持乐观精神,消除焦虑、悲观心理,促进康复。

2.饮食指导

注意饮食饮水卫生,养成良好饮食习惯,不吃霉粮和霉制品,戒除饮酒嗜好,多吃新鲜蔬菜、水果,以提高机体抵抗力,降低癌症发生率。

3.活动休息指导

(1)掌握活动原则,避免剧烈运动、提拿重物,防止外力对肝区的撞击,以免诱发出血。

(2)对于长期卧床的重症患者,应指导其进行床上活动,防止肌肉萎缩。

(3)生活应有规律,劳逸结合,保证充足的睡眠。

4.用药指导

避免应用对肝有损害的药物,应在医生指导下用药。化疗药物有消化道反应、静脉炎等,可在实施化疗前先口服止吐药,减慢输液速度等可减轻反应。

5.出院指导

(1)坚持饮食原则,保证营养摄入,提高机体抗病能力。

(2)适当进行体育锻炼(如散步、玩棋等),切忌剧烈活动、劳累。

(3)注意保暖,防止受凉,以免诱发感染等。

(4)对 HBsAg 阳性者,提示其家属应检测血中乙型和丙型肝炎标志物,阴性者应注射乙肝疫苗。

第九节　急性胰腺炎

一、临床表现

急性胰腺炎是指胰腺及其周围组织被胰腺分泌的消化酶自身消化的化脓性炎症,是常见的消化系急症之一,多见于青壮年,女性多于男性。急性胰腺炎的病因较为复杂,国外是以慢性乙醇中毒为主,我国则以胆道疾病多见。

(1)胆道疾病:胆道结石、炎症或胆道蛔虫堵塞胆总管,壶腹部出口梗阻,胆管内压增高,胆汁十二指肠液反流入胰管,激活胰腺消化酶,引起急性胰腺炎。胆道出现炎症时产生的细菌毒素,可通过胆胰间淋巴交通支激活胰腺消化酶,引起急性胰腺炎。

(2)胰管阻塞:胰管结石或蛔虫、狭窄、肿瘤等可引起胰管梗阻,胰管内压增高,胰腺腺泡破裂,胰液与消化酶溢入间质,引起急性胰腺炎。

（3）酗酒和暴饮暴食,使胰腺分泌过度旺盛;剧烈呕吐时十二指肠内压增高,导致十二指肠液反流入胰管,引起急性胰腺炎。

（4）其他:手术与创伤、外伤、急性传染病、内分泌与代谢障碍、药物等引起。还有遗传或原因不明的特发性胰腺炎。

二、护理评估

（一）病史

了解患者有无胆道结石、炎症、胆道蛔虫等病史;了解患者发病前饮食情况,有无暴饮、暴食、酗酒等病史;了解患者有无胆、胰、胃手术、腹部钝挫伤史;了解患者有无甲状腺肿瘤、糖尿病、尿毒症等病史。

（二）主要临床表现

1.腹痛

腹痛为本病的主要症状,多在急性胆道疾病或酗酒饱食后出现急性腹痛。腹痛多居上腹中部,亦有偏左或偏右,轻者钝痛,重者呈绞痛、钻痛或刀割样痛。可向腰背部放射,取弯腰抱膝体位可减轻疼痛,水肿型腹痛3~5天后缓解,坏死型者病情发展迅速,腹痛持续时间较长,发生腹膜炎时,可有全腹痛。应注意少数年老体弱者有时腹痛轻微或无腹痛。

2.恶心、呕吐及腹胀

起病即伴恶心、呕吐,频繁剧烈地呕吐者可吐出胆汁或咖啡样液体,多同时有腹胀,出血坏死型者腹胀明显或有麻痹性肠梗阻。

3.发热

水肿型者中度发热,少数为高热。一般持续3~5天,出血坏死型发热较高,且持续不退,应考虑胰腺腹腔继发感染。

4.休克

休克仅见于出血坏死型。患者烦躁不安,皮肤苍白、湿冷、呈花斑状,脉搏细弱。可因血液和血浆大量渗出,引起血容量不足血压下降,也可因剧烈呕吐丢失体液和电解质、感染等引起。

5.水电解质及酸碱平衡紊乱

多有轻重不等的脱水,呕吐频繁可有代谢性碱中毒。出血坏死者有明显脱水与代谢性酸中毒,常伴有血钾、血镁降低。

6.局部并发症

假性囊肿多于发病3~4周后形成,多位于胰腺体尾部,破裂后可形成胰性腹水,合并感染时体温升高;胰腺脓肿多发生于病程2周以后,常位于体尾部或头尾部后方,患者出现明显感染征象。

（三）心理－社会评估

急性胰腺炎易反复发作,出现剧烈的腹痛与呕吐,患者常产生紧张、恐惧心理。

（四）护理体检

急性重病容,部分患者可见皮肤巩膜黄染,体温升高,脉搏细弱或不规则,血压下降;水肿型者上腹压痛,轻度腹肌紧张,坏死型者腹肌紧张,压痛、反跳痛,重者腹部膨隆,有移动性浊音,肠鸣音减弱或消失,腹两侧及脐部有灰紫色斑。

(五)辅助检查

1.血清淀粉酶

发病2～12小时后血清淀粉酶升高至＞350U应考虑本病，＞500U即可确诊。一般持续3～5天后即可恢复。但血清淀粉酶的高低并不与病情成正比，应予注意。

2.尿淀粉酶

较血淀粉酶升高稍晚，且下降也较慢，一般发病后12～24小时上升，可持续1～2周。尿淀粉酶＞1000U(Somogyi)具有诊断价值。

3.血清脂肪酶测定

发病48～72小时后，血清脂肪酶升高超过1.5U，可持续5～10天，其升高时间较晚，故对早期诊断价值不如淀粉酶，适用于胰腺炎恢复期。

4.淀粉酶、肌酐清除率比值(CAm/CCr)

正常均值＜5%，发生急性胰腺炎时，肾对血清淀粉酶清除率增加，而对肌酐清除率无改变，CAm/CCr的值增加可达3倍。

三、护理诊断

(一)疼痛

疼痛与胰腺化脓性炎症有关。

(二)体液不足

脱水与频繁呕吐、禁食、发热有关。

(三)焦虑

焦虑与剧烈腹痛对疾病过程缺乏了解有关。

(四)医护合作性问题

潜在并发症包括消化道出血、感染、多器官功能衰竭。

四、护理目标

(1)患者主诉腹痛缓解或减轻。

(2)患者水电解质保持平衡，表现为皮肤弹性好，尿量正常，血压、心率稳定。

(3)患者组织灌注量正常，表现血管充盈良好，血压稳定正常水平，四肢温暖。

(4)患者能够描述胰腺炎的症状、诱发因素；掌握控制疼痛和避免诱因的方法。

五、护理措施

(一)减轻或消除疼痛护理

患者应绝对卧床休息，给予弯腰抱膝体位可减轻疼痛，保持安静、舒适的环境，避免刺激。禁食、禁水，胃肠减压，以减少胃液与胰腺分泌，缓解腹痛、腹胀症状，指导患者缓解腹痛技术，如变换体位、深呼吸、看画报等以转移注意力。腹痛严重者，给予解痉止痛剂，按医嘱给予阿托品0.5mg，或654－210mg肌内注射，腹痛剧烈可加用哌替啶50～100mg；镇静可用地西泮10mg肌内注射，忌用吗啡。应用阿托品药物时，应注意观察阿托品不良反应与急性胰腺炎病情加重的区别。腹痛基本缓解，上腹压痛消失，可进少量低脂低糖流质，以后逐渐恢复到正常饮食。并向患者解释禁食的目的和重要性，使其能主动配合饮食护理。

（二）维持水电解质平衡及有效循环的护理

水肿型胰腺炎，经 3～5 天治疗后，病情得到控制。出血坏死型胰腺炎病情重而复杂，常发生休克、水电解质失衡。发现休克，应立即给予静脉输液，配血、输血、输入清蛋白、补充电解质、维持有效循环血量，纠正休克，并给予平卧双下肢抬高体位，吸入氧气，观察尿量，记录 24 小时出入水量。必要时测定中心静脉压，根据压力变化调节输液量，以保护心肺功能。患者出现手足抽搐症和低镁血症时，应静脉注射葡萄糖酸钙和肌内注射硫酸镁。密切观察生命体征，及时留取标本，动态观察血尿淀粉酶、电解质、血气变化，以便综合评估病情。出血坏死型胰腺炎经内科治疗效果不好，有以下情况者应考虑手术治疗：诊断不明，疑有腹腔脏器穿孔或肠坏死者；伴有胆道梗阻，黄疸加深者；腹膜炎无好转者；并发胰腺脓肿或假性囊肿者。护理人员应配合做好术前准备。

（三）药物治疗与护理

1.抑制胃酸分泌

（1）如 H_2 受体拮抗剂可用西咪替丁 800mg，雷尼替丁 300mg 等均分 2 次给药。质子泵抑制剂可用洛塞克、奥美拉唑等，通过减少胃酸，抑制胰液分泌。

（2）生长抑素及其类似物治疗坏死型胰腺炎效果好，如生长抑素 14 肽（施他宁）首剂 $250\mu g$ 静脉注射，随后每小时静脉滴注 $250\mu g$，持续 5～7 天；此外还有生长抑素 8 肽（奥曲肽等）可选用。

（3）胰酶抑制剂：抑肽酶每次 10 万 U，每日 2 次，静脉滴注 5～8 天。

（4）抗生素：并发感染或胆源性胰腺炎，需及时选用抗生素。常用青霉素、氨苄西林、头孢菌素外，还可选用氧氟沙星、环丙沙星，最好合用甲硝唑，以杀灭厌氧菌。

（四）心理护理

经常巡视关心患者，及时解决患者的痛苦及护理要求；做各种治疗、护理时，动作应轻、快，尽量减少刺激。向患者介绍本病的基本知识、治疗方法及效果，使其消除紧张、恐惧心理，主动配合饮食及各种治疗。

（五）并发症的观察与护理

1.消化道出血

发现患者有呕血、黑便，应按上消化道出血护理。

2.感染

发现患者有发热，呈弛张热型，腹痛加剧，出现腹部体征，提示有胰腺脓肿、腹膜炎等感染，如出现呼吸困难逐渐加重、少尿、血 BUN 升高提示 ARDS 和急性肾衰竭等，应立即配合给予抗感染、机械通气、腹膜透析、激素应用或气管切开等紧急处理和护理。

六、健康教育

（一）心理指导

说明焦虑、恐惧的心理可加重和诱发疾病，保持良好的心理状态，可促进康复。出现焦虑时，鼓励患者采取应对措施，如看画报、听音乐，消除和减轻不良心理。

（二）饮食指导

向患者解释建立良好饮食习惯的重要性，宜用低脂易消化饮食，避免暴饮暴食以及刺激性食品,注意饮食卫生、餐前便后洗手,防止感染蛔虫,戒除酗酒习惯。

(三)就医指导

指导患者应积极治疗慢性疾病,如胆道疾病,十二指肠反流等,防止复发。

(四)活动休息指导

注意劳逸结合,保证充足睡眠,根据病情,逐渐增加活动量,以不诱发腹痛为原则。

(五)用药指导

指导患者正确用药,讲解药物的作用及不良反应,如制酸药应餐后服用,生长抑素用后可能出现消化道反应、眩晕、过敏等,停药后会恢复正常。

(六)出院指导

(1)注意节制饮食,防止暴饮暴食和脂肪饱餐,坚持合理的饮食结构。

(2)掌握活动原则,合理安排工作和休息,避免精神紧张、情绪激动,进行适当的体育锻炼,以增强体质。

(3)提醒患者及家属避免引起急性胰腺炎发作的诱发因素。

(4)出院带药:介绍药物的名称,剂量,服法,必要时写成书面资料。

七、护理评价

(1)患者主诉腹痛消失或缓解。

(2)患者保持了水电解质酸碱平衡,皮肤有弹性,尿量正常。

(3)患者有效循环血量正常,表现生命体征稳定。

(4)患者提高了自护能力,缓解和减轻了并发症。

第十节　上消化道大出血

上消化道出血是指屈氏韧带以上的消化道,包括食管、胃十二指肠和胰胆等病变引起的出血,出血量在短期内超过 1000mL 或循环量的 20％为大出血。

一、评估要点

(一)呕血与黑便

呕血为咖啡色;黑便呈柏油样。

(二)失血性周围循环衰竭

失血性周围循环衰竭如头昏、心悸、乏力、昏厥、口渴、肢体冷、心率快、血压低等。严重者呈休克状。

(三)实验室检查

急性失血性贫血,网织红细胞增高,血氨可在 24～48 小时后达高峰,3～4 天后降至正常。

二、护理要点

(一)护理问题

体液不足,活动无耐力,有受伤的危险。

（二）护理措施

（1）大出血时患者应绝对卧床休息，取平卧位，下肢略抬高，保证脑部供血。保持呼吸道通畅，吸氧。

（2）立即配血，建立静脉通道，先输入平衡液或血浆代用品，补充血容量，并应尽快输全血。输液开始宜快，必要时测中心静脉压作为调节输液量和输液速度。避免因输血、输液过快引起急性肺水肿。

（3）采取止血措施：①药物止血，根据病因给药，食管胃底静脉曲张破裂时用血管升压素 10U 加 5％糖盐水 200mL 缓慢滴注，但对冠状动脉粥样硬化性心脏病忌用。肝病忌用镇静药。准备急救物品、药物。②食管静脉曲张破裂出血可用气囊压迫止血，经鼻或口腔插入双囊三腔管，进入胃腔后先抽出积血，然后注气入胃囊，向外加压牵引，压迫胃底，再注气入食管囊，压迫食管静脉，持续压迫不超过 24 小时。③内镜治疗，是目前重要的诊疗手段，可在内镜直视下注入硬化剂或用皮圈套扎曲张静脉。

（4）饮食护理：急性大出血伴恶心、呕吐者禁食；少量出血无呕吐者，进温凉清淡流质。止血后渐进高热量、高维生素流质食物，限制钠和蛋白质摄入，避免粗糙、坚硬、刺激性食物。误吸、窒息、创伤与血液反流入气管或双囊三腔管阻塞气道或食管胃底黏膜长时间受压有关。

（5）呕吐时取侧卧位，防止窒息或误吸。

（6）留置双囊三腔管期间，定期测量气囊内压力，以免压力小达不到止血目的，压力大造成局部组织坏死。当气囊充气不足或破裂时，食管囊向上移动，易阻塞于喉部而引起窒息。一旦发生应立即抽出食管囊气体，拔出管道。昏迷患者应密切注意有无突然出现呼吸困难或窒息表现。气囊充气加压 12～24 小时应放松牵引，放气 15～30 分钟。如出血未止，再注气加压，以免食管胃底黏膜受压过久而致糜烂、坏死。

三、健康教育

（1）帮助患者和家属了解疾病病因、诱因预防、治疗及护理，减少再次出血。

（2）注意饮食规律，避免暴饮、暴食或食用粗糙刺激性食物，戒烟酒，避免精神紧张及劳累。

第三章　呼吸内科疾病的护理

第一节　支气管扩张症

支气管扩张症是由于不同病因引起气道及其周围肺组织的慢性炎症,造成气道壁损伤,继之管腔扩张和变形。临床表现为慢性咳嗽、咳痰、间断咯血和反复肺部感染。

一、疾病概述

(一)流行病学

支气管扩张症的发病率尚不清楚,其起病多在儿童或青少年时期,由于抗生素和疫苗的应用,发病率有降低的趋势。

(二)病因

支气管扩张症的病因有很多种,包括以下几个方面。

1.感染

细菌、真菌、病毒、结核分枝杆菌及非结核分枝杆菌。

2.遗传性或先天性缺陷

囊性纤维化、肺隔离症、支气管软骨缺损等。

3.免疫缺陷

原发性低 γ 球蛋白血症、HIV 感染、肺移植等。

4.物理化学因素

放射性肺炎、毒气吸入、吸入性肺炎等。

5.全身相关疾病

类风湿关节炎等。

(三)发病机制

不同原因所致支气管和周围组织慢性炎症,使管壁弹性纤维、平滑肌和软骨受到破坏,管壁变形和扩张,而炎症引起支气管黏膜充血、肿胀,黏液分泌增多,造成支气管阻塞。支气管肺组织反复感染和支气管阻塞,两者相互作用、互为因果,促使支气管扩张的发生和进展。

二、临床表现

因病情轻重不一,临床表现各异,病变早期临床可无症状,随着病情进展可出现以下临床常见症状。

(一)症状

1.慢性咳嗽、大量黏液脓痰

咳嗽和咳痰与体位改变有关,卧床或晨起时咳嗽痰量增多。呼吸道感染急性发作时,黄绿色脓痰明显增加。

2.间断咯血

因病变部位支气管壁毛细血管扩张形成血管瘤而反复咯血,咯血程度可分为小量咯血至大量咯血,与病情无相关性。有些患者仅有反复咯血,而无咳嗽、脓痰等症状,或仅有少许黏液痰,临床上称为干性支气管扩张。

3.全身症状

若支气管引流不畅,痰不易咳出,反复继发感染,可出现畏寒、发热、食欲缺乏、消瘦、贫血等症状。有的患者存在鼻旁窦炎,或先天性原因引起的支气管扩张。

(二)体征

轻症或干性支气管扩张体征不明显。病变典型者可于下胸部、背部的病变部位闻及固定性、局限性湿啰音,呼吸音减低,严重者可伴哮鸣音。慢性患者可伴有杵状指(趾)。

三、辅助检查

(一)胸部 X 线

可见一侧或双侧下肺纹理增多或增粗,典型者可见多个不规则的蜂窝状透亮阴影或沿支气管的卷发状阴影。

(二)CT 检查

外周肺野出现囊状、柱状及不规则形状的支气管扩张,囊状支气管扩张其直径比伴行的血管粗大,形成印戒征。

(三)纤维支气管镜检查

敏感性可达 97%,是主要的诊断方法。可直接观察气道黏膜病变,可做支气管肺泡灌洗液检查,能进行细菌、细胞病理学、免疫学检查,可进一步明确病因,指导诊断和治疗。

(四)痰微生物检查

包括痰涂片、痰细菌培养、抗生素敏感试验等,以指导用药。

(五)血清免疫球蛋白和补体检查

有助于发现免疫缺陷病引起的呼吸道反复感染所致的支气管扩张。

四、护理评估

(一)健康史

(1)了解患者有无儿童时期诱发支气管扩张的呼吸道感染史或其他先天因素。

(2)了解患者患病的年龄、发生时间、诱因、主要症状的性质、严重程度和持续时间、加剧因素等。

(3)询问患者咳嗽的时间、节律,观察患者痰液的颜色、性质、量和气味及有无肉眼可见的异常物质等。

(4)详细询问患者有无咯血,评估患者咯血的量。

(5)了解患者有关的检查和治疗经过,是否按医嘱进行治疗,是否掌握有关的治疗方法。

(二)心理-社会评估

支气管扩张的患者多数为幼年、青年期发病,其病程长、反复发作的特点,使患者产生焦虑、悲观的心理,呼吸困难、反复咯血等症状又使患者感到恐惧,因此应了解患者的心理状态及应对方式;了解患者是否知道疾病的过程、性质以及防治和预后的认知程度;评估患者的家庭成员的文化背景、经济收入及对患者的关心、支持程度。

五、护理问题

(一)清理呼吸道无效

清理呼吸道无效与痰液黏稠、量多,无效咳嗽引起痰液不易排出有关。

(二)有窒息的危险

窒息与痰多、黏稠,大咯血而不能及时排出有关。

(三)营养失调

营养低于机体需要量与慢性感染导致机体消耗增加、咯血有关。

(四)焦虑

焦虑与疾病迁延不愈、不能正常生活工作有关。

六、护理目标

(1)患者能正确进行有效咳嗽,使用胸部叩击等措施,达到有效的咳嗽、咳痰。

(2)患者能保持呼吸道通畅,及时排出痰液和气道内的血液,不发生窒息的危险。

(3)患者能认识到增加营养物质摄入的重要性并能接受医务人员对饮食的合理化建议。

(4)患者能表达其焦虑情绪,焦虑减轻,能配合治疗和康复。

七、护理措施

(一)生活护理

患者居室应经常通风换气,换气时注意保护患者避免受凉。室内温湿度适宜,温度保持在22～24℃,湿度保持在50%～60%,保持气道湿润,利于纤毛运动,维护气道正常的廓清功能。因患者慢性长期咳嗽和咳大量脓性痰,机体消耗大,故应进食营养丰富的饮食,特别是供给优质蛋白,如蛋、奶、鱼、虾、瘦肉。加强口腔护理,大量咳痰的患者,口腔内有痰液残留,易发生口腔感染及口腔异味,因此,应嘱患者随时漱口,保持口腔清洁。

(二)心理护理

支气管扩张症的患者多数为幼年、青年期发病,其病程长、反复发作的特点,使患者产生焦虑、悲观的心理,呼吸困难、反复咯血等症状又使患者感到恐惧。因此应提供一个良好的休息环境,多巡视、关心患者,建立良好的护患关系,取得患者的信任,告知患者通过避免诱因、合理用药可以控制病情继续进展,缓解症状,相反,焦虑会加重病情。并教育家属尽可能地陪伴患者,给予患者积极有效的安慰、支持和鼓励。

(三)治疗配合

1.病情观察

慢性咳嗽、咳大量脓性痰、反复咯血、反复肺部感染是支气管扩张症的主要临床表现,痰量在体位改变时变化,如起床时或就寝后最多每日可达100～400mL,痰液经放置数小时后可分3层,上层为泡沫,中层为黏液,下层为脓性物和坏死组织,当伴有厌氧菌感染时,可有恶臭味。50%～70%支气管扩张症患者有咯血症状,其咯血量差异较大,可自血痰到大咯血,应注意观察,及时发现患者有无窒息的征兆。

2.体位引流

①应根据病变的部位和解剖关系确定正确的体位。通过调整患者的体位,将患肺置于高

位,引流支气管开口向下,以利于淤积在支气管内的脓液随重力作用流入大支气管和气管而排出。病变位于上叶者,取坐位或健侧卧位。病变位于中叶者,取仰卧位稍向左侧。病变位于舌叶者,取仰卧位稍向右侧。病变位于下叶尖段者,取俯卧位。②体位引流每日 2～4 次,每次15～20 分钟,两餐之间进行。如痰液黏稠可在引流前行雾化吸入,并在引流时用手轻叩患者背部,使附于支气管壁的痰栓脱落,增强引流效果。③引流过程中注意观察患者反应,如发现面色苍白、出冷汗、头晕、脉率增快、血压下降及有大咯血等,应立即停止引流,并采取相应措施。

3.咯血的护理

根据咯血量,临床分为痰中带血、少量咯血($<100mL/d$)、中等量咯血($100～500mL/d$)或大量咯血($>500mL/d$,或 1 次 $300～500mL$)。

(1)咯血量少者适当卧床休息,取患侧卧位,以利于体位压迫止血。进食少量温凉流质饮食。

(2)中等或大量咯血时应严格卧床休息,应用止血药物,必要时可经纤维支气管镜止血,或插入球囊导管压迫止血。

(3)大量咯血时取侧卧或头低足高位,预防窒息,并暂禁食。咯血停止后进软食,忌用咖啡、浓茶等刺激性食品。备好抢救物品及各种抢救药物。

(4)观察再咯血征象,如患者突感胸闷、气急、心慌、头晕、咽喉部发痒、口有腥味并烦躁、发绀、神色紧张、面色苍白、冷汗、突然坐起,甚至抽搐、昏迷、尿失禁等,提示再咯血的可能,应立即置患者于头低足高侧卧位,通知医师并准备抢救。大咯血时可因血块堵塞大气管而致窒息或肺不张,故须立即将口腔血块吸出,抽吸同时辅以轻拍背部,使气管内的血液尽快进入口腔。

(5)注意咯血与呕血的鉴别。

(四)用药护理

合并严重感染时可根据细菌药敏选用抗生素,用法、用量应遵医嘱,并及时观察药物过敏反应、毒性反应。局部用药(如雾化吸入),应及时协助患者排出痰液。咯血患者常规留置套管针,建立有效的静脉通路。大咯血时遵医嘱应用止血药(如垂体后叶素),用药过程中注意观察止血效果和毒性反应,如发现患者出现心慌、面色苍白、腹痛等,除通知医师外,还应立即减慢滴速。及时给予氧气吸入,备好抢救物品,如吸引器、简易呼吸器、气管插管、呼吸机、急救药品等。

八、健康教育

(1)对于患有其他慢性感染性病灶(如慢性扁桃体炎、鼻窦炎、龋齿等)的患者,应劝其积极治疗,以防复发。

(2)指导患者进行体位排痰,可指导患者将以往确定的病变肺叶和肺段置于高位,引流支气管开口向下,使痰液顺体位流至气管,嘱患者深呼吸数次,然后用力咳嗽将痰液咳出,如此反复进行。

(3)指导患者和家属了解疾病的发生、发展和治疗、护理过程及感染、咯血等症状的监测。

(4)嘱患者戒烟,注意保暖,预防感冒,并加强体育锻炼,增强机体免疫力和抗病能力。

(5)建立良好生活习惯,养成良好的心态,防止疾病的进一步发展。

第二节　急性上呼吸道感染

急性上呼吸道感染简称"上感",为外鼻孔至环状软骨下缘包括鼻腔、咽或喉部急性炎症的概称。其特点是起病急、病情轻、病程短、可自愈、预后好,但发病率高,并具有一定的传染性。本病是呼吸道最常见的一种感染性疾病,发病不分年龄、性别、职业和地区,免疫功能低下者易感。全年皆可发病,以冬、春季节多见,多为散发,但在气候突变时可小规模流行。

主要病原体是病毒,少数是细菌。人体对病毒感染后产生的免疫力较弱、短暂,病毒间也无交叉免疫,故可反复发病。

一、病因及发病机制

(二)病因

常见病因为病毒感染,少数由细菌引起,可单纯发生或继发于病毒感染之后发生。病毒包括鼻病毒、冠状病毒、腺病毒、流感和副流感病毒、呼吸道合胞病毒、埃可病毒和柯萨奇病毒等。细菌以口腔定植菌溶血性链球菌多见,其次为流感嗜血杆菌、肺炎链球菌和葡萄球菌等,偶见革兰氏阴性杆菌。

(二)发病机制

正常情况下,健康人的鼻咽部有病毒、细菌存在,一般不会发病。接触病原体后是否发病,取决于传播途径和人群易感性。淋雨、受凉、气候突变、过度劳累等可降低呼吸道局部防御功能,致使原存的病毒或细菌迅速繁殖,引起发病。老幼体弱、免疫功能低下或有慢性呼吸道疾病(如鼻窦炎、扁桃体炎)者更易发病。病原体主要通过飞沫传播,也可由于接触患者污染的手和用具而传染。

三、临床表现

(一)临床类型

1.普通感冒

俗称"伤风",又称急性鼻炎或上呼吸道卡他,以冠状病毒和鼻病毒为主要致病病毒。起病较急,主要表现为鼻部症状,如打喷嚏、鼻塞、流清涕,早期有咽部干痒或烧灼感。2～3天后鼻涕变稠,可伴咽痛、流泪、味觉迟钝、呼吸不畅、声嘶、咳嗽等,有时由咽鼓管炎致听力减退。严重者有发热、轻度畏寒和头痛等。体检可见鼻腔黏膜充血、水肿、有分泌物,咽部可轻度充血。若无并发症,一般5～7天痊愈。

2.急性病毒性咽炎和喉炎

急性病毒性咽炎常由鼻病毒、腺病毒、流感病毒、副流感病毒、肠病毒、呼吸道合胞病毒等引起。临床表现为咽痒和灼热感,咽痛不明显,但合并链球菌感染时常有咽痛。体检可见咽部明显充血、水肿。急性喉炎多为流感病毒、副流感病毒及腺病毒等引起,临床表现为明显声嘶、讲话困难,可有发热、咽痛或咳嗽,咳嗽时咽喉疼痛加重。体检可见喉部充血、水肿,颌下淋巴结轻度肿大和触痛,有时可闻及喉部的喘息声。

3.急性疱疹性咽峡炎

多由柯萨奇病毒 A 引起,表现为明显咽痛、发热,病程约为 1 周。体格检查可见咽部充血,软腭、腭垂、咽及扁桃体表面有灰白色疱疹及浅表溃疡,周围伴红晕。多发于夏季,儿童多见,成人偶见。

4.急性咽结膜炎

主要由腺病毒、柯萨奇病毒等引起。表现为发热、咽痛、畏光、流泪、咽及结膜明显充血。病程 4～6d,多发于夏季,由游泳传播,儿童多见。

5.急性咽扁桃体炎

病原体多为溶血性链球菌,其次为流感嗜血杆菌、肺炎链球菌、葡萄球菌等。起病急,以咽、扁桃体炎症为主,咽痛明显,伴发热、畏寒,体温可达 39℃ 以上。体格检查可发现咽部明显充血,扁桃体肿大、充血,表面有黄色脓性分泌物。有时伴有颌下淋巴结肿大、压痛,而肺部检查无异常体征。

(二)并发症

一般预后良好,病程常在 1 周左右。少数患者可并发急性鼻窦炎、中耳炎、气管—支气管炎。以咽炎为表现的上呼吸道感染,部分患者可继发溶血性链球菌引起的风湿热、肾小球肾炎等,少数患者可并发病毒性心肌炎。

三、辅助检查

(一)血液检查

病毒感染者,白细胞计数常正常或偏低,伴淋巴细胞比例升高。细菌感染者可有白细胞增多,中性粒细胞增多和核左移现象。

(二)病原学检查

因病毒类型繁多,一般无须进行此检查。需要时可用免疫荧光法、酶联免疫吸附法、血清学诊断或病毒分离鉴定等方法确定病毒的类型。细菌培养可判断细菌类型,并可做药物敏感试验以指导临床用药。

四、诊断

根据鼻咽部的症状和体征,结合周围血常规和阴性胸部 X 线片检查可做出临床诊断。一般无须病因诊断,特殊情况下可进行细菌培养和病毒分离,或病毒血清学检查等确定病原体。但须与初期表现为感冒样症状的其他疾病鉴别,如过敏性鼻炎、流行性感冒、急性气管—支气管炎、急性传染病前驱症状等。

五、治疗

治疗原则以对症处理为主,以减轻症状,缩短病程和预防并发症。

(一)对症治疗

病情较重、发热者或年老体弱者应卧床休息,忌烟,多饮水,室内保持空气流通。如有发热、头痛,可选用解热镇痛药,如复方阿司匹林、索米痛片等口服。咽痛可用消炎喉片含服,局部雾化治疗。鼻塞、流涕可用 1% 麻黄碱滴鼻。

(二)抗菌药物治疗

一般无须用抗生素,除非有白细胞增多、咽部脓苔、咳黄痰和流涕等细菌感染证据,可根据当地流行病学史和经验用药,可选口服青霉素、第一代头孢菌素、大环内酯类或喹诺酮类。

(三)抗病毒药物治疗

如无发热,免疫功能正常,发病超过 2 天一般无须应用。对于免疫缺陷患者,可早期常规使用广谱抗病毒药,如利巴韦林和奥司他韦,可缩短病程。具有清热解毒和抗病毒作用的中药亦可选用,有助于改善症状,缩短病程,如板蓝根冲剂、银翘解毒片。

六、护理措施

(一)生活护理

症状轻者适当休息,避免过度疲劳;高热患者或年老体弱者应卧床休息。保持室内空气流通,温湿度适宜,定时空气消毒,进行呼吸道隔离,患者咳嗽或打喷嚏时应避免对着他人,防止交叉感染。饮食应给予高热量、高维生素的流质或半流质,鼓励患者多饮水及漱口,保持口腔湿润和舒适。患者使用的餐具、毛巾等可进行煮沸消毒。

(二)对症护理

高热者遵医嘱物理降温,如头部冷敷、冰袋置于大血管部位、温水或酒精擦浴、4℃冷盐水灌肠等。注意 30 分钟后测量体温并记录。必要时遵医嘱药物降温。咽痛者可用淡盐水漱咽部或含服消炎喉片,声嘶者可行雾化疗法。

(三)病情观察

注意观察生命体征,尤其是体温变化及咽痛、咳嗽等症状的变化。警惕并发症,如中耳炎患者可有耳痛、耳鸣、听力减退、外耳道流脓;并发鼻窦炎者会出现发热、头痛加重伴脓涕,鼻窦有压痛。

(四)用药护理

遵医嘱用药,注意观察药物不良反应。

七、健康教育

积极体育锻炼,增强机体免疫力。生活饮食规律,改善营养。避免受凉、淋雨、过度疲劳等诱发因素,流行季节避免到公共场所。注意居住、工作环境的通风换气。年老体弱、易感者应注意防护,上呼吸道感染流行时应戴口罩。

第三节　急性气管、支气管炎

急性气管—支气管炎是由生物、物理、化学刺激或过敏等因素引起的气管—支气管黏膜的急性炎症。临床症状主要为咳嗽和咳痰。常发生于寒冷季节或气候突变时,也可继发于上呼吸道感染,或为一些急性呼吸道传染病(麻疹、百日咳等)的一种临床表现。

一、病因及发病机制

(一)感染

病毒或细菌是本病最常见的病因。常见的病毒有呼吸道合胞病毒、副流感病毒、腺病毒等。细菌以肺炎球菌、流感嗜血杆菌、链球菌和葡萄球菌较常见。

(二)理化因素

冷空气、粉尘、刺激性气体或烟雾对气管—支气管黏膜的急性刺激。

(三)过敏反应

花粉、有机粉尘、真菌孢子、动物毛皮及排泄物等的吸入,钩虫、蛔虫的幼虫在肺移行,或对细菌蛋白质的过敏均可引起本病。

感染是最主要的病因,过度劳累、受凉是常见诱因。

二、临床表现

(一)症状

起病较急,通常全身症状较轻,可有发热,体温多于3～5天内恢复正常。大多先有上呼吸道感染症状,以咳嗽为主,初为干咳,以后有痰,为黏液或黏液脓性痰,偶伴血痰。气管受累时,在深呼吸和咳嗽时感胸骨后疼痛;伴支气管痉挛时,可有气急和喘鸣。咳嗽、咳痰可延续2～3周才消失,如迁延不愈,可演变成慢性支气管炎。

(二)体征

体检肺部呼吸音粗,可闻及不固定的散在干、湿啰音,咳嗽后可减少或消失。

三、辅助检查

病毒感染者白细胞正常或稍减少,细菌感染者可有白细胞总数和中性粒细胞数增高。胸部X线检查多无异常改变或仅有肺纹理增粗。痰涂片或培养可发现致病菌。

四、诊断

(1)肺部可闻及散在干、湿性啰音,咳嗽后可减轻。

(2)胸部X线片检查无异常改变或仅有肺纹理增粗。

(3)排除流行性感冒及某些传染病早期呼吸道症状,即可做出临床诊断。

(4)痰涂片或培养有助于病因诊断。

五、治疗

(一)病因治疗

有细菌感染证据时,应及时应用抗生素。可首选青霉素、大环内酯类,也可选用头孢菌素类或喹诺酮类等药物或根据细菌培养和药敏实验结果选择药物。多数口服抗菌药物即可,症状较重者可肌内注射或静脉滴注给药。

(二)对症治疗

咳嗽剧烈而无痰或少痰时,可用右美沙芬、喷托维林镇咳。咳嗽,痰黏而不易咳出,可口服祛痰剂,如复方甘草合剂、盐酸氨溴索或溴己新,也可行超声雾化吸入。支气管痉挛时可用平喘药,如茶碱类。

六、护理措施

(一)保持呼吸道通畅

(1)保持室内空气清新,温湿度适宜,减少对支气管黏膜的刺激,以利于排痰。

(2)注意休息,经常变换体位,叩击背部,指导并鼓励患者有效咳嗽,必要时行超声雾化吸入,以湿化呼吸道,利于排痰,促进炎症消散。

(3)遵医嘱使用抗生素、止咳祛痰剂、平喘剂,密切观察用药后的反应。

(4)哮喘性支气管炎的患者,注意观察有无缺氧症状,必要时给予吸氧。

(二)发热的护理

(1)密切观察体温变化,体温超过 39℃时,采取物理降温或遵医嘱给予药物降温。

(2)保证充足的水分及营养供给:多饮水,给予营养丰富、易于消化的饮食。保持口腔清洁。

七、健康教育

(1)增强体质,避免劳累,防治感冒。

(2)改善生活卫生环境,防止有害气体污染,避免烟雾刺激。

(3)清除鼻、咽、喉等部位的病灶。

第四节　慢性阻塞性肺疾病

慢性阻塞性肺疾病(COPD)是一种以气流受限为特征的可以预防和治疗的疾病,气流受限不完全可逆,成进行性发展。与肺部对香烟烟雾等有害气体或颗粒的异常炎症反应有关,COPD 主要累及肺,也可以引起显著的全身反应。

一、疾病概述

(一)流行病学

COPD 是呼吸系统最常见的疾病之一,据 WHO 的调查,1990 年全球 COPD 死亡率占各种疾病死亡率的第 6 位,到 2020 年将上升至第 3 位,我国 COPD 患病率占 40 岁以上人群的 8.2%。另有调查显示 COPD 患病率在吸烟者、戒烟者中比不吸烟者明显升高,男性比女性高,40 岁以上者比 40 岁以下者高。

(二)病因

COPD 的病因至今仍不十分清楚,但已知与某些危险因素有关。

1.环境因素

(1)吸烟:已知吸烟为 COPD 最主要的危险因素,吸烟数量愈大,年限愈长,则发病率愈高。被动吸烟也可以导致 COPD 的发生。

(2)职业性粉尘和化学物质:包括有机或无机粉尘、化学物质和烟雾,如煤尘、棉尘、二氧化硅。

(3)室内空气污染:用木材、畜粪或煤炭做饭或取暖等,通风不良也可发生 COPD。

(4)室外空气污染:汽车、工厂排放的废气,如二氧化氮、二氧化硫等可引起 COPD 的急性加重。

2.易感性

包括易感基因和后天获得的易感性。

(1)易感基因:比较明确的是表达先天性 α_1-抗胰蛋白酶缺乏的基因,是 COPD 的一个致病原因。

（2）出生低体重：学龄儿童调查发现出生低体重者肺功能较差,这些儿童以后若吸烟,可能是 COPD 的一个易感因素。

（3）儿童时期下呼吸道感染：儿童时期患下呼吸道感染者,若以后吸烟,则 COPD 的发病率显著增加。

（4）气道高反应性：是 COPD 的一个危险因素。气道高反应性除与基因有关外也可后天获得,继发于环境因素。

（三）发病机制

发病机制至今尚不完全明确。

1.气道炎症

香烟的烟雾与大气中的有害物质能激活气道内的肺泡巨噬细胞,它被激活后释放各种细胞因子,这些因子使气道发生慢性炎症,并损伤气道上皮细胞。气道炎症引起的分泌物增多,使气道狭窄,炎症细胞释放的介质可引起气道平滑肌的收缩,使其增生肥厚,导致阻塞性通气障碍。

2.蛋白酶与抗蛋白酶的失衡

肺组织中的弹性蛋白酶来自巨噬细胞和中性粒细胞,能够分解弹性纤维,引起肺气肿。弹性蛋白酶抑制因子可抑制此酶的活性,避免肺气肿的发生。当蛋白酶增多和（或）抗蛋白酶减少或功能不足,引起两者失衡时,可发生肺气肿。

（四）病理生理

COPD 的主要病理生理改变是气流受限,肺泡过度充气和通气灌注比例（V/Q）不平衡。

1.气流受限

支气管炎症导致黏膜水肿、增厚,分泌物增多,支气管痉挛,平滑肌肥厚和气管壁的纤维化使支气管狭窄,阻力增加,流速变慢。

肺气肿时由于肺泡壁的弹性蛋白减少,弹性压力降低,呼气时驱动压降低,流速变慢。此外,细支气管壁上肺泡弹性蛋白减少,扩张作用减弱,细支气管壁萎陷,气流受限。

2.肺泡过度通气

由于肺泡弹性压的降低和气道阻力的增加,呼气时间延长,在用力呼气末,肺泡气往往残留较多,使残气容积和功能残气量增加。由于肺容积增加,膈肌低平,在吸气开始时,膈肌的肌纤维缩短,不在原始的位置,因而收缩力减弱,容易发生呼吸肌疲劳。

3.通气灌注比例不平衡

COPD 患者各个肺区肺泡顺应性和气道阻力常有差异,造成肺泡通气不均,高 V/Q 区有部分气体是无效通气,低 V/Q 区则流经肺泡的血液得不到充分的氧合即进入左心,产生低氧血症。慢性低氧血症会引起肺血管收缩,血管内皮、平滑肌增生和管壁重塑与继发性红细胞增多,产生肺动脉高压和肺源性心脏病（肺心病）。

二、临床表现

（一）症状

早期患者,即使肺功能持续下降,也可毫无症状,及至中晚期,出现咳嗽、咳痰、气短等症状,痰量因人而异,为白色黏液痰,合并细菌感染后则变为黏液脓性。在长期患病过程中,反复急性发作和缓解是本病的特点,病毒或细菌感染常是急性发作的重要诱因,常发生于冬季。咯血不常见,但痰中可带少量血丝。晚期患者即使是轻微的活动,也不能耐受。合并肺心病时可出现心力衰竭及其他脏器的功能损坏表现。

(二)体征

早期无明显体征。随着病情发展可见桶状胸,呼吸活动减弱,辅助呼吸肌活动增强;触诊语颤减弱或消失;叩诊呈过清音,心浊音界缩小,肝浊音界下移;听诊呼吸音减弱,呼气延长,心音遥远等。晚期患者因呼吸困难,颈、肩部辅助呼吸肌常参与呼吸运动,可表现为身体前倾。呼吸时常呈缩唇呼吸,可有口唇发绀、右侧心力衰竭体征。

(三)分型

COPD可分两型,即慢性支气管炎型和肺气肿型。慢性支气管炎型因缺氧发绀较重,常合并肺心病,水肿明显;肺气肿型因缺氧较轻,发绀不明显,而呼吸困难、气喘较重。大多数患者兼具这两型,但临床上以某型的表现为主。

三、辅助检查

(一)胸部 X 线检查与 CT

胸廓前后径增大,肋骨水平,肋间隙增宽,膈肌低平,两肺野透明度增高,肺纹理变细、减少。CT 上可见低密度的肺泡腔、肺大疱与肺血管减少。

(二)肺功能检查

最常用的指标是第 1 秒用力呼气量(FEV1)占其预计值的百分比(FEV1%)和 FEV1 占用力肺活量(FVC)之比。在诊断 COPD 时,必须以已使用支气管舒张药后测定的 FEV1 为准,FEV1<80%预计值,和(或)FEV1/FVC<70%可认为存在气流受限。

(三)动脉血气分析

早期无变化,随病情发展,动脉血氧分压降低,二氧化碳分压增高,并可出现代偿性呼吸性酸中毒,pH 值降低。

四、护理评估

(一)健康史

(1)了解患者患病的年龄、发生时间、诱因,主要症状的性质、严重程度和持续时间、加剧因素等。

(2)有无接触变应原,是否长期在污染的空气、自动或被动吸烟环境或拥挤的环境中生活、工作。

(3)详细询问吸烟史和过敏史,包括吸烟的种类、年限、每天的数量,或已停止吸烟的时间。

(4)询问患者日常的活动量和活动耐力,有无运动后胸闷、气急。

(5)了解患者有关的检查和治疗经过,是否按医嘱进行治疗,是否掌握有关的治疗方法。

(二)心理—社会评估

COPD 是慢性过程,病情反复发作,对日常生活、工作造成很大的影响,应了解患者的心理状态及应对方式;是否对疾病的发生发展有所认识,对吸烟的危害性和采取有效戒烟措施的态度;评估患者家庭成员对患者病情的了解和关心、支持程度。

五、护理问题

(一)气体交换受损

气体交换受损与呼吸道阻塞、呼吸面积减少引起的通气换气功能障碍有关。

(二)清理呼吸道无效

清理呼吸道无效与呼吸道炎症、阻塞,痰液过多而黏稠有关。

(三)营养失调

营养失调与呼吸困难、疲乏等引起患者食欲下降、摄入不足、能量需求增加有关。

(四)焦虑

焦虑与呼吸困难影响生活、工作和害怕窒息有关。

(五)活动无耐力

活动无耐力与日常活动时供氧不足、疲乏有关。

(六)睡眠形态紊乱

睡眠形态紊乱与呼吸困难、不能平卧有关。

六、护理目标

(1)患者的呼吸频率、节律和形态正常,呼吸困难得以缓解。

(2)患者能正确进行有效咳嗽,使用胸部叩击等措施,达到有效的咳嗽、咳痰。

(3)患者能认识到增加营养物质摄入的重要性。

(4)患者焦虑减轻,表现为平静、合作。

(5)患者能增加活动量,完成日常生活自理。

(6)患者能得到充足的睡眠。

七、护理措施

(一)生活护理

(1)急性发作期有发热、喘息时应卧床休息取舒适坐位或半卧位,衣服要宽松,被褥要松软、暖和,以减轻对呼吸运动的限制。保持室内空气的新鲜与流通,室内禁止吸烟。

(2)饮食护理:对心、肝、肾功能正常的患者,应给予充足的水分和热量。每日饮水量应在1500mL以上。充足的水分有利于维持呼吸道黏膜湿润,使痰的黏稠度降低,易于咳出。适当增加蛋白质、热量和维生素的摄入。COPD患者在饮食方面需选择低糖类、高蛋白、高纤维食物,同时避免产气食物。少食多餐,每餐不要吃得过饱,少食可以避免腹胀和呼吸短促。

(二)心理护理

COPD患者因长期患病,影响工作和日常生活,出现焦虑、抑郁、紧张、恐惧、悲观失望等不良心理。针对患者病情及心理特征及时给予精神安慰、心理疏导,做好家人及亲友工作,鼓励他们在任何情况下,都要给予患者精神安慰,调动各种社会支持系统给予精神及物质关怀,介绍类似疾病治疗成功的病例,强调坚持康复锻炼的重要性,以取得主动配合,树立战胜疾病的信心。

(三)治疗配合

1.病情观察

患者急性发作期常有明显咳嗽、咳痰及痰量增多,合并感染时痰的颜色由白色黏痰变为黄色脓性痰。发绀加重常为原发病加重的表现。重症发绀患者应注意观察神志、呼吸、心率、血压及心肺体征的变化,应用心电监护仪,定时监测心率、心律、血氧饱和度、呼吸频率、节律及血压变化,发现异常及时通知医师处理。

2.对症护理

主要为咳嗽、咳痰的护理,发作期的患者呼吸道分泌物增多、黏稠,咳痰困难,严重时可因痰堵引起窒息。因此,护理人员应通过为患者实施胸部物理疗法,帮助患者清除积痰,控制感染、提高治疗效果。胸部物理疗法包括:深呼吸和有效咳嗽、胸部叩击、体位引流、吸入疗法。

(1)深呼吸和有效咳嗽:鼓励和指导患者行有效咳嗽,这是一项重要的护理。通过深呼吸和有效咳嗽,可及时排出呼吸道内分泌物。指导患者每 2~4 小时定时进行数次随意的深呼吸,在吸气末屏气片刻后暴发性咳嗽,促使分泌物从远端气道随气流移向大气道。

(2)胸部叩击:通过叩击振动背部,间接地使附在肺泡周围及支气管壁的痰液松动脱落。方法为五指并拢,向掌心微弯曲,呈空心掌,腕部放松,迅速而规律地叩击胸部。叩击顺序从肺底到肺尖,从肺外侧到内侧,每一肺叶叩击 1~3 分钟。叩击同时鼓励患者深呼吸和咳嗽、咳痰。叩击时间 15~20 分钟为宜,每日 2~3 次,餐前进行。叩击时应询问患者感受,观察面色、呼吸、咳嗽、排痰情况,检查肺部呼吸音及啰音的变化。

(3)体位引流:按病灶部位,协助患者取适当体位,使病灶部位开口向下,利用重力及有效咳嗽或胸部叩击将分泌物排出体外。引流多在早餐前 1 小时、晚餐前及睡前进行,每次 10~15 分钟,引流期间防止头晕或意外危险,观察引流效果,注意神志、呼吸及有无发绀。

(4)吸入疗法:利用雾化器将祛痰平喘药加入湿化液中,使液体分散成极细的颗粒,吸入呼吸道以增强吸入气体的湿度,达到湿润气道黏膜,稀释气道痰液的作用,常用的祛痰平喘药:氨溴索(沐舒坦),异丙托溴铵(爱喘乐)。在湿化过程中气道内黏稠的痰液和分泌物可因湿化而膨胀,如不及时吸出,有可能导致或加重气道狭窄甚至气道阻塞。在吸入疗法过程中,应密切观察病情,协助患者翻身、叩背,以促进痰液排出。

3.氧疗过程中的护理

COPD 急性发作期,大多伴有呼吸衰竭、低氧血症及二氧化碳潴留。Ⅰ型呼吸衰竭患者按需吸氧,根据缺氧程度适当调节氧流量,但应避免长时间、高浓度吸氧,以防氧中毒。Ⅱ型呼吸衰竭患者给予低流量吸氧,以免抑制呼吸。用氧前应向患者家属做好解释工作,讲明用氧目的、注意事项,嘱患者不可擅自调节氧流量或停止吸氧,以免加重病情。在吸氧治疗中应监测患者的心率、血压、呼吸频率及血气指标的变化,了解氧疗效果。注意勿使吸氧管打折,鼻腔干燥时可用棉签蘸水湿润鼻黏膜。

4.呼吸功能锻炼

COPD 患者急性症状控制后应尽早进行呼吸功能锻炼,教会患者及其家属呼吸功能锻炼技术,督促实施并提供有关咨询材料。可以选用下述呼吸方法,一种或两种交替进行。

(1)腹式呼吸锻炼:气流受限、肺过度充气、膈肌下降、活动减弱导致呼吸类型改变。通过呼吸肌锻炼,使浅快呼吸变为深慢有效呼吸,利用腹肌帮助膈肌运动,调整呼吸频率,呼气时间延长,以提高潮气量,减少无效腔,增加肺泡通气量,改变气体分布,降低呼吸功耗,缓解气促症状。方法:患者取立位,体弱者也可取坐位或仰卧位,上身肌群放松做深呼吸,一手放于腹部,一手放于胸前,吸气时尽力挺腹,也可用手加压腹部,呼气时腹部内陷,尽量将气呼出,一般吸气 2 秒,呼气 4~6 秒。吸气与呼气时间比为 1:2 或 1:3。用鼻吸气,用口呼气要求缓呼深吸,不可用力,每分钟呼吸速度保持在 7~8 次,开始每日 2 次,每次 10~15 分钟,熟练后可增加次数和时间,使之成为自然的呼吸习惯。

2)缩唇呼吸法:通过缩唇徐徐呼气,可延缓吸气气流压力的下降,提高气道内压,避免胸膜腔内压增加对气道的动态压迫,使等压点移向中央气道,防止小气道的过早闭合,使肺内残气更易于排出,有助于下一吸气进入更多新鲜的空气,增强肺泡换气,改善缺氧。方法为:用鼻吸气,缩唇做吹口哨样缓慢呼气,在不感到费力的情况下,自动调节呼吸频率、呼吸深度和缩唇程度,以能使距离口唇 30cm 处与唇等高点水平的蜡烛火焰随气流倾斜又不致熄灭为宜。每天 3 次,每次 30 分钟。

(四)用药护理

按医嘱用抗生素、止咳、祛痰药物,掌握药物的疗效和不良反应,不滥用药物。

1.祛痰止咳药物应用护理

常用的祛痰类药物如下。①祛痰药:通过促进气道黏膜纤毛上皮运动,加速痰液的排出;能增加呼吸道腺体分泌,稀释痰液,使痰液黏稠度降低,以利于咳出。②黏液溶解药:通过降低痰液黏稠度,使痰液易于排出。③镇咳药:直接作用于咳嗽中枢。④中药化痰制剂。用药观察:观察用药后痰液是否变稀、容易咳出。及时协助患者排痰。注意事项:对呼吸储备功能减弱的老年人或痰量较多者,应以祛痰为主,协助排痰,不应选用强烈镇咳药物,以免抑制呼吸中枢及加重呼吸道阻塞和炎症,导致病情恶化。

2.解痉平喘药物应用护理

解痉平喘药物可解除支气管痉挛,使通气功能有所改善,也有利于痰液排出。常用的解痉平喘药物有:①M型胆碱受体阻滞剂;②β_2肾上腺素能受体激活药;③茶碱类。用药观察:用药后注意患者咳嗽是否减轻,气喘是否消失。β_2受体兴奋药常同时有心悸、心率加快,肌肉震颤等不良反应,用药一段时间后症状可减轻,如症状明显应酌情减量。茶碱引起的不良反应与其血药浓度水平密切相关,个体差异较大,常有恶心、呕吐、头痛、失眠,严重者心动过速、精神失常、昏迷等,应严格掌握用药浓度及滴速。

八、健康教育

(1)告诉患者及其家属应避免烟尘吸入,气候骤变时注意预防感冒,避免受凉以及与上呼吸道感染患者接触。

(2)加强体育锻炼,要根据每个人的病情、体质及年龄等情况量力而行、循序渐进,天气良好时到户外活动,如散步、慢跑、打太极拳、练气功等,以不感到疲劳为宜,增加患者呼吸道对外界的抵抗能力。

(3)教会患者学会自我监测病情变化,尽早治疗呼吸道感染,可在家中配备常用药物及掌握其使用方法。

(4)重视营养的摄入,改善全身营养状况,提高机体抵抗力。

(5)严重低氧血症患者坚持长期家庭氧疗,可明显提高生活质量和劳动能力,改善生命质量。每天吸氧 10~15 小时,氧流量 1~2L/min。并告知患者及其家属氧疗的目的及注意事项。

第五节　肺源性心脏病

慢性肺源性心脏病(简称"肺心病")最常见者为慢性缺氧、缺血性肺源性心脏病,又称阻塞性肺气肿性心脏病,是指由肺部、胸廓或肺动脉的慢性病变引起的肺循环阻力增高,致肺动脉高压和右心室肥大,甚至发展为右心衰竭的心脏病。肺心病在我国是常见病、多发病。

一、护理评估

(一)一般评估

意识、生命体征、饮食、睡眠、大小便及皮肤情况等。

(二)专科评估

咳嗽、咳痰及呼吸困难、发绀情况,评估动脉血气分析结果以了解患者缺氧及二氧化碳潴留情况。

二、护理措施

(一)一般护理

1.环境

病室环境要安静、舒适,保持空气流通、新鲜,温度 $18\sim22℃$,空气相对湿度 $50\%\sim60\%$,病室内避免放置鲜花,禁用蚊香、花露水等带有刺激性气味的物品。

2.休息和体位

心功能代偿期可适当活动,失代偿期嘱患者卧床休息,如出现严重呼吸困难,宜采取半卧位或端坐位,必要时设置床边桌,以便患者伏桌休息,以利于心肺功能的恢复。

3.饮食护理

少食多餐,软食为主,减少用餐时的疲劳。多进食高膳食纤维的蔬菜和水果,如芹菜、菠菜、蘑菇、木耳、萝卜、香蕉、苹果、橘子等,避免含糖高的食物,如白糖、红糖、蜂蜜、甘蔗、大米、面粉、红薯、大枣、甜菜及含糖量高的水果等。如患者出现腹水或水肿、尿量少,应限制水钠摄入。

4.基础护理

加强皮肤护理及口腔护理,清醒患者每天用生理盐水漱口,若发生感染,可用 2% 的碳酸氢钠漱口。昏迷患者按常规做口腔护理。

5.氧疗护理

持续低流量、低浓度给氧,氧流量每分钟 $1\sim2L$,浓度 $25\%\sim29\%$ 。肺心病患者给予低流量吸氧的原因:高碳酸血症的肺心病患者呼吸中枢化学感受器对二氧化碳改变的反应性差,其呼吸主要靠低氧血症对化学感受器的驱动作用,若吸入高浓度氧,氧分压迅速上升,减轻或消除缺氧对外周化学感受器的刺激,通气必然减少,二氧化碳潴留反而加重。

6.有效祛痰,保持呼吸道通畅

对意识清醒的患者,鼓励并指导患者有效咳嗽、咳痰,痰液黏稠者,可给予超声雾化吸入,雾化液中加入抗生素、祛痰药和解痉平喘药,每天 $2\sim3$ 次;对意识不清或无力咳痰患者,给予电动吸痰,必要时可给予拍背或使用振荡排痰仪促进排痰。

(二)病情观察

(1)观察意识、体温、血压、心率,呼吸节律、频率、深浅,以及有无发绀、水肿、尿量等变化。

(2)观察患者痰液的量、颜色、性状。

(3)定期监测血气分析的变化。动脉血气分析的正常值:氧分压 80～100mmHg,二氧化碳分压 35～45mmHg。

(三)用药护理

(1)避免使用镇静药、麻醉药、催眠药,以免抑制呼吸功能和咳嗽反射。

(2)使用利尿剂应以缓慢、小剂量、间歇用药为原则。

(3)使用血管扩张药时,注意观察心率及血压情况。

(4)观察呼吸兴奋药所致的不良反应,如皮肤潮红、出汗、血压升高、心悸等,应减慢滴速或停药,并通知医生。

(四)加强锻炼

如呼吸肌锻炼、全身锻炼(进行呼吸操和有氧活动)、耐寒锻炼(用冷水洗脸、洗鼻)。

呼吸肌锻炼包括缩唇呼吸和腹式呼吸。

1.缩唇呼吸的训练方法

患者闭嘴,经鼻吸气,缩口唇做吹口哨状缓慢呼气 4～6 秒,呼气时缩唇大小程度由患者自行选择调整,以能轻轻吹动面前 30cm 处的白纸为适度,缩唇呼吸可配合腹式呼吸一起应用。

2.腹式呼吸的训练方法

患者取舒适体位,全身放松,闭嘴吸气至不能再吸,稍屏气或不屏气直接用口缓慢呼气。吸气时膈肌下降,腹部外凸,呼气时膈肌上升,腹部内凹。呼吸时可让患者两手置于肋弓下,要求呼气时须明显感觉肋弓下沉变小,吸气时则要感觉肋弓向外扩展。有时需要用双手按压肋下和腹部,促进腹肌收缩,使气呼尽。

(五)心理护理

疾病迁延不愈、反复发作,使患者产生恐惧、疑虑、烦恼、渴求等各种心理反应。护理人员应建立良好的护患关系,多进行心理沟通。与患者交谈,了解其心理状态,以良好的态度、娴熟的技术,赢得患者的信赖,使其主动配合治疗和护理。

三、健康教育

(1)戒烟、戒酒。

(2)加强饮食营养,以保证机体康复的需要。指导患者进行耐寒锻炼,根据病情开展适当的体育锻炼,增强体质。

(3)冬季注意保暖,少到人多的公共场所,以防止发生上呼吸道感染。

(4)指导患者有效咳嗽的方法,当痰多时应尽量咳出,或采取体位引流等协助痰液排出。

(5)教导患者呼吸锻炼方法,如噘嘴呼吸、腹式呼吸。

第六节　肺炎

一、临床表现

肺炎是指终末气道、肺泡和肺间质等在内的肺实质的炎症。常见症状为咳嗽、咳痰或原有呼吸道症状加重,并出现脓性痰或血痰,伴或不伴胸痛。大多数患者有发热,早期肺部体征无明显异常,重症者可有呼吸困难、呼吸窘迫。可由病原微生物、理化因素、免疫损伤、过敏及药物所致,其中以感染因素最多见,是呼吸系统多发病、常见病。肺炎可以是原发病,也可以是其他疾病的并发症。老年人、儿童、伴有基础疾病或免疫功能低下者,如慢性阻塞性肺疾病(COPD)、心力衰竭、肿瘤、应用免疫抑制剂、器官移植、久病体衰、糖尿病、尿毒症、艾滋病等并发肺炎时死亡率高。

(一)分类及特点

1.按病因分类

(1)细菌性肺炎:此病最为常见,致病菌如下。①需氧革兰阳性球菌,如肺炎链球菌、金黄色葡萄球菌(简称"金葡菌")、甲型溶血性链球菌等。②需氧革兰阴性杆菌,如肺炎克雷伯菌、流感嗜血杆菌、铜绿假单胞菌等。③厌氧杆菌,如梭形杆菌、棒状杆菌等。

(2)病毒性肺炎:冠状病毒、腺病毒、呼吸道合胞病毒、流感病毒、麻疹病毒、巨细胞病毒等所致肺炎。

(3)非典型病原体所致肺炎:支原体、衣原体、军团菌等所致肺炎。

(4)真菌性肺炎:白色念珠菌、曲霉菌、放线菌等所致肺炎。

(5)其他病原体所致肺炎:立克次体(如 Q 热立克次体)、弓形虫、寄生虫(如肺包虫、肺吸虫、肺血吸虫)、原虫等所致肺炎。

(6)理化因素所致的肺炎:如放射性损伤引起的放射性肺炎,胃酸吸入引起的化学性肺炎,吸入刺激性气体、液体等化学物质引起的化学性肺炎等。

2.按解剖学分类

(1)大叶性(肺泡性)肺炎:病原体先在肺泡引起炎症,经肺泡间孔(Cohn 孔)向其他肺泡扩散,致使部分肺段或整个肺段、肺叶发生炎症改变。典型者表现为肺实质炎症,通常不累及支气管,致病菌以肺炎链球菌最为常见。胸部 X 线片显示肺叶或肺段的实质阴影。

(2)小叶性(支气管性)肺炎:病变起于支气管或细支气管,继而累及终末细支气管和肺泡。支气管腔内有分泌物,故常可闻及湿啰音,无实变的体征。病原体有肺炎链球菌、葡萄球菌、病毒、肺炎支原体等。胸部 X 线片显示沿肺纹理分布的不规则斑片阴影,边缘密度浅而模糊,无实变征象。

(3)间质性肺炎:以肺间质炎症为主,累及支气管壁、支气管周围间质组织及肺泡壁。因病变仅在肺间质,故呼吸道症状较轻,异常体征较少。可由细菌、支原体、衣原体、病毒或肺孢子菌等引起。胸部 X 线片表现为一侧或双侧肺下部的不规则条索状阴影,从肺门向外伸展,可呈网状,其间可有小片肺不张阴影。

3.按患病环境和宿主状态分类

(1)社区获得性肺炎(CAP):CAP也称院外肺炎,是指在医院外罹患的感染性肺实质炎症,包括有明确潜伏期的病原体感染而在入院后平均潜伏期内发病的肺炎。肺炎链球菌是CAP最主要的病原体,流感嗜血杆菌和卡他莫拉菌也是CAP的重要病原体,特别是合并COPD基础病者。非典型病原体所占比例增加,与肺炎链球菌合并存在,尤其多见于肺炎衣原体。

(2)医院获得性肺炎(HAP):HAP也称医院内肺炎,是指患者在入院时既不存在、也不处于潜伏期,而是在住院48小时后在医院内(包括老年护理院、康复院等)发生的肺炎,也包括在医院内发生感染而于出院后48小时内发生的肺炎。多发生在老年、体弱、慢性病或危重症患者,临床症状常不典型、治疗困难、预后差、死亡率高。常见病原体为革兰阴性杆菌,如铜绿假单胞菌、大肠杆菌肺炎、肺炎克雷伯菌等。

二、发病机制

正常的呼吸道免疫防御机制(支气管内黏液—纤毛运载系统、肺泡巨噬细胞等细胞防御的完整性等)使气管隆嵴以下的呼吸道保持无菌。是否发生肺炎决定于两个因素:病原体和宿主因素。

(一)病原体的侵入

①吸入,即直接吸入或通过人工气道吸入空气中的致病菌。②误吸,包括上呼吸道定植菌及胃肠道的定植菌误吸(胃食管反流)。③血行播散。④邻近感染部位蔓延。

(二)机体的防御功能降低

各种因素使宿主呼吸道局部和全身免疫防御系统损害,即可发生肺炎。这些因素通常称为肺炎的易患因素,包括吸烟、酗酒、年老体弱、长期卧床、长期使用糖皮质激素或免疫抑制剂、接受机械通气及胸腹部大手术的患者。

三、诊断

(一)肺炎的诊断

根据症状和体征、胸部X线检查、血液和病原学等实验室检查来确定肺炎的诊断。

(二)评估严重程度

评价肺炎病情的严重程度对于决定患者在门诊或入院治疗甚至ICU治疗至关重要。肺炎的严重性决定于3个主要因素:局部炎症程度、肺部炎症的播散和全身炎症反应程度。重症肺炎目前还没有普遍认同的诊断标准,许多国家制订了重症肺炎的诊断标准,虽有所不同,但均注重肺部病变的范围、器官灌注和氧合状态。我国制订的重症肺炎标准如下。①意识障碍;②呼吸频率>30次/分钟;③PaO_2<60mmHg、PaO_2/FiO_2<300,需行机械通气治疗;④血压<90/60mmHg;⑤胸部X线片显示双侧或多肺叶受累,或入院48小时内病变扩大≥50%;⑥少尿。尿量<20mL/h,或<80mL/4h或急性肾衰竭需要透析治疗。

(三)确定病原体

痰标本做涂片镜检和细菌培养可帮助确定致病菌,必要时可同时做血液和胸腔积液细菌培养,以帮助确定病原菌。

四、治疗

抗感染治疗是肺炎治疗的最主要环节。一旦怀疑为肺炎,应尽早给予首剂抗菌药物,病情稳定后可从静脉途径转为口服治疗。选用抗生素应遵循抗菌药物治疗原则,针对性用药。可根据本地区肺炎病原体的流行病学资料,按社区获得性肺炎或医院获得性肺炎选择抗生素进行经验性治疗,再根据病情演变和病原学检查结果进行调整。肺炎抗菌药物治疗至少为 5 天,大多数患者需要 7～10 天或更长疗程。如体温正常 48～72 小时,无肺炎任何一项临床不稳定征象可停用抗菌药物。肺炎临床稳定标准如下:①体温≤37.8℃;②心率≤100 次/分钟;③呼吸频率≤24 次/分钟;④血压,收缩压≥90mmHg;⑤室内空气条件下动脉血氧饱和度≥90%或 PaO_2≥60mmHg;⑥能够经口进食;⑦精神状态正常。

抗菌药物治疗后 48～72 小时应对病情进行评价,治疗有效表现为体温下降、症状改善、血白细胞逐渐减少或恢复正常,而胸部 X 线片病灶吸收较迟。

五、护理评估

(一)病史

1.患病及治疗经过

询问本病的有关病因,如有无着凉、淋雨、劳累等诱因,有无上呼吸道感染史;有无 COPD、糖尿病等慢性病史;是否使用过抗生素、激素、免疫抑制剂等;是否吸烟,吸烟量多少。

2.目前病情与一般状况

日常活动与休息、饮食、排便是否规律,如是否有食欲减退、恶心、呕吐、腹泻等表现。

(二)身体评估

(1)一般状态:意识是否清楚,有无烦躁、嗜睡、反复惊厥、表情淡漠等;有无急性病容、鼻翼扇动;有无生命体征异常,如血压下降、体温升高或下降等。

(2)皮肤、淋巴结:有无面颊绯红、口唇发绀、皮肤黏膜出血、浅表淋巴结肿大。

(3)胸部:有无三凹征;有无呼吸频率、节律异常;有无胸部压痛、叩诊实音或浊音;有无肺泡呼吸音减弱或消失、异常支气管呼吸音、干湿啰音、胸膜摩擦音等。

(三)辅助检查

1.血常规检查

有无白细胞计数升高、中性粒细胞核左移、淋巴细胞增多。

2.胸部 X 线检查

有无肺纹理增粗、炎性浸润影等。

3.痰培养

有无细菌生长,药敏试验结果如何。

4.血气分析

是否有 PaO_2 减低和(或)$PaCO_2$ 升高。

六、护理要点

(一)体温过高

体温过高与肺部感染有关。

(二)清理呼吸道无效

清理呼吸道无效与胸痛、气管、支气管分泌物增多、黏稠及疲乏有关。

(三)气体交换受损

气体交换受损与肺实质炎症、呼吸面积减少有关。

(四)疼痛:胸痛

胸痛与肺部炎症累及壁层胸膜有关。

(五)潜在并发症

潜在并发症包括感染性休克、呼吸衰竭、中毒性肠麻痹。

七、护理目标

(1)患者体温降至正常范围。

(2)有效咳嗽、咳痰后呼吸平稳,呼吸音清。

(3)发生休克时能被及时发现和得到处理,减轻其危害。

八、护理措施

(一)体温过高

1.生活护理

发热患者应卧床休息,高热者绝对卧床休息;躁动、惊厥、抽搐者加床栏,必要时使用约束带,以防坠床。为患者提供安静、整洁、舒适的病房,室温 18～20℃,湿度 50%～60%,保持室内空气新鲜,每天通风 2 次,每次 15～30 分钟。做好口腔护理,每天 2 次,鼓励患者经常漱口。

2.饮食护理

提供足够热量、蛋白质和维生素的流质饮食或半流质饮食,以补充高热引起的营养物质消耗,避免油腻、辛辣、刺激性食物。轻症且能自行进食者无须静脉补液,鼓励患者多饮水,1～2L/d;失水明显,尤其是食欲差或不能进食者可遵医嘱静脉补液,补充因发热而丢失较多的水和盐,加快毒素排泄和热量散发。心脏病或老年人应注意补液速度,避免过快导致急性肺水肿和心力衰竭。

3.对症护理

(1)高热:可采用乙醇擦浴、温水擦浴、冰袋、冰帽等措施物理降温,以逐渐降温为宜,防止虚脱。寒战时注意保暖,适当增加被褥。患者出汗时,应及时补充水分,协助擦汗、更换衣服,避免受凉。有惊厥病史者要预防高热惊厥。慎用阿司匹林或其他解热药,以免大汗脱水和干扰热型的观察。

(2)咳嗽、咳痰:鼓励患者深呼吸,协助患者翻身,进行胸部叩击,指导有效咳嗽,促进排痰。痰液黏稠不易咳出时,鼓励患者多饮水,给予雾化吸入。

(3)胸痛:可采取病侧卧位,患者胸痛剧烈难以忍受时可遵医嘱使用止痛药。

(4)发绀:有发绀、低氧血症者协助取半卧位或端坐位,并予以氧疗。

(5)口唇疱疹:可涂液体石蜡或抗病毒软膏,防止继发感染。

4.病情观察

(1)定时测血压、体温、脉搏和呼吸,观察热度及热型,注意咳嗽、咳痰及胸痛的变化。

(2)对重症或老年患者应密切观察意识、血压及尿量变化,早期发现休克征象。

(3)协助医生做好相关检查,并注意观察检查结果报告,如血常规、血气分析等的变化。

5.用药护理

遵医嘱使用抗生素,观察疗效和不良反应。应用头孢唑啉钠可出现发热、皮疹、胃肠道不适等不良反应,偶见白细胞减少和丙氨酸氨基转移酶增高;喹诺酮类药(氧氟沙星、环丙沙星)偶见皮疹、恶心等;氨基糖苷类抗生素有肾毒性、耳毒性,老年人或肾功能减退者,应特别注意观察是否有耳鸣、头晕、唇舌发麻等不良反应的出现。

(二)潜在并发症(感染性休克)

1.病情监测

(1)生命体征:有无心率加快、脉搏细速、血压下降、脉压变小、体温不升或高热、呼吸困难等,必要时进行心电监护。

(2)精神和意识状态:有无精神萎靡、表情淡漠、烦躁不安、意识模糊等。昏迷者观察瞳孔大小、对光反射情况。

(3)皮肤、黏膜:有无发绀、肢端湿冷、体表静脉塌陷及皮肤花斑。

(4)出入量:有无尿量减少,疑有休克应留置导尿管,测量每小时尿量及尿比重。

(5)实验室检查:有无血气分析等指标的异常。

2.实施抢救

(1)体位:患者取仰卧中凹位,抬高头胸20°、抬高下肢30°,有利于呼吸和静脉血回流。体温不升时注意保暖。避免不必要的搬动,上护栏,防止患者坠床。

(2)吸氧:高流量吸氧,必要时使用面罩吸氧,维持 $PaO_2 > 60mmHg$。

(3)保持呼吸道通畅:呼吸困难时,配合医生做好气管插管、气管切开及呼吸机辅助呼吸。

(4)补充血容量:扩容是抗休克最关键的措施,应快速建立两条静脉通道,遵医嘱给予右旋糖酐或平衡液以维持有效血容量,降低血液黏稠度,防止弥散性血管内凝血。

(5)纠正酸中毒:有明显酸中毒者可应用5%碳酸氢钠静脉滴注,因其配伍禁忌较多,宜单独输入。

(6)血管活性药物:在补充血容量和纠正酸中毒后,末梢循环仍无改善时可遵医嘱输入多巴胺、间羟胺等血管活性药物,但应根据血压调整滴速,以维持收缩压在 90~100mmHg 为宜,保证重要器官的血液供应,改善微循环。输注过程中要防止药液外渗,避免引起局部组织坏死和影响疗效。

(7)控制感染:联合使用抗菌药控制感染时,应注意按时输注药物,保证抗菌药的血药浓度。

(8)密切观察病情:随时监测患者一般情况、血压、尿量、血细胞比容等;监测中心静脉压,作为调整补液速度的指标,中心静脉压达到 $10cmH_2O$ 时,输液应慎重,不宜过快,以免诱发急性心力衰竭。下列证据提示血容量已补足:口唇红润、肢端温暖、收缩压>90mmHg,尿量>30mL/h。如血容量已补足,尿量<400mL/d,比重<1.018,应怀疑急性肾衰竭,需及时报告医生。

九、健康教育

(一)指导预防疾病

向患者及其家属讲解肺炎的病因及诱因。告知加强体育锻炼,增强体质,减少危险因素,如吸烟、酗酒、受凉、淋雨。注意休息,劳逸结合,避免过度疲劳,感冒流行时少去公共场所,预防及尽早治疗上呼吸道感染。年龄大于 65 岁,或不足 65 岁但有心血管疾病、肺疾病、糖尿病、酗酒、肝硬化和免疫抑制者(如 HIV 感染、肾衰竭、器官移植受者等)可注射肺炎疫苗。慢性病、长期卧床、年老体弱者,应注意经常改变体位、翻身、拍背,促进咳出气道痰液。对吸烟患者说明吸烟的危害性,劝其戒烟。

(二)疾病知识指导

遵医嘱按时服药,了解药物的作用、用法、疗程和不良反应,定期随访。出现发热、心率增快、咳嗽、咳痰、胸痛等症状时应及时就诊。给予高营养饮食,鼓励多饮水,病情危重高热者可给予清淡、易消化、半流质饮食。注意保暖,尽可能卧床休息。

十、预期后果与评价

(1)患者体温恢复至正常,无胸痛不适,能进行有效咳嗽,痰容易咳出。

(2)发生休克时能被及时发现和得到处理,减轻其危害。

第七节　肺结核

肺结核是结核杆菌引起的慢性传染病,可累及全身多个脏器,但以肺结核最为多见。结核的病理特点是结核结节、干酪样坏死和空洞形成。临床上呈慢性过程,但少数可急性起病,常有低热、乏力、咳嗽、咯血等表现。

一、临床表现

(一)全身症状

表现为午后低热、乏力、食欲减退、消瘦、盗汗等全身毒性症状。若肺部病灶进展播散时,可有不规则高热、畏寒等症状,女性有月经失调或闭经。

(二)呼吸系统症状

(1)咳嗽,多为干咳或有少量黏液痰,继发感染时,痰呈黏液脓性且量增多。

(2)不同程度的咯血,小量咯血 24h 咯血量<100mL;中等量以上的咯血 24h 咯血量为 100~500mL;重者可大量咯血(24h 咯血量>500mL,或一次咯血量>300mL),甚至发生失血性休克。大咯血时若血块阻塞大气道,可引起窒息。

(3)病变累及壁层胸膜时有胸壁刺痛,并随呼吸和咳嗽而加重。一般肺结核无呼吸困难,若有大量胸腔积液、自发气胸、慢性纤维空洞型肺结核或发生并发症,常有呼吸困难,甚至发绀。

(三)体征

病灶小或位置深者,多无异常体征。病变范围较大者,可见患侧呼吸运动减弱,听诊呼吸音减弱或有支气管肺泡呼吸音。湿啰音往往有助于肺结核病的诊断。

二、评估要点

(一)一般情况

观察生命体征有无异常,患者的过敏史、吸烟史、个人史、家族史及传染病接触史。

(二)专科情况

1.全身症状

有无疲乏、午后潮热、食欲减退、体重减轻、盗汗及高热,女性有无月经失调或闭经。

2.呼吸系统症状

有无咳嗽、咳痰、咯血、胸痛、呼吸困难。有无呼吸运动减低及听诊呼吸音减低,咳嗽后是否闻及湿啰音。

(三)辅助检查

(1)痰液检查:直接涂片找到结核菌,痰培养可做药物敏感试验和菌型鉴定。

(2)结核菌素(PPD)试验强阳性。红细胞沉降率增快。

(3)胸部 X 线片检查可判断病变部位、范围、性质、有无空洞等。

三、护理要点

(一)体温过高

体温过高与结核杆菌感染有关。

(二)有窒息的危险

窒息与血管损伤、空洞内血管破裂有中等量咯血、空洞壁上大血管破裂引起大咯血引流不畅有关。

(三)焦虑、恐惧

焦虑、恐惧与被诊断为结核病且当严重症状出现时感到生命受到死亡的威胁有关。

(四)知识缺乏

缺乏结核病防治知识。

(五)营养失调:低于机体需要量

营养失调与机体消耗增加、食欲减退有关。

四、护理措施

(一)心理支持

帮助患者了解疾病并正确对待,解除心理负担,消除恐惧、焦虑、情绪不稳定的心理。培养自我护理能力。

(二)保持呼吸道通畅

(1)指导患者深呼吸,将痰咳出。患侧卧位,减少患侧肺的活动,有利于愈合。分泌物多时,可采用体位引流法。

(2)咯血时绝对卧床,安静休息,给予小剂量镇静剂。大咯血时迅速清除口腔内血块,防止血块引起窒息;可在患侧胸部以冰囊冰敷或用沙袋压迫止血,吸入高浓度氧,迅速给予垂体后叶素,并注意观察出血量及生命体征变化。

（三）预防并发症

（1）鼓励患者将痰液咳出，每次咳痰后漱口，以去除口腔内的血腥味，保持口腔清洁。

（2）高热时除给予少量退热药物外，可行物理降温，如温水擦浴、乙醇擦浴。

（3）保持室内空气流通，阳光充足，减少尘埃。嘱患者充分休息，有规律地生活，避免疲劳。

（四）合理饮食

（1）给予高热量、高蛋白饮食，选择清凉、水分多、易入口的新鲜蔬菜及水果。避免烟、酒、辛辣及过于油腻、易产气的刺激性食物。

（2）退热大量出汗时，应多饮水，及时补充水分。大咯血时应禁食，停止后可给予半流质饮食。

（五）用药知识指导

对活动性肺结核的治疗必须坚持早期、规律、联合用药、适量、全程的原则。指导患者有关服药的知识与方法，并注意观察药物的不良反应。

五、健康教育

（1）指导患者及家属了解结核病的防治知识、治疗方法及用药原则，反复强调坚持规律、全程、合理用药的重要性，说明用药过程中可能出现的不良反应、注意事项。

（2）嘱患者戒烟、戒酒，注意保证营养的补充，避免劳累、情绪波动及呼吸道感染，合理安排休息。

（3）呼吸道隔离，注意个人卫生，不随地吐痰；实行分餐制，对餐具、用物定期消毒；衣物、书籍可放在阳光下暴晒。

（4）定期复查胸部 X 线片和肝、肾功能，以了解病情变化，及时调整治疗方案。

第四章 神经外科疾病的护理

第一节 头皮感染

头皮感染多为伤后初期处理不当所致,常在皮下组织层发生感染。若处理不善,患者头皮可发生坏死,或向深部侵袭,引起颅骨骨髓炎、硬脑膜外积脓,甚至导致硬脑膜下积液和脑脓肿。

一、临床表现

头皮感染表现为局部红、肿、热、痛,耳前、耳后或枕下淋巴结肿大及压痛,由于头皮有纤维隔与帽状腱膜相连,故炎症区张力较高,患者常伴有全身畏寒、发热等中毒症状,严重感染可通过血管侵入颅骨和(或)颅内。

二、辅助检查

(一)血常规检查

检查结果可见白细胞增多、局部积液及脓液细菌培养结果呈阳性。化脓菌多为葡萄球菌、链球菌及厌氧菌。

(二)影像学检查

可明确有无颅内受损及有无颅内脓肿形成,有无颅骨骨折。

三、治疗

(一)非手术治疗

早期予以抗生素及局部热敷,选择对常见感染细菌敏感的抗生素进行静脉滴注,局部伤口用含有抗生素的生理盐水冲洗。以后根据药敏试验结果选择敏感抗生素。

(二)手术治疗

患者一旦有脓肿形成,应及时切开排脓。

四、护理评估

(一)健康史

了解患者一般情况,包括患者年龄、职业、民族、嗜好、有无呕吐,饮食是否符合营养要求,有无食物过敏,睡眠是否正常,有无尿便异常,日常生活是否能自理。了解患者起病情况,患者的起病方式或首发症状,头部是否受过外伤,局部伤口有无经过清创处理,是否接受破伤风抗毒素注射。患者是否曾患结核、肝炎等传染病,是否到过或生活在疫区,有无高血压、心脏病、糖尿病,是否曾进行或正在进行治疗,用药情况如何,有无手术禁忌,家庭成员的健康状况。

(二)身体状况

1.观察患者的意识、瞳孔、生命体征

头皮浅层感染时,患者意识、瞳孔正常;患者出现意识障碍、瞳孔改变时,提示颅内感染。

单纯头皮感染对患者的体温、脉搏、呼吸、血压无明显影响;有脓肿形成时,患者体温升高,脉搏、呼吸加快,血压升高。患者如体温不升、脉搏加快、呼吸浅快、血压偏低,常提示感染性休克。

2.评估患者局部情况

观察患者局部伤口,评估创面大小,局部有无脓肿形成,有无红、肿、热、痛,耳前、耳后淋巴结有无肿大及压痛。患者出现眼睑水肿时,可提示帽状腱膜下脓肿形成。

(三)心理与社会状况

了解患者文化程度、居家环境、宗教信仰、住址、家庭成员、患者在家中的地位和作用,了解患者的经济情况及费用支付方式、患者家庭成员及患者对疾病的认识,以及他们对康复的期望值,以便进行心理疏导和鼓励。

五、护理要点

(一)恐惧

恐惧与担心疾病的预后有关。

(二)舒适的改变

舒适改变与头部外伤带来的局部不适有关。

(三)体温异常

体温异常与感染有关。

(四)知识缺乏

缺乏头皮感染相关的自我保健知识。

六、护理措施

(一)术前护理

1.饮食护理

患者因发热,机体代谢加快,消耗增加,应给予高热量、高蛋白饮食,如禽、蛋、鱼、肉类,以补充热量、加快伤口愈合。注意保证食物新鲜、清洁、易消化。

2.体位护理

①术前应保证充足的睡眠,以利于增进食欲,恢复体力,增强机体抵抗力,患者睡眠休息时应尽量减少探视;②颅内压增高患者需绝对卧床休息,卧床时抬高床头 15°～30°,以利于颅内静脉回流,降低颅压。避免导致颅压增高的因素,如咳嗽、用力排便、情绪激动等,无颅内压增高患者可取自由卧位;③有癫痫发作史的患者服药不可中断,应对发作时四肢关节处加以保护,以防脱臼、骨折,拉好床档,以防坠床;④训练床上排便,避免术后因不习惯在床上排便而引起便秘、尿潴留。

3.心理护理

头部外伤史、局部红肿热痛、对预后的担心等因素导致患者产生恐惧的心理反应。应通过与患者及其家属的交流,观察了解其心理反应,针对不同的原因给予相应的心理指导。①同情、关心并细心照顾患者。②耐心倾听患者的主观感受,头痛不能忍受者遵医嘱予以镇痛药。③宣教本病相关知识,如感染发热的原因、抗生素的治疗作用等。④提供本病治愈病例的相关信息,激发患者配合治疗的信心。

4.症状护理

(1)头痛:头痛是头皮纤维隔与帽状腱膜相连,使炎症区张力较高所致。①予以局部冷敷或镇痛药减轻疼痛;②剧烈头痛伴有恶心呕吐等表现时,应及时报告医师,进一步了解是否有颅内感染。

(2)发热:患者体温升高是病原菌毒性产物作用于机体所致,可伴有全身畏寒等中毒症状。应做好以下护理。①及时采用冰敷、温水擦浴等物理降温措施,并指导患者不可自行移动冰敷位置,以免影响降温效果。及时更换冰袋,定期测量体温,以观察降温效果。降温期间患者如有畏寒或寒战,应及时报告医师做好对应处理。②高热使患者食欲差、抵抗力低,应做好口腔护理,维持口腔正常功能,防止口腔感染。③做好皮肤护理,以维持皮肤完整性,防止压疮形成。④正确采集标本送检,观察药物效果及药物对患者有无不良反应,为医师选择药物提供准确的临床资料。

5.术前准备

常规术前准备如下所述,头部皮肤准备时保护创面。

(1)皮肤准备:剃光头后用肥皂水和热水洗净并用络合碘消毒,以免术后伤口或颅内感染;天冷时,备皮后戴帽子,以防感冒。

(2)下列情况暂不宜手术:术前半月内服用阿司匹林类药物、女性患者月经来潮,以免导致术中出血不止,术后伤口或颅内继发性出血;感冒发热、咳嗽,使机体抵抗力降低,呼吸道分泌物增加,易导致术后肺部感染。

(3)术晨准备:取下活动义齿和贵重物品并妥善保管;指导患者排空尿、便;术前30分钟予以手术前用药;备好术中用药、病历等用物;有脑室引流者进手术室前要关闭引流管,并包以无菌纱布,进手术室途中不要随意松动调节夹,以免体位改变造成引流过量、逆行感染或颅内出血。

(二)术后护理

1.饮食护理

头皮感染手术多在局部麻醉下进行,对胃肠道功能影响很小,故术后2小时即可进食,应给予高热量、高蛋白饮食,以补充热量,促进伤口愈合。

2.体位护理

麻醉未清醒前去枕平卧,头偏向健侧,以防呕吐物吸入呼吸道。清醒后,血压平稳者抬高床头15°～30°,以利颅内静脉回流。

3.心理护理

患者术后会因手术创伤、伤口疼痛、伤口引流等被限制活动,从而产生孤独、无助感。①指导患者正确配合,向患者解释各种管道的作用,保持管道的通畅;②安排亲友探视,指导其安慰、鼓励患者,使患者消除孤独感;③告知患者头痛是伤口疼痛,不要紧张,必要时给予镇痛药。

4.管道护理

向患者做好健康宣教,保持引流管通畅,防止引流管在患者翻身时扭曲、脱出;同时应注意引流袋悬挂的位置与高度,以防止逆行感染;观察引流情况,及时发现管腔堵塞,并报告医师,遵医嘱进行相应处理。冲洗引流时注意无菌操作,保持冲入量与引流量一致;4～6天拔管,拔管后观察局部有无渗液、渗血。

七、健康教育

(1)指导患者进食高蛋白、高热量、易消化的食物,以增强其机体抵抗力,促进康复。

(2)宣教患者保护局部皮肤,新愈创面不可抓挠,防止感染。

(3)出现原有症状或原有症状加重时,应及时就诊。

(4)出院后 3 个月复查。

第二节 头皮肿瘤

一、头皮良性肿瘤

头皮良性肿瘤是指发生于头皮各层结构的良性肿瘤,包括血管瘤、神经纤维瘤等。血管瘤起源于血管,常在出生后出现或被发现,随小儿成长而增大,压之褪色,松手后恢复原状,蔓状血管瘤宜尽早手术;神经纤维瘤可发生在头皮各部分,或发自神经干或起源于其末梢,但均依附于神经,男性发病率略高于女性。除神经纤维瘤病外,肿瘤多为单个,生长缓慢,凡局部有疼痛或位于枕、额部影响功能和容貌者,宜早日施行切除术。头皮神经纤维瘤切除时因无顾及功能障碍之忧,一般能彻底切除,对巨大肿瘤则应尽量减少术中失血,并需行植皮手术。

(一)临床表现

1.头皮血管瘤

(1)毛细血管瘤:又称草莓状痣,多见于女婴。表现为大小及形状各异的红斑,高出皮肤,呈草莓状分叶,边界清楚,质软,为葡萄酒色或鲜红色,压之褪色。部分在出生后 1 年内自动消失。

(2)海绵状血管瘤:常在出生时或出生后不久发生,成人少见。血管瘤多位于头皮深部,呈球状,隆起于头皮表面,大小与形状各异,头皮颜色可正常或呈紫蓝色。肿瘤边界不清,触之柔软,有弹性,头低位时较易充盈、隆起,抬头后消失。

(3)蔓状血管瘤:青壮年多见,常有外伤史。肿瘤为局限性色块,由较粗大的迂曲血管构成,外观呈蚯蚓状或条索状,多属静脉血管。病变多位于皮下或肌肉内,也可侵及颅骨,范围广,可触到连珠状迂曲而粗大的血管及搏动。

2.头皮神经纤维瘤

(1)神经纤维瘤:常为单发,瘤体较小,边界清楚,肿瘤质韧、光滑,可在皮下活动。肿瘤为实质性,圆形或梭状,多见于上颈段神经的分布区。有自发性疼痛或触压引起相应神经分布区的麻木感及传导性疼痛。

(2)神经纤维瘤病:为散布全身各处、大小不一的皮下、沿神经干分布的无痛性结节,肿瘤多呈梭形,有传导性疼痛。神经纤维瘤病在头皮常见于三叉神经和枕大神经的分布区。常有家族史。

(3)神经鞘瘤:沿周围神经或脑神经分布,多为单发,常见于头皮和四肢皮下,偶见于躯干和内脏。

(二)辅助检查

了解辅助检查情况,以评估患者心、肺、肾功能及是否有手术禁忌证;明确肿瘤的部位,较大血管瘤宜先做血管造影,自供血动脉内或局部注入造影剂,以了解其确切范围,利于术中控制出血和彻底清除病灶。

(三)治疗

1.手术治疗

巨大血管瘤或头皮血管瘤影响容貌者宜手术治疗,神经纤维瘤局部有疼痛或影响功能和美容者宜早日手术。蔓状血管瘤必要时先行一侧颈外动脉结扎或在瘤周围行头皮全层缝扎。

2.非手术治疗

血管瘤术后若留有残余,可辅以放疗和局部注射硬化剂。

(四)护理评估

1.健康史

了解患者的文化程度、居家环境、宗教信仰、住址、家庭成员及以往病史。

2.身体状况

(1)询问患者起病情况、起病方式或首发症状:毛细血管瘤多见于女婴,一般出现在出生后数天,逐渐增大,1年内可长到极限,之后常停止生长。损害多为1个到数个,直径2~4cm,高出皮肤,呈草莓状分叶,边界清楚,质软,呈葡萄酒色或鲜红色,压之褪色,生长在发际内者可因密集的毛囊影响呈暗色。海绵状血管瘤多发生在出生时或出生后不久,成人较少见,损害多见于睑裂附近,随小儿成长而增大,局部呈隆起肿块,边界不清楚,质软有弹性,呈紫红色,手压后可缩小,放手后恢复原状,瘤体较大时可有沉重感或隐痛。神经纤维瘤常为单发,瘤体较小,边界清楚,可在皮下活动,实质性,有弹性,呈圆形或梭状,长轴与神经干方向一致,表面皮肤一般正常。

(2)观察患者的意识、瞳孔、生命体征:头皮血管瘤和单纯神经纤维瘤未侵犯颅内组织不会引起意识和瞳孔的改变。但当患者出现面色苍白、脉搏快、血压低等出血征象或硬物刺伤肿块引起出血时,应及时报告医师并遵医嘱进行相应处理。

3.心理与社会状况

了解患者的经济情况及费用支付方式、患者家庭成员及患者对疾病的认识,以及他们对康复的期望值,以便有针对性地进行心理疏导和鼓励。

(五)护理要点

1.恐惧

恐惧与担心疾病的预后有关。

2.知识缺乏

缺乏头皮肿瘤的相关知识。

3.潜在并发症

潜在并发症为感染。

(六)护理措施

1.术前护理

(1)饮食护理:进食鱼、蛋、肉等高蛋白、高热量、富营养、易消化的清淡饮食,以提高机体抵抗力和术后组织修复能力。术前 2 周戒烟酒,以避免烟酒刺激呼吸道黏膜,引起上呼吸道感染,使呼吸道分泌物增加而影响手术和麻醉。术前禁食 10～12 小时,禁饮 6～8 小时,以免麻醉后呕吐造成误吸,引起窒息。

(2)心理护理:患者可因头皮肿块影响容貌而产生自卑心理,同时因知识的缺乏及对术后情况的未知等因素而产生焦虑、恐惧的心理反应,应通过与患者及家属的多方面交流,观察了解其心理状况,并针对不同的原因进行相应的心理护理,应做到:同情并关心患者,耐心倾听患者的主诉;宣教手术切除肿瘤有关知识;为患者提供本病治愈病例的信息,激发其信心,消除负面心理反应对患者的影响。

2.术后护理

(1)心理护理:患者可因术后手术创伤、伤口疼痛、导尿管、静脉输液等各种管道而被限制活动,会产生孤独、恐惧的心理反应,在护理工作中应做到以下几点。①指导患者正确配合,并及时了解患者的心理状况,安排亲友探视,必要时陪护患者,指导其亲友鼓励安慰患者,分担患者的痛苦,使患者消除孤独感。②保持各种管道的通畅,防止折叠、脱出,以减少插管、穿刺等物理刺激给患者造成的恐惧,并宣教各种管道的自我护理方法。③患者伤口疼痛时应关心体贴患者,消除紧张、恐惧感,并指导患者通过与亲友交谈、听音乐、保证充足睡眠等方式分散注意力,减轻疼痛。必要时遵医嘱给予镇痛药减轻疼痛。

(2)饮食护理:局部麻醉患者 4 小时后可进食流质,并逐渐过渡到普通饮食。全身麻醉患者麻醉清醒后 4～6 小时内禁食,以免引起呕吐。患者口渴时应做好解释,并用棉签蘸水湿润嘴唇,以缓解口渴感。麻醉清醒 4～6 小时后无呕吐者可进食少量不产气流质,如米汤、菜汤,不宜进食牛奶,以免引起肠胀气,如无不适,次日可进食少油汤类、牛奶,并逐渐过渡到半流食、软食、普食。

(3)潜在并发症——感染的护理:注意患者的体温变化,患者出现发热,伤口红、肿、热、痛等炎症反应时,提示伤口感染。伤口感染未及时控制,患者出现意识、瞳孔改变,提示并发颅内感染,应报告医师并协助其及时处理。

(七)健康教育

1.心理指导

巨大头皮血管瘤切除术后有可能遗留瘢痕,影响美容,少数神经纤维瘤病和神经鞘瘤有恶变的可能,这些因素都会给患者带来负面的心理反应。

(1)通过和患者及家属的交流了解患者的心理状况,以针对不同情况进行心理指导。

(2)指导患者留长发或戴假发,修饰自身形象,必要时指导患者去美容科或美容医院行头皮移植术。

(3)开导患者正视所患疾病恶变的可能性存在,但较少见,积极乐观的情绪有利于康复,而消极情绪是恶变的诱因之一。

2.饮食指导

进食高蛋白、富含营养、易消化的饮食,以增强机体抵抗力,促进康复。

3.就诊及复查

出现原有症状或手术部位红、肿、热、痛、积液、积脓时,应及时就诊。术后 3～6 个月门诊复查。

二、头皮恶性肿瘤

头皮恶性肿瘤有黑色素瘤、基底细胞癌、鳞状细胞癌、肉瘤。黑色素瘤多发生于皮肤或接近于皮肤的黏膜，好发于成年人，并发病率而随年龄增长提高。基底细胞癌又称基底细胞上皮瘤、侵蚀溃疡，是皮肤癌肿最常见类型之一，好发于头面部外露部位，多见于户外工作者和老年人，其特点是发展缓慢，呈浸润性生长，但很少有血行或淋巴转移。鳞状细胞癌简称"鳞癌"，起源于表皮或其附件，如皮脂腺导管、毛囊，多见于老年男性。头皮肉瘤起源于皮下软组织，包括纤维肉瘤、横纹肌肉瘤、脂肪肉瘤。纤维肉瘤一般来自皮下纤维组织或筋膜，枕颈部和眼眶部多见，患者多为成年人，开始为局部出现硬而无痛的结节，生长迅速，隆起明显并压迫头皮，使其萎缩，发生溃疡。横纹肌肉瘤仅见于颞部和枕部。脂肪肉瘤较少见。头皮恶性肿瘤以手术治疗为主，预后欠佳。

(一)临床表现

1.黑色素瘤

按其形态分为两型。

(1)结节型黑色素瘤：病变呈结节状，高出皮肤表面，颜色多为黑色，也可以为褐色、蓝黑色、灰白色或淡红色。周围绕以红晕，表面光滑，呈息肉状或菜花样，发展迅速，可自行溃破而渗血。此型很早便可发生转移，患者5年生存率仅为50%~60%。

(2)浅表型黑色素瘤：或称湿疹样癌，生长较慢，转移较迟，患者5年生存率为70%。

2.基底细胞癌

肿瘤初发时为有光泽或花纹状结节，表面逐渐破溃成边缘不整齐的溃疡，易出血，创面不易愈合。肿瘤生长缓慢，可向深部浸润发展，常破坏颅骨。肿瘤极少发生远处转移。

3.鳞状细胞癌

肿瘤发展缓慢，病程较长，早期为一疣状突起，逐渐形成硬结，并发展成乳头状。癌肿表面易出血，常感染化脓。肿瘤常浸润至周围正常组织，深部可达肌层和颅骨。

4.肉瘤

起源于皮下软组织，分为3类。

(1)纤维肉瘤：一般来自皮下纤维组织或筋膜，多见于四肢和躯干。枕颈部和眼眶部多见，开始为局部出现硬而无痛的结节，生长迅速，隆起明显并压迫头皮，使其萎缩发生溃疡。触之瘤质较硬，不活动，无痛，有胀感。

(2)横纹肌肉瘤：肿瘤质硬，不活动，发展迅速，常侵袭颅骨，肿瘤血液供应丰富。

(3)脂肪肉瘤：常无明显症状，或偶有压痛。肿瘤呈浸润性生长，瘤质较软，不活动，可累及头皮和颅骨。

(二)辅助检查

影像学检查以明确肿瘤的部位、性质、大小。

(三)治疗

1.手术治疗

手术是治疗头皮恶性肿瘤的主要方法。黑色素瘤与头皮鳞癌采用一次性手术切除。肉瘤多采用根治术。

2.非手术治疗

（1）放射治疗：基底细胞癌一般采用放射治疗。黑色素瘤浅表型和早期病变术后辅以放射治疗。不适宜手术或有手术禁忌的鳞癌也用放射治疗。可用 X 线治疗，根据病灶大小、深浅决定剂量与疗程。

（2）化学药物治疗：黑色素瘤已转移者，化疗可延缓病情恶化。无淋巴转移的头面部基底细胞癌多应用局部涂敷抗癌药。

（3）冷冻、激光治疗：适用于富于纤维成分、病灶不大的基底细胞癌。

（4）免疫治疗：应用自身肿瘤制成的疫苗行皮内注射，选用白介素—2、卡介苗接种、转移因子、淋巴因子激活的细胞（LAK 细胞）等，以提高患者机体抵抗力。

（四）护理评估

1.健康史

了解患者文化程度、居家环境、宗教信仰、住址、家庭成员及以往病史，了解患者在家中的地位和作用。

2.身体状况

（1）询问患者起病方式和首发症状：黑色素瘤患者病变部位如有黑色素斑或黑痣，可因理发、洗发、瘙痒的反复刺激或长期戴帽压迫、摩擦，表皮糜烂，依附的毛发脱落，并逐渐增大，发生癌变。基底细胞癌早期表现为局部皮肤略呈隆起，淡黄色或粉红色小结节，仅有针头或绿豆大小，有蜡涂光泽，质较硬，伴有毛细血管扩张，无压痛或疼痛。病变位于深层者，表皮皮肤略凹陷，失去正常皮肤的光泽和纹理。鳞癌多为继发，常在原有头皮的慢性溃疡、瘢痕等损害基础上癌变。

（2）了解有无神经功能受损：一般头皮恶性肿瘤未侵犯颅内组织时，无神经功能受损表现。

（3）了解有无肿瘤转移表现：结节型黑色素瘤很早发生转移，出现区域性淋巴结肿大，并常转移到肺、脑、肝等器官，浅表型黑色素瘤则转移较迟。深在型鳞癌病变发展较快，并向深层浸润，可达颅骨，可有早期区域性淋巴结转移，也有经血行转移者，但罕见。收集这些资料，可为制订和选择治疗护理方案提供重要依据。

3.心理与社会状况

了解患者的经济情况及费用支付方式、患者家庭成员以及患者对疾病的认识和对康复的期望值，以便进行心理疏导和鼓励。

（五）护理要点

1.恐惧

恐惧与担心疾病的预后有关。

2.知识缺乏

缺乏头皮恶性肿瘤的相关知识。

3.潜在并发症

潜在并发症包括感染、营养不良。

（六）护理措施

1.术前护理

（1）体位护理：取自由卧位，晚期患者应协助改变卧位，每 2 小时翻身 1 次，防止压疮形成。

(2)症状护理:患者肿瘤局部出现糜烂、溃疡、感染,或局部淋巴结肿大,提示病情加重,应及时报告医师处理。保持皮肤清洁,必要时局部换药,每天1~2次,防止感染。

(3)心理护理:局部肿块、疼痛、肿块性质未定、高额的医疗费用和手术的威胁及术后情况的未知,可使患者产生恐惧、焦虑的心理反应,应通过与患者及家属多方面的交流了解其心理特点,对不同原因进行心理指导。

(4)饮食护理:患者可因焦虑、恐惧及肿瘤对机体的影响,出现食欲下降,或肿瘤后期、肿瘤转移患者呈恶病质。鼓励患者进食高营养、富含蛋白质、易消化的食物,以保证机体需要量的供给及提高机体对手术和放疗、化疗的耐受力。根据患者的饮食习惯,制作色、香、味俱佳的菜肴。消化吸收差的患者,宜采用少食多餐的方法进食。严重恶病质不能经口进食者,遵医嘱静脉补充营养,并做好口腔护理。

2.术后护理

(1)心理护理

1)患者可因麻醉后反应、手术创伤、伤口疼痛等原因出现呕吐、头痛等表现,同时因各种管道限制了躯体活动,这些因素使患者产生恐惧、孤独的心理反应,应加强头痛、呕吐的护理,指导患者采取半坐卧位,防止管道脱出,主动关心患者,以缓解其恐惧的不良心理反应。

2)患者常因对肿瘤性质的猜疑而感到焦虑不安,应根据患者的文化程度、心理耐受能力等各方面因素确定是否如实告知,认为术后暂不宜告知者,应告知患者信赖的亲友,以取得亲友的理解和配合。

3)安排亲友陪伴或探视,指导其鼓励安慰患者,消除患者孤独无助感,增强其战胜疾病的信心。

4)耐心倾听患者的主诉,遵医嘱给予镇痛药。

(2)症状护理

1)密切观察头痛的性质、部位,伤口疼痛时,常不伴有呕吐,可遵医嘱适当镇痛。

2)观察伤口敷料情况,伤口敷料渗血,提示活动性出血,伴意识、瞳孔、生命体征异常,常见于侵及颅骨的头皮肿瘤切除术后,提示脑水肿或硬膜外血肿,应立即报告医师处理。

3)呕吐时将头偏向一侧,以防止误吸,及时处理呕吐污物,更换污染被服,减少感官刺激,呕吐后用温开水漱口。呕吐频繁者可肌内注射甲氧氯普胺10mg。

(3)放疗化疗护理

1)鼓励患者正视现实,为患者提供本病治疗效果较好的病例信息,帮助其树立战胜疾病的信心。

2)静脉注射化疗药物时,应确保针头在血管内方可注入,防止皮肤损伤,同时应从小静脉开始,以保护血管。

3)定期抽血进行血常规、肝功能、肾功能检查,并做好化疗、放疗的必要性及有关不良反应的相关知识宣教。

(七)健康教育

1.心理指导

与患者积极沟通交流,了解其心理状态,鼓励其树立战胜疾病的信心,增强生活的勇气。

2.饮食指导

进食高蛋白、富含营养、易消化的饮食,以增强机体抵抗力,促进康复。

3.就诊及复查

出现原有症状或手术部位红、肿、热、痛、积液、积脓时,应及时就诊。术后 3～6 个月门诊复查。

第三节　垂体瘤

垂体瘤是一组从腺垂体和神经垂体及颅咽管上皮残余细胞发生的肿瘤。此组肿瘤以腺垂体的腺瘤占大多数,来自神经垂体者少见。垂体瘤约占颅内肿瘤的 10%,大部分为良性腺瘤,极少数为恶性。

一、病因及分类

(一)病因

垂体瘤的发病机制是一个多种因素共同参与的复杂的多步骤过程,至今尚未明确。主要包括两种假说:一是下丘脑调控异常机制,二是垂体细胞自身缺陷机制。人们对下丘脑垂体轴生理功能的不断研究,发现腺垂体可分泌如下激素:生长激素(GH)、泌乳素(PRL)、促肾上腺皮质激素(ACTH)、促甲状腺素(TSH)、促卵泡激素(FSH)、黄体生成素(LH)。

(二)分类

1.根据肿瘤细胞染色的特性

分为嫌色性、嗜酸性、嗜碱性细胞腺瘤。

2.根据肿瘤内分泌功能

分为泌乳素瘤(PRL 腺瘤)、生长激素瘤(GH 腺瘤)、促肾上腺皮质激素瘤(ACTH 腺瘤)、促甲状腺素瘤(TSH 腺瘤)、促性腺素瘤(FSH 和 LH 腺瘤)、混合性激素分泌瘤、无功能垂体腺瘤。

3.按肿瘤大小

分为微腺瘤(直径≤1cm)、大腺瘤(1cm<直径≤3cm)、巨腺瘤(直径>3cm)。

二、临床表现

垂体瘤可有一种或几种垂体激素分泌亢进的临床表现。除此之外,还可因肿瘤周围的正常垂体组织受压和破坏引起不同程度的腺垂体功能减退的表现,以及肿瘤向鞍外扩展压迫邻近组织结构的表现。

(一)激素分泌过多综合征

1.PRL 腺瘤

女性多见,典型表现为闭经、溢乳、不育。男性则表现为性欲减退、阳痿、乳腺发育、不育等。

2.GH 腺瘤

未成年人可表现为生长过速、巨人症。成人表现为肢端肥大。

3.ACTH 腺瘤

临床表现为向心性肥胖、满月脸、水牛背、多血质、皮肤紫纹、毳毛增多等。重者闭经、性欲减退、全身乏力,有的患者伴有高血压、糖尿病、低血钾、骨质疏松等。

4.TSH 腺瘤

少见,由于垂体促甲状腺激素分泌过盛,多引起甲状腺功能亢进症状。

5.FSH 和 LH 瘤

非常少见,有性功能减退、闭经、不育、精子数目减少等。

(二)激素分泌减少

某种激素分泌过多干扰了其他激素的分泌,或肿瘤压迫正常垂体组织而使激素分泌减少,表现为继发性性腺功能减退(最为常见)、甲状腺功能减退(次之)、肾上腺皮质功能减退。

(三)垂体周围组织压迫症候群

1.头痛

因为肿瘤造成鞍内压升高,垂体硬膜囊及鞍膈受压,多数患者出现头痛,主要位于前额、眶后和双颞部,程度轻重不同,间歇性发作。

2.视力减退、视野缺损

肿瘤向前上方发展压迫视交叉,多数为颞侧偏盲或双颞侧上方偏盲。

3.海绵窦综合征

肿瘤向侧方发展,压迫第Ⅲ、Ⅳ、Ⅵ对脑神经,引起上眼睑下垂、眼外肌麻痹和复视。

4.下丘脑综合征

肿瘤向上方发展,影响下丘脑,可导致尿崩症、睡眠异常、体温调节障碍、饮食异常、性格改变。

5.脑脊液鼻漏

如肿瘤破坏鞍底,可导致脑脊液鼻漏。

6.垂体卒中

由瘤体内出血、坏死导致。起病急骤,剧烈头痛、恶心、呕吐,并迅速出现不同程度的视力减退,严重者可在数小时内双目失明,常伴眼外肌麻痹,可出现意识模糊、定向力障碍、颈项强直甚至突然昏迷。

三、辅助检查

(一)激素测定

包括 PRL、GH、ACTH、TSH、FSH、LH、MSH、T3、T4 等。

(二)影像学检查

包括 MRI、CT、X 线片和放射性核素检查。

1.MRI

垂体瘤的影像学检查首选 MRI,因其敏感,能更好地显示肿瘤及其与周围组织的解剖关系,可以区分视交叉和蝶鞍隔膜,清楚显示脑血管及垂体肿瘤是否侵犯海绵窦和蝶窦、垂体柄是否受压等情况,MRI 比 CT 检查更容易发现小的病变。MRI 检查的不足是它不能像 CT 一样显示鞍底骨质破坏征象以及软组织钙化影。

2.CT

常规 5mm 分层的 CT 扫描仅能发现较大的垂体占位病变。高分辨率多薄层(1.5mm)冠状位重建 CT 在增强扫描检查时可发现较小的垂体瘤。

3.X 线片

瘤体较大时,平片可见蝶鞍扩大、鞍底呈双边,后床突及鞍背骨质吸收、变薄及向后竖起。

4.放射性核素

应用于鞍区疾病的放射性核素成像技术也发展迅速,如正电子断层扫描(PET)已开始用于临床垂体瘤的诊断。

(三)其他检查

垂体瘤的特殊检查主要指眼科检查,包括视野检查、视力检查和眼球活动度检查。肿瘤压迫视交叉或视束、视神经时,可引起视野缺损或伴有视力下降。

四、治疗要点

垂体瘤的治疗方法有手术治疗、放射治疗、药物治疗及激素替代治疗。

(一)手术治疗

瘤体微小,限于鞍内者,可经鼻蝶入路显微手术切除。有鼻部感染、鼻窦炎、鼻中隔手术史(相对),巨大垂体瘤明显向侧方、额叶底、鞍背后方发展者(相对),有凝血机制障碍或其他严重疾病的患者禁忌经鼻蝶手术方式,需经颅垂体瘤切除术。手术方法如下。

1.经颅垂体瘤切除术

包括经额叶、经颞叶和经蝶骨嵴外侧入路。

2.经蝶垂体瘤切除术

包括经口鼻蝶入路、经鼻(单侧或双侧)蝶窦入路、经筛窦蝶窦入路和上颌窦蝶窦入路。

3.立体定向手术(经颅或经蝶)

垂体内植入同位素 180,^{90}Ir,放射外科(γ刀和 X 刀)。

(二)放射治疗

放射治疗对无功能性垂体瘤有一定效果。适应证:①肿瘤体积较小,视力、视野未受影响;②患者全身情况差,年老体弱,有其他疾病,不能耐受手术者;③手术未能切除全部肿瘤,有残余肿瘤组织者,术后加放射治疗。

(三)药物治疗

常用药物为溴隐亭,可减少分泌性肿瘤过高的激素水平,改善临床症状及缩小肿瘤体积。

(四)激素替代治疗

有腺垂体功能减退者,应补充外源性激素,纠正内分泌紊乱。

五、护理措施

(一)术前护理

1.心理护理

垂体瘤由于病程长,常伴有头晕、头痛、视力减退、肢端肥大、性功能障碍、闭经、泌乳等症状,使患者思想负担重,精神压力大,常有恐惧、焦虑、自卑、抑郁等心理障碍。入院后护理人员应准确评估患者心理,加强沟通和交流,做好心理疏导。

2.术前准备

经蝶垂体瘤切除术:①经口呼吸训练,术后患者由于鼻腔填塞碘仿纱条及手术创伤切口疼痛,需经口呼吸,因此术前应训练患者经口呼吸,让患者或他人将双鼻腔捏紧;②鼻腔准备,因手术经鼻腔蝶窦暴露鞍底,经过鼻腔黏膜,所以需保持口、鼻腔清洁,用生理盐水棉签清洗鼻腔或滴眼液滴鼻,注意保暖,防止感冒,术前剃鼻毛。

3.垂体卒中

避免一切诱使颅内压升高的因素,防止感冒、咳嗽及保持排便通畅。如发生垂体卒中,应遵医嘱应用肾上腺皮质激素,并做好急诊手术的准备工作。

4.垂体功能低下

晚期由于肿瘤压迫,垂体萎缩,腺体组织内分泌功能障碍,致垂体功能下降。表现为面色苍白、嗜睡、低体温、低血压、食欲缺乏。如出现上诉症状,应立即通知医生,遵医嘱应用激素替代治疗。

(二)术后护理

1.体位

麻醉完全清醒后取半卧位,床头抬高 $30°\sim60°$,除有利于呼吸和颅内静脉回流,减轻脑水肿外,对经蝶垂体瘤切除的患者,还可减少创腔渗液,利于切口愈合。

2.气道管理

经鼻蝶垂体手术术后早期易发生气道梗阻,危险因素与手术入路和患者的基础疾病有关。鼻腔、口腔积血和鼻腔填塞物均可造成堵塞。护理上需注意:及时清除口腔及呼吸道内分泌物;由于鼻腔用凡士林纱布条或膨胀海绵填塞,吸氧管应放于口腔或行面罩吸氧,指导患者用口呼吸;对经蝶入路患者,禁忌经鼻腔安置气管插管、鼻胃管及经面罩无创正压通气。

3.视力、视野观察

密切观察患者视力、视野改变,若患者术后视力、视野同术前或较术前明显改善,但数小时后又出现视力、视野损害,甚至失明,应高度警惕继发鞍区血肿或水肿。

4.鼻部护理

鼻内镜下术后鼻腔伤口一般经过肿胀期、结痂期、恢复期。术后肿胀最为明显,患者术后鼻腔用高分子膨胀海绵填塞止血,由于手术和海绵的刺激,鼻腔常有少量液体渗出,术后应注意观察渗出液的颜色、性质及量,保持鼻前庭周围及敷料清洁,避免打喷嚏、擤鼻等动作,当咽部有异物感或窒息感时,立即通知医生处理,直至 48 小时后取出纱条。

5.并发症的观察和护理

(1)出血:密切观察患者生命体征、意识状态,评估视力及视野变化以及有无剧烈头痛,如有异常,立即通知医生。

(2)水钠平衡失调:尿崩症是垂体瘤术后最常见的并发症之一,由垂体柄和神经垂体受损引起的抗利尿激素分泌减少所致。多发生在术后 48 小时内,可出现烦渴、多饮、多尿,每小时尿量大于 250mL,或 24 小时尿量为 4000~10000mL。尿比重＜1.005。护理:及时发现尿崩症状,根据医嘱应用垂体后叶素;排除引起多尿的因素,如脱水剂的应用、大量饮水、大量及过快补液等,准确记录尿量、尿比重,严格记录 24 小时出入液体量;遵医嘱术后 3 天内每天 2~3次检测血电解质,及时纠正电解质紊乱;评估患者脱水情况,指导患者饮水;部分患者表现为低钠血症,需缓慢纠正,避免中枢脱髓鞘。

（3）脑脊液鼻漏：可出现取出引流条后鼻腔有水样液体流出,患者坐起、低头时加重。

（4）消化道出血：由于下丘脑损伤使自主神经功能障碍所致。可出现呕吐或由胃管内抽出大量的咖啡色胃内容物,伴有呃逆、腹胀等症状。护理：密切观察生命体征的变化；保持静脉输液通畅；出血期遵医嘱禁食,出血停止后给予温凉流质、半流质和易消化软食；可遵医嘱给予预防消化道出血的药物；出血后 3 天未排便者慎用泻药。

（5）高热：是由于下丘脑体温调节中枢受损所致。体温可高达 39～40℃,持续不降,肢体发凉。护理措施包括：监测体温变化及观察周身情况；给予物理降温,必要时应用药物降温；及时更换潮湿的衣服、被褥、保持床单清洁干燥；给予口腔护理,每天 2 次,鼓励患者多饮水；给予清淡、易消化的高热量、高蛋白流质或半流质饮食。

（6）激素替代治疗的护理：用药时间,选择早晨静脉滴注或口服激素治疗,使激素水平的波动符合生理周期,减少不良反应；预防应激性溃疡,应用抑酸剂预防应激性溃疡,增加优质蛋白的摄入,以减少因激素的蛋白分解作用所致的营养不良；监测生命体征,大剂量应用激素者需严格监测生命体征,激素在减量时注意观察患者的意识状态,若意识由清醒转为嗜睡、淡漠甚至昏迷,需及时通知医生,同时监测血糖。

六、健康指导

（一）用药指导

指导患者用药方法和注意事项,自觉遵医嘱服用药物,若服用激素类药物,不可擅自减量,需经门诊检查后遵医嘱调整用量。

（二）活动指导

出院后注意休息,在体力允许的情况下逐渐增加活动量,避免劳累,少去公共场所,注意自我保护,防止感冒。视力、视野障碍未恢复时,尽量不外出,如需外出,应有家人陪伴。

（三）饮食

进食清淡、易消化饮食,勿食辛辣食物,戒烟酒；术后有尿崩者,需及时补充水分,以保证出入液量的平衡；口渴时喝水要慢,以延长水分在体内停留的时间；血钠过低者,可在水中加少许盐,饮食宜偏咸,以补充丢失的盐分。

（四）复诊

出院后 3 个月到门诊复查。出现以下症状,应立即就诊：①鼻腔流出无色透明液体；②头痛逐渐加重；③视力、视野障碍加重；④精神萎靡不振、食欲差、面色苍白、无力等。

第四节　颅内动脉瘤

颅内动脉瘤是由于局部血管异常改变产生的脑血管瘤样突起,是一种神经外科常见的脑血管疾病,多发生于脑底动脉环的动脉分支或分叉部,该处常有先天性肌层缺陷,主要见于成年人(30～60 岁),青年人较少。

动脉瘤破裂出血病死率很高,初次出血死亡率为 15%,再次出血死亡率为 40%~65%,再次出血最多出现在 7 日之内。

一、病因

目前认为主要与以下因素有关。

(1)感染因素。

(2)先天性因素。

(3)动脉硬化。

(4)其他,如创伤、肿瘤、颅内合并动静脉畸形。

二、病理

组织学检查发现动脉瘤仅存一层内膜,缺乏中层平滑肌组织,弹性纤维断裂或消失。瘤壁内有炎性细胞浸润。动脉瘤为囊性,呈球形或浆果状,外观紫红色,瘤壁极薄,98% 的动脉瘤出血位于瘤顶。破裂的动脉瘤周围被血肿包裹,瘤顶破口处与周围组织粘连。

三、诊断要点

(一)临床表现

1.颅内出血

表现为突发头疼、呕吐、意识障碍、癫痫样发作及脑膜刺激征。

2.局灶体征

巨大动脉瘤常产生压迫症状,可出现偏瘫、动眼神经麻痹及梗阻性脑积水。

3.脑缺血及脑血管痉挛

脑血管痉挛是颅内动脉瘤破裂后造成脑缺血的重要原因,患者可出现不同程度的神经功能障碍、偏瘫、失语、深浅感觉减退、失明、精神症状等。

(二)辅助检查

1.CT

可明确有无蛛网膜下隙出血(SAH),是确诊 SAH 的首选。

2.腰穿

腰椎穿刺可能诱发动脉瘤破裂出血,故不再作为确诊 SAH 的首选。

3.MRI

可初步了解动脉瘤的大小及位置。

4.脑血管造影

脑血管造影是确诊颅内动脉瘤的金标准,对判明动脉瘤的准确位置、形态、内径、数目、血管痉挛和确定手术方案都十分重要。

5.其他

经颅多普勒超声(TCD)、磁共振血管成像(MRA)、CT 血管造影(CTA)等。

四、治疗

(一)非手术治疗

1.绝对卧床休息,抬高床头 30°。

2.止血。

3.降低颅内压。

4.控制血压,预防和减少动脉瘤再次出血。

5.控制及预防癫痫的发作。

6.镇静镇痛。

7.保持大便通畅。

8.脑血管痉挛的防治。

(1)3H治疗:扩容、升压、血液稀释。

(2)钙离子拮抗剂:使用尼莫地平,注意输入速度。

(3)一氧化氮:能拮抗内皮素,而内皮素是脑血管痉挛和延迟性脑缺血的主要原因。

(4)重组组织纤维蛋白酶原激活剂。

(二)手术治疗

(1)开颅夹闭术:开颅夹闭动脉瘤颈是最理想的方法,为首选。

(2)血管内栓塞术。

(3)孤立术(侧支循环充分时采用)等。

五、护理

(一)主要护理问题

(1)舒适的改变与疼痛有关。

(2)焦虑/恐惧与患者对疾病的恐惧、担心预后有关。

(3)知识缺乏:缺乏疾病相关知识。

(4)潜在并发症:颅内再出血、感染。

(二)护理目标

(1)患者疼痛减轻,主诉不适感减轻或消失。

(2)患者焦虑/恐惧程度减轻,配合治疗及护理。

(3)患者及其家属了解相关知识。

(4)术后未发生相关并发症或并发症发生后能得到及时治疗与处理。

(三)护理措施

1.术前护理措施

(1)心理护理:①向患者或其家属解释手术的必要性、手术方式、注意事项;②鼓励患者表达自身的感受;③对个体情况进行有针对性的心理护理;④鼓励患者家属和朋友给予患者关心和支持。

(2)营养护理:①根据情况给予高蛋白、高维生素、低脂肪、清淡易消化食物;②不能进食者遵医嘱静脉补充热量或行管喂;③针对患者的具体情况,如合并糖尿病、心功能不全、肾功能不全,给予相应的饮食。

(3)胃肠道准备:术前8小时禁食禁饮。

(4)病情观察及护理:①观察并记录患者血压情况。②观察患者意识、瞳孔、生命体征、尿量和肢体活动情况。③昏迷患者注意观察皮肤状况并加强护理。④绝对卧床休息,保持病室安静,减少探视,尽量减少不良的声、光刺激。⑤避免各种不良刺激,如用力排便、咳嗽、情绪激动、烦躁易引起再出血的诱因。⑥保持大便通畅;保证充分的睡眠和休息;保持情绪稳定。⑦脑血管造影后的护理,严密观察股动脉伤口敷料情况;拔管后按压局部伤口 4～6 小时,先用手压 2 小时,再用沙袋压 4 小时,压力要适度,以不影响下肢血液循环为宜;或者用动脉压迫器压迫穿刺点,2 小时后逆时针松解一圈,再压迫 6 小时后拔除压迫器;密切观察双侧足背动脉搏动、体温及末梢血运情况,嘱患者穿刺侧肢体伸直,24 小时制动,不可弯曲。

(5)术前常规准备:①术前进行抗生素皮试,术晨遵医嘱带入术中用药;②协助完善相关术前检查,包括心电图、B 超、出凝血试验等;③术晨更换清洁病员服;④术晨备皮,术前 2 小时剃头;⑤术晨建立静脉通道;⑥术晨与手术室人员进行患者、药物核对后,送入手术室;⑦麻醉后置尿管。

2.术后护理措施

(1)全麻术后护理常规:①了解麻醉和手术方式、术中情况、切口和引流情况;②持续低流量吸氧;③持续心电监护;④床档保护防坠床;⑤严密监测生命体征。

(2)伤口观察及护理:观察伤口有无渗血渗液,应及时通知医生并更换敷料。

(3)各管道观察及护理:①输液管保持通畅,留置针妥善固定,观察穿刺部位皮肤有无红肿;②尿管按照尿管护理常规进行,一般术后第 2 日可拔除尿管,拔管后注意观察患者自行排尿情况。

(4)疼痛护理:①评估患者疼痛情况:伤口、颅内高压;②遵医嘱给予镇痛药物或降压药物;③提供安静舒适的环境。

(5)基础护理:做好口腔护理、尿管护理、定时翻身、雾化、患者清洁等工作。

(6)神经外科引流管护理:①保持通畅。勿折叠、扭曲、压迫管道。②妥善固定。颅内引流管与外接引流瓶或引流袋接头应连接牢固,外用纱布包裹,用胶布分别将纱布两端与引流管固定,避免纱布滑落;躁动患者在征得家属同意后适当约束四肢;告知患者及家属引流管的重要性,切勿自行拔出;根据引流管的种类和安置目的调整放置高度;引流管不慎脱出,应检查引流管头端是否完整拔出,并立即通知主管医生处理。③观察并记录。严密观察引流液性状、颜色、量;正常情况下,手术后 1～2 日引流液为淡血性液,颜色逐渐变淡,若引流出大量新鲜血液或术后血性液逐渐加深,常提示有出血,应通知医生积极处理;引流量过少应考虑引流管阻塞的可能,采用自近端向远端轻轻挤压、旋转引流管方向、适当降低引流管高度等方法进行处理;采用以上方法处理后引流管仍未通畅时,应严密观察患者意识或瞳孔变化,警惕颅内再出血的发生;观察患者伤口敷料情况。④拔管。根据引流量的多少、引流液的颜色、颅内压、引流目的等考虑拔管时间。

(7)饮食护理:术后患者清醒后当天禁食,第 2 日可进半流质饮食,以后逐渐过渡到普食;昏迷患者则于第 2 日安置保留胃管,给予管喂流质饮食。饮食以高蛋白、高维生素、低糖、清淡易消化的食物为宜。

(8)体位与活动:患者清醒后抬高床头 30°,能改善颈静脉回流和降低颅内压。头部应处于中间位,避免转向两侧。患者术后活动应循序渐进,首先在床上坐,然后在床边坐,再在陪护搀扶下下地活动,避免突然改变体位引起脑部供血不足导致头晕或昏倒。

(9)健康宣教:①清淡易消化饮食。②3 个月后复查。③肢体瘫痪者,保持肢体功能位,由被动锻炼到主动锻炼;失语者,教患者锻炼发音,由简单的字到词组,再到简单的句子。④保持稳定的情绪;保持大便通畅;保持良好的生活习惯、活动规律、睡眠充足、劳逸结合等。⑤根据患者不同的心理情况进行不同的心理护理。

(四)并发症的处理及护理

1.术后颅内出血

患者意识加深,双瞳不等大,引流液颜色逐渐加深,伤口敷料有新鲜血液渗出,神经功能废损加重。保守治疗:使用脱水药、止血药,保守治疗无效者应及时行再次手术。

2.脑血管痉挛

意识加深,神经废损功能加重。使用钙离子拮抗剂,如尼莫同;行 3H 疗法,即扩容、升压、血液稀释。

3.颅内感染

术后 3 日体温持续性高热,腰穿脑脊液白细胞升高,脑膜刺激征阳性。进行药敏试验,调整抗生素使用,行物理降温,持续腰穿引流脑脊液。

第五节　脑动静脉畸形

一、概述

脑动静脉畸形(AVM)是一种胚胎时期发育异常所致的先天性血管畸形,病变部位脑动脉与静脉之间缺乏毛细血管,致动脉与静脉直接相通,形成短路,产生一系列脑血流动力学紊乱。AVM 是出血性脑血管病的主要类型之一,通常以癫痫、脑内或蛛网膜下隙出血、盗血以及头痛发病。

二、临床表现

脑动静脉畸形通常以出血或癫痫发病,伴或不伴有头痛、颅内杂音及进行性神经系统功能障碍。

(一)出血

50%以上的 AVM 患者以颅内出血为首发症状,表现为头痛、呕吐、严重者意识丧失,颈项强直。

(二)癫痫

癫痫是 AVM 最为常见的症状,可发生在出血前或出血后,也可发生在出血时,顶叶发生频率最高,其次为额叶和颞叶,再次为枕叶,大脑深部和颅后窝 AVM 很少发生癫痫。

(三)头痛

较为常见,头痛性质可为偏头痛、局限性头痛或全头痛,无明显定位意义。如出血大量时,可出现剧烈头痛、呕吐,甚至出现意识障碍。

(四)神经系统功能障碍

部分患者可出现一过性或进行性神经功能障碍,可表现为肢体麻木或无力、偏盲、失语、共济失调等。

(五)其他症状

精神症状、眼球突出、颅内血管杂音。

(六)辅助检查

(1)DSA 是诊断脑血管畸形的金标准。

(2)MRI 和 MRA,MRI 诊断脑 AVM 的正确率几乎可达到100%。

(3)头颅 CT 扫描。

(4)利用 TCD 技术,不仅可以检测脑 AVM 的血流方向,还可检测到有无盗血现象。

三、治疗原则

(1)血管内栓塞治疗。

(2)手术治疗。

1)供血动脉结扎术。

2)动静脉畸形切除术。

(3)立体定向放射外科治疗,使病灶缩小后再考虑手术切除。

四、护理评估

了解患者主要症状及症状出现时间、诱发因素;评估神经功能障碍程度及自理程度。

五、护理要点及措施

(一)术前护理

(1)倾听主诉,了解病史及畸形发病特点,是以癫痫发病还是以脑出血发病。

(2)按癫痫护理常规,床旁备地西泮,按时服用抗癫痫药物,大发作时防止受伤,观察记录意识瞳孔变化及发作情况。

(3)已出血发病者,应观察其意识及瞳孔变化,遵医嘱给予止血、脱水等治疗。头痛者,应观察记录其头痛性质,遵医嘱对症处理。

(4)心理护理:针对患者及其家属不同心理反应予以心理疏导和心理支持,提供疾病相关读物以减轻患者及家属的焦虑情绪。指导患者学会放松的方法,避免情绪过于波动,防止因情绪的大起大落而致脑出血的发生。

(5)饮食护理:指导患者进食低盐、低脂、低胆固醇、富含纤维素饮食,保证营养供给,防止便秘。

(6)了解患者基础血压情况,定时监测血压,遵医嘱服用降压药物,防止因血压过高引起脑出血。

(二)术后护理

(1)按神经外科术后护理常规。

(2)体位:开颅全身麻醉手术患者术后返回病房,麻醉清醒后去枕平卧 6 小时后取头高位,抬高床头 15°～30°;介入手术后平卧,术肢保持伸直位。

(3)严密观察患者的意识、瞳孔、生命体征及肢体活动变化并做好记录。密切监测血压,遵医嘱准确给药,维持血压稳定并避免不良刺激;严密观察神经系统症状,及时发现脑水肿症状,避免发生正常灌注压突破综合征;对于有肢体功能障碍的患者应给予正确的功能锻炼,病情允许时应及早进行康复训练。

（4）按医嘱定时输入脱水药物，脑室引流者保持引流通畅，保持血压在基础血压下限，防止正常灌注压突破综合征发生。

（5）饮食：开颅全身麻醉患者返回病房后禁食、水24小时，介入治疗局部麻醉患者返回病房后即可饮水及进食，饮食宜清淡易消化，避免进食过于刺激的食物。

六、健康教育

（1）向患者讲解动、静脉畸形出血的诱发因素，避免诱发再次出血。保持乐观心态，避免情绪波动。

（2）指导正确服用抗癫痫、抗缺血、神经功能修复等药物，切勿漏服及擅自停药。

（3）鼓励患者坚持进行康复训练，无功能障碍或轻度功能障碍的患者应尽量从事一些力所能及的工作，避免患者角色的强化，尽早回归社会。

（4）教会患者及其家属血压自我监测方法，减少再出血诱发因素。

（5）告知患者若再次出现头痛、呕吐、神经功能障碍等症状，应及时就诊，无症状者3～6个月后复查。

第六节　颅骨疾病

一、颅骨骨髓炎

颅骨骨髓炎是指颅骨因细菌感染而产生的一种化脓性炎症，常因葡萄球菌等化脓性细菌由伤口或邻近组织的感染蔓延侵入颅骨，引起炎症导致，其感染范围可以局限在一块颅骨上，也可超过骨缝，侵及多个颅骨。常见于儿童和青壮年，虽然抗生素广泛应用，但头部软组织感染引起者仍不少见。颅骨骨髓炎的炎症极易向周围扩散，使病情加重，如诊断治疗不及时，可导致不良后果，但早期诊断、积极治疗，尤其是在发生颅内并发症之前采取有效措施则预后良好。

颅骨骨髓炎的病因包括：在开放性损伤过程中颅骨直接被污染，而伤后清创又不够及时或在处理中不够恰当；头皮损伤合并伤口感染，经血管蔓延至颅骨，或头皮缺损使颅骨长期外露坏死而感染；开放性颅骨骨折，累及鼻窦、中耳腔和乳突。

（一）临床表现

1.急性期

局部头皮出现炎性反应，如红、肿、热、痛等，远处头皮可有水肿，邻近淋巴结肿大，且伴有全身感染症状，如发热、倦怠、乏力、食欲缺乏、寒战等。在外周血中白细胞可增多，如治疗不及时或炎症没有得到控制，感染可向颅内或颅外扩展，在颅外可形成骨膜下脓肿，在颅内可形成硬脑膜外脓肿、脑膜炎或脑脓肿、感染性静脉窦栓塞等。

2.慢性期

颅骨感染迁延未愈可转成慢性骨髓炎，局部表现为头皮下积脓或反复破溃而形成窦道。

窦道有时闭合,有时破溃流脓,脓液中可伴有坏死的小骨块,当排脓不畅时,局部及全身感染症状也随之加剧。

(二)辅助检查

1.脓液培养

结果多为阳性。

2.脑脊液常规检查

色混浊,白细胞、蛋白明显增多,糖及氯化物降低。

3.颅骨 X 线片检查

一般在颅骨感染后 2～3 周才能在 X 线片上呈现改变,可见单发或多发边缘不整的低密度骨缺损,或椭圆形地图状,或虫蚀,或低密度区,颅骨边缘有明显的反应性骨质增生的高密度骨硬化带。

4.颅脑 CT 扫描

有助于颅内脓肿的诊断,合并硬脑膜外或硬脑膜下脓肿时,表现为颅骨内板下方脑外出现菱形低密度区,增强检查内缘有均一明显带状强化,同时伴有邻近脑组织水肿。

(三)治疗

1.急性期

应用大剂量广谱抗生素治疗。已形成头皮下或骨膜脓肿则应早期拆除伤口缝线或切开引流,并注意伤口深处有无污物,同时将已失去活力和血供的游离感染的骨片取出。

2.慢性期

已发展有慢性窦道及颅骨缺损的患者应尽早采取手术治疗。一般做直线或 S 形切口,全部切除病灶颅骨、异物、死骨和肉芽组织,直至正常颅骨为止,术中以抗生素溶液冲洗。缝合头皮伤口或大部缝合,皮下引流,术后抗生素治疗,直至伤口愈合。若合并硬脑膜下脓肿,应同时引流处理。

(四)护理评估

1.健康史

(1)个人史:了解患者的文化程度和家庭背景,如患者的居家环境、家庭住址、家庭成员,患者在家庭中的地位、经济情况以及以往病史等。

(2)询问患者起病方式或首发症状:了解患者头部是否有伤口或头面部疖肿、鼻窦炎、口腔咽喉炎及身体其他部位化脓性感染。

2.身体状况

(1)观察患者有无意识障碍:观察患者瞳孔大小与对光反射是否异常。颅骨骨髓炎如控制不及时,则可穿破硬脑膜,向颅内蔓延,引起颅内并发症,据文献报道约占 30％,其中主要并发症为脑脓肿,可因其侵犯的部位、范围及严重程度而引起不同的神经系统症状与体征,如头痛、呕吐、高热、谵妄、抽搐、昏迷等。

(2)评估患者有无神经功能受损:当颅骨骨髓炎并发脑脓肿时,可因其部位不同,引起不同的神经系统症状和体征,如肢体瘫痪、失语等。

3.心理与社会状况

了解患者及其家庭成员对疾病的认知和对康复的期望值,以便有针对性地进行心理疏导和鼓励。

(五)护理要点

1.体位异常

体位异常与疾病引起的全身感染有关。

2.自理能力缺陷

自理能力缺陷与疾病引起的自理能力下降有关。

3.知识缺乏

缺乏颅骨骨髓炎相关的自我保健知识。

4.潜在并发症

潜在并发症为颅内感染。

(六)护理措施

1.术前护理

(1)心理护理:体温异常、自理能力下降、对手术的恐惧、术后情况的未知等因素导致患者产生焦虑、恐惧的心理,应通过与患者及其家属的交流、及时观察了解其心理反应,针对不同的原因进行心理护理,同情、关心患者,激发患者对治疗的信心。

(2)症状护理:高热多由致病力强的细菌感染引起,起病急,全身中毒症状重,体温可高达38~40℃,需及时降温。

1)体温监护:一般每天测体温 4 次,如持续高热,尤其伴有中枢神经系统或心、肝、肾疾病的高热或超高热,需 24 小时连续体温监测,为防止加重主要脏器功能损害,高热应及时采取相应的降温措施。

2)卧床休息:高热时,机体代谢增加而进食少,尤其是体质虚弱者,需绝对卧床休息,以减少机体消耗。

3)营养及水、电解质平衡的维持:高热时,各种代谢功能的变化使机体热量消耗大,液体丢失多而消化吸收功能下降。应给予高热量、高蛋白、高维生素、低脂肪等易消化、富营养的流质或半流质饮食,鼓励患者多饮水,保持每天热量在 $1.25×10^4$ J 以上,液体摄入量 3000mL 左右。必要时给予静脉输液并补充电解质,以促进致病微生物及其毒素的排出。输液治疗时应严密观察,尤其对于心、脑疾病患者,应严格控制输液速度,以防止输液过快导致急性肺水肿、脑水肿。

4)生活护理:高热患者唾液分泌减少,抵抗力下降,口腔内食物残渣是细菌的良好培养基,广谱抗生素的应用导致菌群失调,易引起口腔炎或口腔黏膜溃疡。因此,应做好口腔护理,每天 2~3 次。高热及退热过程中大量出汗易刺激患者皮肤,需加强皮肤护理,随时更换汗湿的床单、被服,擦干汗液并擦洗局部,以保持皮肤清洁,同时鼓励并协助患者翻身、按摩受压部位,尤其对于昏迷、惊厥等意识障碍患者,加强保护措施,防止压疮、坠床等意外。

5)降温处理:持续高热可增加心、脑、肾等重要器官代谢,加重原有疾病,威胁患者生命,故应积极采取降温措施。①物理降温:控制室温,夏季可用空调、电扇降低环境温度,必要时撤减被褥。冰敷,头部置冰帽或冰枕的同时,于腋下、腹股沟等大血管处置冰袋;冰敷时注意冰袋装入冰块量不超过 1/2,以使之与局部接触良好,并用双层棉布套包裹冰袋后使用,需每 30 分钟左右更换 1 次部位,防止局部冻伤,同时注意观察有无皮肤变色、感觉麻木等;持续冰敷者应及时更换溶化的冰块。擦浴,用 32～34℃温水或 30%～50%乙醇擦浴以加快蒸发散热;乙醇擦浴禁用于乙醇过敏、体弱等患者;擦浴时应密切观察患者的反应,同时禁擦胸前、腹部、后项、足心等处,若患者出现寒战、面色苍白、脉搏及呼吸快时应立即停止擦浴并保暖;降温毯持续降温,此法为利用循环冷却水经过毯面直接接触,使热由机体传导至水流而降低体温,降温效果较好,每小时可降温 1～2℃,同时可据病情调节降低体温,尤其适用于持续高热的昏迷患者;当患者降温过程中出现寒战时,应加用冬眠药物,防止因肌肉收缩而影响降温效果;清醒患者使用降温毯时,难以耐受寒战反应,故不宜调温过低。冰盐水灌肠或灌胃,以 4℃左右等渗盐水 200mL 加复方阿斯匹林(APC)0.42g 灌肠或灌胃,必要时采用 4℃左右低温液体静脉输入,也可达到降温效果。②药物降温:对于明确诊断患者、婴幼儿及高热伴头痛、失眠、兴奋症状者,可适当使用药物降温,但注意用量适宜,防止因出汗过多、体温骤降、血压降低而引起虚脱,且不可用于年老体弱者。用药过程中应加强观察,防止变态反应、造血系统损害及虚脱发生。③冬眠低温疗法:首先使用适量的冬眠合剂,使自主神经受到充分阻滞,肌肉松弛,消除机体御寒反应,使患者进入睡眠状态。物理降温,根据具体条件使用半导体或制冷循环水式降温毯,或大冰袋、冰帽、酒精擦浴。降温以肛温维持在 32～35℃、腋温维持在 31～33℃为宜,肌肉放松时,可适当减少用量和减慢速度。当患者颅压降至正常范围,维持 24 小时即可停止亚低温治疗。1 个疗程通常不超过 7 天。缓慢复温,终止亚低温治疗时,应先停止降温措施。多采用自然复温法使患者体温恢复至正常。若室温低,可采用空调辅助复温,一般复温速度 24 小时回升 2℃为宜,不可复温过快,防止复温休克。

6)密切观察病情,遵医嘱合理使用抗生素,高热伴有抽搐、昏迷者使用护栏,必要时约束患者肢体,防止坠床。

2.术后护理

(1)饮食护理:麻醉清醒后 6 小时,如无吞咽障碍,即可进食少量流质饮食。术后早期胃肠功能未完全恢复,尽量少进牛奶、糖类等易产气食物,防止其消化时产气过多,引起肠胀气。以后逐渐过渡到高热量、高蛋白、富营养、易消化饮食。

(2)体位护理:麻醉未清醒前去枕平卧,头偏向健侧,以防呕吐物吸入呼吸道。清醒后,血压平稳者,抬高床头 15°～30°,以利颅内静脉回流。

(3)心理护理:患者可因麻醉后反应、手术创伤、伤口疼痛、头痛、呕吐,加之伤口引流管、导尿管、静脉输液等管道限制了躯体活动,从而产生孤独、恐惧的心理反应,应指导患者正确配合,解释相关知识,以缓解患者的孤独、恐惧心理。加强巡视,及时询问患者,早期即根据病情安排亲人探视或陪伴,指导其鼓励、安慰患者,分担患者的痛苦,使患者消除孤独感。同时告知手术和麻醉顺利,术后如能积极配合,能很快愈合,以增强其信心。

(4)症状护理:密切观察意识、瞳孔、生命体征,必要时 24 小时连续监测并及时记录。①呕吐时头偏向一侧,同时协助患者排出呕吐物,不可咽下,以避免呕吐物误入气管或反流入胃内加重呕吐,需及时清理呕吐物,更换污染衣物、被单,避免感官刺激;呕吐频繁时,可遵医嘱肌内注射甲氧氯普胺 10mg。②头痛者应注意观察头痛的性质、部位,同时伴呕吐者,观察呕吐是否为喷射性,并加强意识、瞳孔的观察,以及时发现颅内血肿;抬高床头,以利静脉回流,减轻脑水肿,必要时快速静脉滴注 20% 甘露醇,如有不能耐受的伤口疼痛,可遵医嘱予以镇痛药。

(5)管道护理:妥善固定好各种管道,保持管道通畅,以防止折叠、压迫、弯曲、脱落或非计划性拔管而造成意外,更换引流袋时应注意无菌操作,防止逆行感染的发生。

(6)潜在并发症

1)脑脓肿:炎症扩散,引起头皮下脓肿破溃后形成慢性窦道,可向下扩散形成硬脑膜外脓肿,硬脑膜被侵蚀穿破即引起脑脓肿,多为单发,也有多发。①密切观察患者意识、瞳孔、肢体活动情况,及早发现异常;②先行 CT 或 MRI 检查,可了解脓肿的位置及大小;③穿刺抽脓,如经多次抽脓无效,应行开颅脓肿切除术。

2)化脓性脑膜炎:由炎症扩散、硬脑膜被穿破引起,患者可有头痛、颈部抵抗感等脑膜刺激征并高热等症状,除积极降温、全身应用大剂量抗生素外,应每 2～3 天行腰椎穿刺,了解脑脊液压力及细胞计数,并于鞘内注射抗生素,同时指导患者注意腰椎穿刺后平卧 4～6 小时。

(七)健康教育

(1)多进食高蛋白、高营养、易消化饮食,以促进愈合,增强机体抵抗力。

(2)颅骨缺损者指导其如何保护骨缺损区域,以防止硬物刺伤。告知患者颅骨缺损对生活起居没有太大影响,影响美容者可戴帽子或假发适当掩盖。

(3)如出现原有症状或伤口部位红、肿、热、痛等异常,应及时就诊。

(4)术后 3 个月复查,颅骨缺损者可于 1 年后行修补术。

二、颅骨良性肿瘤

颅骨良性肿瘤较少见,常见的颅骨良性肿瘤生长在颅盖部。多数起源于外板,向外生长,也有少数起源于板障与内板,出现颅压增高与脑的局灶症状。常见的颅骨良性肿瘤有骨瘤、血管瘤和淋巴管瘤、胚胎性颅骨肿瘤、软骨瘤、巨细胞瘤、动脉瘤性骨囊肿、脂肪瘤等。本病好发于 20～40 岁成年男女,也有少数见于儿童和老人。一般予手术切除,较少复发,反复复发者预后不良,其中巨细胞瘤易恶变。

(一)临床表现

1.骨瘤

最常见,瘤体多不大,局部隆起,患者多无自觉症状,为生长缓慢的无痛肿块,多单发,常见的额窦骨瘤多表现为反复发作的鼻窦炎。

2.血管瘤和淋巴管瘤

部分患者会有头痛的症状,肿物增大且有搏动感,但杂音和震颤少见。大部分为单发。

3.胚胎性颅骨肿瘤

临床表现取决于肿瘤的部位,病变位于板障者主要表现为皮下肿物,偶尔有头痛症状;病变位于眼眶部的患者通常表现为无痛性眼球突出,或因眼外肌功能改变而有所表现;板障内上皮样囊肿极少数会侵蚀鼻窦,表现为张力性气颅。

4.软骨瘤

较少见,肿瘤发生在软骨连接处,肿瘤生长缓慢,较大的软骨瘤可引起颅内压及相应部位的神经系统症状,常受侵及的部位为颅中窝和脑桥小脑三角。

5.巨细胞瘤

偶见,肿瘤生长缓慢,常位于蝶骨及额、颞、顶部,早期无症状,较大肿瘤可引起相应的症状,如神经功能障碍和颅压增高等。

6.动脉瘤性骨囊肿

好发于 20 岁以下。可能表现为疼痛的肿块或颅内病变,也可能表现为脑出血,症状持续时间一般不到 6 个月,内板的肿物有可能导致颅内压增高和局部神经损害。

(二)辅助检查

1.X 线片检查

显示骨瘤呈现为圆形或椭圆形,局限性高密度影。巨细胞瘤在 X 线片上有 3 种表现:单囊型、多囊型、单纯骨破坏型。

2.CT 检查

软骨瘤提示颅底高密度肿块,呈分叶状,边界清,有钙化、肿块;基底宽且与颅骨相接。巨细胞瘤在 CT 扫描呈无明显强化的均匀一致高密度影。

3.MRI 检查

可见 T1 加权像为低信号,T2 加权像为高信号。

(三)治疗

1.骨瘤

小骨瘤用骨凿切除,累及颅内的骨瘤需行骨瓣切除,再行颅骨修补,鼻窦内的骨瘤经颅或鼻切除。

2.血管瘤和淋巴管瘤

手术是最有效的治疗方法。

3.胚胎性颅骨肿瘤

对于胚胎来源的肿瘤的治疗是采用手术切除。肿瘤切除后很少有复发,除非无法行鞍区切除。

4.软骨瘤

软骨瘤位于颅底,基底宽,部分切除以达到减压的目的,岩骨和颅中窝底的行颞下入路,必要时切除部分颞叶。

5.巨细胞瘤

巨细胞瘤由于肿瘤多位于颅底,血运较丰富,很难全部切除,易恶变。治疗上采用根治性切除术,但因为颅骨的巨细胞瘤所在的位置及浸润周围骨质,常很难根治。这种情况下很容易复发,最好的治疗方法是反复的手术切除。对于残余的巨细胞瘤可以行放射治疗。

6.动脉瘤性骨囊肿

采取手术的方法切除病变可以治愈,但有出血的危险,次全切或刮除有高达 50% 的复发率。如果只做部分切除,冷冻手术能降低复发率。

(四)护理评估

1.健康史

(1)个人史:了解患者的文化程度和家庭背景,如患者的居家环境、家庭住址、家庭成员,患者在家庭中的地位、经济情况以及既往病史等。

(2)询问患者起病方式或首发症状:颅骨骨瘤一般都较小,无明显症状者易被忽视,个别与外伤有关;板障型骨瘤多膨胀性生长,范围较广时可出现相应部位的局部疼痛;颅骨软骨瘤多见于颅中窝底、蝶鞍旁或岩骨尖端的软骨联合部,可出现眼球运动障碍、面部感觉减退等第Ⅲ～第Ⅵ对脑神经受压症状;巨细胞瘤早期,局部可有胀感和疼痛感,如发生在鞍区附近或蝶骨,可出现视力、视野障碍,或有动眼神经、展神经及三叉神经症状,侵入颅内及生长较大时,可出现相应部位的神经系统体征及颅内压增高症状。

2.身体状况

(1)观察患者意识、瞳孔及生命体征:观察患者有无意识障碍及其程度,瞳孔是否等大等圆,对光反射是否灵敏。颅骨良性肿瘤多生长缓慢,如不向颅内发展,患者多意识清楚,瞳孔大小及对光反射正常;如巨细胞瘤位于鞍区附近,影响动眼神经,可出现瞳孔不等大,对光反射迟钝或消失;大的软骨瘤可引起颅压增高,从而导致意识障碍。

(2)评估患者有无神经功能受损:观察患者是否视力视野障碍。发生于蝶骨的巨细胞瘤影响视交叉,致视力减退、视野缺损。观察患者有无眼球运动障碍、面部感觉减退,软骨瘤位于颅中窝底、岩骨尖、蝶枕骨的软骨结合部,可出现该部位神经功能障碍,导致上述症状。

3.心理与社会状况

了解患者家庭背景,如文化程度、家庭成员、患者及家属对疾病的认知程度及对疾病治疗的期望值,以便有针对性地进行心理疏导及护理。

(五)护理要点

1.恐惧

恐惧与担心肿瘤恶化有关。

2.脑组织灌注不足

脑组织灌注不足与肿瘤引起的局部压迫有关。

3.知识缺乏

缺乏颅骨肿瘤的相关自我保健知识。

4.潜在并发症

潜在并发症为颅内出血、感染。

(六)护理措施

1.术前护理

(1)心理护理:患者可因局部疼痛、舒适的改变、肿瘤对其生命的威胁、脑神经受损所引起的功能障碍等因素而产生恐惧、焦虑的心理反应,应多与患者交流,针对不同原因进行心理疏导,同时讲解手术相关知识,提供本病治愈信息,增强患者信心。

(2)视力、视野障碍的护理:视力、视野障碍可影响患者的日常生活自理能力,患者常因此而产生自卑心理和封闭情绪,在护理上应注意以下 5 点。①开导患者,并加强巡视,及时提供帮助,热情、耐心地照顾患者,以消除其无助感;②协助患者的日常生活,去除房间、通道上的障碍物,同时避免地面湿滑,防止患者摔倒;③日常用物放在患者视力好或视野健侧,热水瓶应妥善放置,防止患者发生烫伤;④指导患者不单独外出;⑤及时接应红灯。

(3)头痛、呕吐的护理:头痛、呕吐常为手术创伤及麻醉反应。患者出现剧烈头痛、呕吐,甚至伴随意识、瞳孔、生命体征的改变,提示脑水肿或继发性颅内出血。①密切观察意识、瞳孔、生命体征及头痛的性质、部位,呕吐是否喷射性,以及时发现脑危象。②抬高床头15°～30°,以利颅内静脉回流。③不能耐受的头痛,遵医嘱予以罗通定60mg口服,呕吐频繁者予以甲氧氯普胺10mg肌内注射;必要时予以20%甘露醇100mL静脉滴注,脱水降低颅压,密切观察用药后头痛、呕吐是否缓解,必要时配合CT检查,以排除颅内血肿形成。

(4)咳嗽、吞咽功能受损的护理:由于颅后窝巨大软骨瘤对邻近组织的压迫,术后患者可能出现后组脑神经受损,表现为咳嗽、吞咽障碍,护理上应注意以下3点。①做好心理指导,消除患者紧张情绪。②鼓励患者咳嗽排痰,排痰不畅时可辅以叩背、体位引流、雾化吸入等方法,必要时行负压吸痰,及时清除呕吐物及呼吸道分泌物,防止窒息。③有吞咽功能障碍的患者,术后暂缓经口进食,予以留置胃管,同时应注意保持口腔清洁,口腔护理每天2～3次,防止口腔感染。

2.术后护理

(1)心理护理:患者可因麻醉后反应、手术创伤、各种管道等导致的躯体活动限制,从而产生孤独无助心理,护理人员应指导患者正确配合,及时清理呕吐物及污染被服,多倾听患者主诉,加强巡视,关心体贴患者,适时安排患者家属及亲友探视,必要时予以陪护,指导其安慰、鼓励患者,以分担患者的痛苦,消除其孤独的心理反应。

(2)饮食护理:可按常规由流质过渡到普通饮食,应多进食高蛋白、高热量、易消化的食物,以增强机体的修复能力,颅后窝巨大软骨瘤侵犯后组脑神经致吞咽困难者,应予胃管鼻饲流质,防止其发生呛咳、窒息及营养不良。

(3)体位护理:麻醉未清醒前去枕取平卧位,头偏向健侧,以利呕吐物及呼吸道分泌物排出;麻醉清醒后血压平稳者,抬高床头15°～30°,以利静脉回流和消除脑水肿及颜面部水肿;同时注意给予翻身,每2小时1次,防止压疮形成,翻身时保护好各种管道,防止脱出和折叠;拔除创口引流后,患者应尽早离床活动,先在床上坐起,如无不适再双腿下床,然后在床边适度活动,逐渐扩大活动范围,并有专人陪护,防止因久未下床活动及术后体虚引起虚脱、昏厥。

(七)健康教育

1.心理指导

护理人员应加强与患者交流,鼓励患者树立战胜疾病的信心。

2.饮食指导

多进食高蛋白饮食,以利机体康复。

3.活动指导

劳逸结合,加强体育锻炼,增强体质。

4.安全指导

有视力障碍者应防止烫伤及摔伤。

5.就诊指导

如出现原有症状或症状加重,应及时就诊。局部伤口如出现红、肿、热、痛、流液、流脓,应及时就诊。

6.复查

术后 3 个月门诊复查。

三、颅骨恶性肿瘤

颅骨恶性肿瘤预后差,临床多见于多发性骨髓瘤、成骨细胞瘤、网织细胞肉瘤、纤维肉瘤和转移瘤。除多发性骨髓瘤外,均好发于青壮年,其中成骨细胞瘤较常见,网织细胞肉瘤和纤维肉瘤较少见。

(一)临床表现

1.颅骨多发性骨髓瘤

肿瘤为多发性,好发部位除颅骨外,尚有肋骨、胸骨、锁骨、椎体、骨盆和长骨两端。多见于40 岁以上成年人,肿瘤为实质性,呈暗红色或灰色,质脆,富含血管。头部出现扁平或半球形肿物,生长快,有间歇性或持续性自发性疼痛。高球蛋白血症是本病的主要表现,患者可有血钙增高。

2.颅骨成骨细胞瘤

好发于青少年,肿瘤多发于颅盖部,生长迅速,血运丰富,局部可有搏动及血管杂音。颅盖部可见肿块,局部有压痛,头皮紧张发亮,呈青紫色。

3.颅骨网织细胞肉瘤

肿瘤来源于骨髓造血组织,较少发生在颅骨,见于青少年。颅骨局部肿块,生长缓慢,可有自发性疼痛,一般多向颅外生长。

4.颅骨纤维肉瘤

肿瘤起源于骨膜或颅骨板障,好发于青壮年,位于颅盖或颅底部,病程发展迅速。早期表现为疼痛性肿块,生长迅速,侵入颅内时常引起颅压增高及其他神经症状。

5.颅骨转移瘤

颅骨转移瘤以癌为主,常见原发灶为肺癌、乳腺癌、膀胱癌、肾癌、前列腺癌、子宫癌等。多数经血行转移,以顶骨发生率高。颅盖骨发生单一或多发性肿块,质稍硬,不活动,早期症状不明显。中期和晚期常有局部疼痛。肿瘤增大并向颅内发展者,可有颅压增高症状。

(二)辅助检查

1.血液检查

多发性骨髓瘤呈进行性贫血,血红蛋白低,血小板减少(一般在 $100\times10^9/L$ 以下)白细胞数变化不明显,但淋巴细胞比例相对增高,并出现高球蛋白血症,清蛋白与球蛋白比例倒置。

2.骨髓检查

表现为细胞生长活跃,少数患者有大量未成熟的浆细胞。成骨细胞瘤患者也常有贫血,血清碱性磷酸酶常增高。

3.影像学检查

多发性骨髓瘤 X 线片检查可见较多散在、大小不一的低密度区,多数患者同时侵犯肋骨、脊柱椎体。成骨细胞瘤患者颅骨平片可见大小不等、边缘不清的骨质破坏,局部有软组织影。纤维肉瘤患者 X 线片早期仅有外板的破坏,晚期可见骨质大量破坏,内无放射状骨针,CT 扫描可见颅底骨质破坏及肿瘤影像,增强不明显。

(三)治疗

1.手术治疗

手术切除病变组织并适当扩大范围,对于较大的骨髓瘤单发病灶和未转移的颅盖部恶性肿瘤应尽早行手术切除,多发性骨髓瘤或已转移的恶性肿瘤及恶病质患者不宜手术。成骨细胞瘤因血运丰富,为防止术中大出血,术前需行动脉造影,以了解肿瘤的血运情况,必要时先行颈外动脉结扎,以减少术中失血。

2.非手术治疗

化学药物治疗以烷化剂治疗为主,如洛莫司汀口服、环磷酰胺静脉滴注、博来霉素静脉滴注,化疗的同时予适量激素短期应用,可缓解病情。

(四)护理评估

1.健康史

(1)个人史:了解患者的文化程度和家庭背景,如患者的居家环境、家庭住址、家庭成员,患者在家庭中的地位、经济情况以及既往病史等。

(2)询问患者起病方式及首发症状:不同类型肿瘤各有其特点,多发性骨髓瘤可同时发生在颅骨、肋骨、椎体、胸骨、骨盆等处,从发病到就诊一般需 3 个月到 1 年,疼痛为主要症状,头部可出现扁平形稍隆起的肿物,压痛明显;成骨细胞瘤在颅盖骨发现肿块,因肿瘤生长迅速,头皮多紧张发亮,并与肿瘤粘连,肿瘤及周围皮下有静脉曲张,有时可摸到搏动或听到血管杂音;纤维肉瘤进展较快,易向肺部转移,颅盖部的肿瘤早期局部可出现肿块及疼痛,位于眶顶的可出现突眼,位于颅底的则出现相应的脑神经症状;颅骨转移瘤多来源于肺癌、乳腺癌等,常伴有原发部位的症状和体征。

2.身体状况

评估患者有无神经功能受损:颅骨纤维肉瘤如发生在颅底,可引起相应的脑神经症状和神经系统体征。

3.心理与社会状况

了解患者家庭背景,如文化程度、家庭成员、患者及家属对疾病的认知程度及对疾病治疗的期望值,以便有针对性地进行心理疏导及护理。

(五)护理要点

1.恐惧

恐惧与担心肿瘤恶化有关。

2.舒适的改变

舒适改变与头部外伤带来的局部不适有关。

3.自理能力缺陷

自理能力缺陷与疾病引起的自理能力下降有关。

4.知识缺乏

缺乏颅骨肿瘤的相关自我保健知识。

5.营养失调:低于机体需要量

营养失调与脑损伤后头痛、呕吐、贫血等有关。

(六)护理措施

1.术前护理

(1)饮食护理:多进食优质蛋白,提供高热量、易消化食物,增强患者体质,提高手术耐受力。

(2)体位护理:采取自主卧位。

(3)心理护理:局部疼痛、肿瘤性质对生命的威胁、昂贵的医疗费用、手术对生命的威胁等因素导致患者产生恐惧、焦虑的心理反应。应通过与患者及家属的交流,及时发现患者不良心理反应,针对各种原因进行心理疏导。同情并细心照顾患者,加强巡视,认真倾听患者主诉,讲解手术相关知识,提供本病治愈信息,增强患者信心。

(4)症状护理

贫血:多发性骨髓瘤和成骨细胞瘤患者常伴有贫血,应注意防止感冒与出血,观察皮肤、黏膜是否有出血点,加强饮食指导,必要时遵医嘱输血治疗。

2.术后护理

(1)心理护理:麻醉后反应、手术创伤、各种管道限制患者的躯体活动,使患者产生孤独无助心理,应指导患者正确配合,及时清理呕吐物及污染被服,倾听患者主诉,加强巡视,关心体贴患者,适时安排患者家属及亲友探视,必要时陪护,指导其安慰、鼓励患者,分担患者的痛苦,消除其孤独的心理反应。

(2)饮食护理:补充高热量、优质蛋白饮食,以利组织修复。对于贫血者应指导进食动物肝脏、菠菜等含铁丰富的食物。

(七)健康教育

1.心理护理

提供本病治疗效果好的病例信息,鼓励患者继续治疗,树立生活信心。

2.饮食护理

进食高热量、高蛋白食物,加强营养,增强机体抵抗力,促进组织修复。

3.体育锻炼

加强体育锻炼,劳逸结合,增强体质。

4.治疗护理

遵医嘱继续行放疗、化疗。

5.复查随诊

术后 3 个月复查,如发现原有症状再发或加重、手术部位异常,应及时就诊。

四、颅骨海绵状血管瘤

颅骨海绵状血管瘤是常见的颅骨良性肿瘤,占颅骨良性肿瘤的 10%,好发于顶骨,其次为额骨及枕骨,肿瘤多为单发,生长缓慢,没有明显的年龄差异,多见于青少年,男女之比为1:3,

为颅骨内多数扩张的血窦及窦间疏密不等的纤维组织。本病以手术治疗为主,不能全切者加用小剂量的放射治疗,多数预后良好。

(一)临床表现

大多数患者无症状,少数患者轻微头痛可能是其唯一主诉,常因此或体检做影像学检查而发现本病。本病病程较长,多表现为头痛和局部包块,依据部位不同而出现相应神经功能缺失,可合并病理性骨折、出血或癫痫发作。

1.癫痫

占40%~100%,见于大多数幕上脑内海绵状血管瘤,表现为各种形式的癫痫。其中约40%为难治性癫痫。海绵状血管瘤比发生于相同部位的其他病灶更易于发生癫痫,原因可能是海绵状血管瘤对邻近脑组织的机械作用(缺血、压迫)及继发于血液漏出等营养障碍,病灶周边脑组织常因含铁血黄素沉着、胶质增生或钙化成为致痫灶。

2.出血

与颅内动静脉畸形(AVM)出血不同,海绵状血管瘤的出血一般发生在病灶周围脑组织内,较少进入蛛网膜下隙或脑室,出血预后较AVM好,但首次出血后再次出血的可能性增加。女性患者,尤其是妊娠期女性海绵状血管瘤患者的出血率较高。反复出血可引起病灶增大并加重局部神经功能缺失。

3.局部神经功能缺失

占15.4%~46.6%。急性及进行性局部神经功能缺失常继发于病灶出血,症状取决于病灶部位与体积,可表现为静止性、进行性或混合性。大量出血引起严重急性神经功能症状加重较少见。

(二)辅助检查

1.X线检查

X线切线位片上可见放射状骨针,血管压迹加深则表明有恶变。

2.CT检查

CT扫描可见明显增强的肿块。

3.MRI检查

T1加权像呈低信号肿瘤影,T2加权像肿瘤周围是含铁血黄素的低信号"黑环"。

4.血管造影检查

有时可看到肿瘤染色。

(三)治疗

本疾病首选手术治疗。早期病变局限,手术难度小,预后好,大的肿瘤因出血多不能全切,可加用小剂量放疗。较大的肿瘤术前行脑血管造影,了解肿瘤供血情况,必要时阻断供血动脉,以减少术中失血。手术方法包括肿瘤全切术、部分切除或活检术和颅骨成形术。

1.肿瘤全切术

适应较小的肿瘤,尽量全切肿瘤组织。

2.部分切除或活检术

适应较大的肿瘤,以免强行全切肿瘤而使术中失血过多。

3.颅骨成形术

适应颅骨缺损较大者。

(四)护理评估

1.健康史

了解患者的文化程度和家庭背景,如患者的居家环境、家庭住址、家庭成员,患者在家庭中的地位、经济情况以及既往病史等。

2.身体状况

(1)询问患者起病方式或首发症状:本病发展较慢,除局部肿胀感和可能触及肿块外,多无其他症状。如在局部触及非骨性肿块,压之变小或有压缩性,头低位时肿大,张力增高,头高位时反之,说明外板已破坏。

(2)了解意识、瞳孔、生命体征:尽管本病很少累及颅内,但合并严重感染时可引起意识、瞳孔、生命体征的改变。

3.心理与社会状况

了解患者家庭背景,如文化程度、家庭成员、患者及家属对疾病的认知程度及对疾病治疗的期望值,以便有针对性地进行心理疏导及护理。

(五)护理要点

1.恐惧

恐惧与担心肿瘤恶化有关。

2.脑组织灌注不足

脑组织灌注不足与肿瘤引起的局部压迫有关。

3.知识缺乏

缺乏颅骨肿瘤的相关自我保健知识。

4.潜在并发症

潜在并发症为颅内出血、感染。

(六)健康教育

1.心理指导

护理人员应加强与患者交流,鼓励患者建立健康的人格,使其树立起战胜疾病的信心。

2.饮食指导

多进食高蛋白饮食,以利机体康复。

3.活动指导

劳逸结合,加强体育锻炼,增强体质。

4.安全指导

有视力障碍者应防止烫伤及摔伤。

5.就诊及复查

如出现原有症状或症状加重,应及时就诊。局部伤口如出现红、肿、热、痛、流液、流脓,应及时就诊。术后 3 个月门诊复查。

第五章　普外科疾病的护理

第一节　甲状腺腺瘤

甲状腺腺瘤是最常见的起源于甲状腺滤泡细胞的良性肿瘤,目前认为本病多为单克隆性。根据病理形态学表现可分为乳头状型、滤泡型和混合型三种,腺瘤具有完整的包膜。以40岁以下的女性多发。

一、病因

甲状腺腺瘤的病因未明,可能与性别、遗传因素射线照射、TSH过度刺激等有关。

二、护理评估

(一)健康史

了解患者的发病情况、病程长短,肿块有无突然增大,是否伴有其他自身免疫性疾病等。

(二)临床表现

大多数患者无任何症状,多在无意间或体检时发现颈部有圆形或椭圆形结节,多为单发,质稍硬,表面光滑,无压痛,随吞咽上下移动。腺瘤生长缓慢。乳头型腺瘤因囊壁血管破裂而发生囊内出血时,肿瘤体积可在短期内迅速增大,局部出现胀痛。

(三)辅助检查

放射性^{131}I或^{99m}Tc可了解肿块的大小和位置;影像学检查(B超和X线检查)可了解甲状腺腺瘤的大小、位置、数目及与邻近组织的关系;细针穿刺细胞学检查为确诊性检查,正确率很高。

(四)并发症

1.切口出血

由于手术中血管结扎线结不牢固或止血不完善、不彻底引起出血。术中创面渗血明显,术后加压包扎不牢固或引流不畅致术腔出血。术中电凝使用过度频繁,较大血管即时止血,但患者颈部活动、吞咽或血压升高时致凝血块脱落引起出血。

2.手足抽搐

由于术中不慎切除了甲状旁腺造成术后手足抽搐。

3.术后声嘶

多为喉返神经功能障碍所致。喉返神经沿气管食管沟上行,入喉前分为前、后两支,分别支配声带内收肌和外展肌的运动,且神经分支的部位时有变异。术中操作不仔细、钳夹、灼伤、脱水或术后压迫过紧损伤喉返神经引起声嘶。

4.甲状腺功能障碍

由手术中切除甲状腺组织过多引起。脑垂体功能低下亦可引起甲状腺功能障碍。

5.甲状腺危象

多发生于术前有甲状腺功能亢进的患者,它是一种危及生命的严重并发症。由于术前准备不充分,机体原有感染炎症存在,突然停用碘剂或抗甲状腺素药物,患者情绪不稳定等都可导致甲状腺危象的发生。

(五)心理—社会状况

患者常因无意间发现颈部肿块或因已存在较长时间的颈部肿块突然增大而表现为惶恐、担心肿块的性质和预后,害怕手术,注意评估患者的性别、年龄、性格特征及患病以来的情绪变化。

(六)治疗要点

由于甲状腺腺瘤有诱发甲亢(20%)和恶变(10%)的可能,原则上应早期手术切除。一般行患侧甲状腺大部分切除,若腺瘤小可行单纯腺瘤切除。切除标本须经病理学检查,若为恶性应按甲状腺癌治疗。

三、常见的护理诊断/护理问题

(一)焦虑

焦虑与颈部肿块性质不明、担心手术及预后有关。

(二)急性疼痛

急性疼痛与囊性腺瘤发生出血或手术创伤有关。

(三)知识缺乏

缺乏与甲状腺腺瘤的治疗、预后及术后保健知识。

(四)潜在并发症

潜在并发症包括切口出血、呼吸困难、喉返神经损伤、喉上神经损伤、手足抽搐、甲状腺危象等。

四、护理措施

(一)术前护理

(1)与患者多交流,给予心理支持,消除其顾虑和恐惧心理。让患者树立战胜疾病的信心,能积极配合治疗。

(2)全身麻醉患者按全身麻醉术前常规护理。

(3)完善本病术前所需各项检查:包括术前常规检查和颈部影像学检查。

(4)备皮范围上自下唇,下至乳头连线,两侧至斜方肌后缘,包括两侧腋窝。

(5)教会患者头低肩高体位,每日可用软枕练习数次,使机体适应术中颈部过伸的体位。

(6)如术前需服用碘剂时,应教会患者正确服用的方法,以免影响手术和术后愈合。

(二)术后护理

1.麻醉术后护理

全身麻醉患者按全身麻醉术后常规护理。

2.饮食

术后 3 小时后可先饮温开水,如无呛咳后方可给予半流质饮食。饮水有呛咳的患者指导其抬头进餐,弯腰低头吞咽,即可顺利进食进水。要控制含磷较高的食物,如牛奶、蛋黄、鱼等。禁浓茶、咖啡等兴奋性饮料。

3.体位

取平卧位,待患者全身麻醉清醒后抬高床头 30°~45°,取半坐位,有利于减轻疼痛和保持呼吸通畅。指导患者在变换体位时用手托住颈部,翻身时头部与身体一起转动,以保护伤口。

4.疼痛的护理

给予心理安慰,疼痛严重者可遵医嘱给予止痛药或镇痛泵止痛,观察止痛的效果并予舒适的体位减轻疼痛。

5.病情观察

监测生命体征的变化。带引流管者保持引流管的固定通畅,防止引流管扭曲、受压、脱出,观察记录 24 小时引流量。

6.术后并发症的观察和护理

(1)术后出血:多发生在术后 24 小时之内,如出血量大,可因血肿压迫气管造成窒息。密切观察心率、血压、呼吸、神志、敷料渗血情况,若患者出现烦躁、心率加快、血压下降、呼吸困难或伤口敷料被渗血浸湿时应立即通知医生。

(2)呼吸困难:甲状腺术后患者,可因气管软化塌陷、伤口内血肿压迫、喉返神经损伤、喉头水肿或伤口敷料包扎过紧等原因,造成呼吸困难,甚至发生窒息。故床旁应常规备气管切开包,以备急用。凡有呼吸困难发生,应立即通知医生。

(3)神经损伤:一侧喉返神经损伤主要表现有声音嘶哑、音调降低或呛咳。双侧喉返神经损伤可导致失声或严重的呼吸困难,甚至窒息,须立即通知医生做气管切开。喉上神经内支损伤可使喉部感觉丧失,饮水时发生咳嗽、误咽等。在患者全身麻醉清醒后,可嘱患者大声说话、饮少量的水,以了解有无神经损伤。

(4)甲状旁腺损伤:术后患者有手足抽搐、麻木时提示有甲状旁腺损伤的可能,严重者四肢抽搐、喉肌痉挛。典型的四肢症状为,五指并拢,拇指内收,掌指关节屈曲,腕掌关节过度屈曲呈“鹅颈”状。发现此类情况应及时报告医生,监测血钙、磷。遵医嘱口服钙片或静脉内注射钙剂,注射时注意切勿将药液漏于皮下,以免发生组织坏死。

(5)甲状腺危象:多发生在术后 12~36 小时,应注意患者有无体温突然升高(至 40~42℃),并伴有抽搐、烦躁不安、谵妄、脉搏增快、血压增高等,若有此类症状应及时通知医生,配合抢救。

(三)健康教育

(1)指导患者术后早期下床活动,保持头颈部处于舒适位置。变换体位、起身、咳嗽时用手固定颈部以减少震动。拆线后教会患者练习颈部活动,如练习吞咽动作,防止伤口粘连,促进功能恢复。指导声嘶者作发声训练。

(2)指导患者出院后经常观察颈前部、胸前皮肤有无红、肿、痛现象,经常检查颈部、耳后有无淋巴结或包块,如有异常及时就医。

(3)需服用甲状腺素者,嘱其按时按量服药,若出现疲乏、行动迟缓、嗜睡、记忆力明显减退且注意力不集中或因周围血循环差和能量产生降低而异常怕冷、无汗,应及时就诊。

(4)遵医嘱定期门诊复查。3~6 个月后酌情 1~2 年复查一次。

第二节　乳腺纤维瘤

乳腺纤维腺瘤是乳腺疾病中最常见的良性肿瘤,可发生于青春期后的任何年龄,多在20～30岁之间。其发生与雌激素刺激有关,所以很少发生在月经来潮前或绝经期后的女性,为乳腺良性肿瘤,少数可发生恶变。一般为单发,但有15%～20%的病例可以多发。单侧或双侧均可发生。

一、病因与病理

本病的发生与雌激素过度刺激有关。乳腺小叶内纤维细胞对雌激素的敏感性异常增高可能与纤维细胞所含雌激素受体的质和量异常有关,故多见于20～25岁性功能旺盛期女性。妊娠、哺乳期或绝经前期,由于雌激素大量分泌,可使肿瘤迅速生长。动物实验亦证实,大量雌激素可诱发肿瘤生成。

乳腺及其附属组织发生的良性肿瘤,依据肿瘤组织来源、发生部位、细胞种类、形态及排列有许多种类,如上皮源性良性肿瘤和良性间质上皮混合瘤。其病理可分为3种类型。

(一)管内型

也称管型纤维腺瘤,为乳管和腺泡上皮下纤维组织增生,可累及1个或多个乳管系统,呈弥散性增生。增生组织逐渐向乳管突入、充填挤压,腺上皮呈紧贴的两排,上皮下平滑肌组织也参与生长,无弹力纤维成分。

(二)管周型

也称乳管及腺泡周围型纤维腺瘤。病变主要为乳管和腺泡周围弹力纤维层外的纤维组织增生,其中弹力纤维也增生,但无平滑肌,也不呈黏液性变,乳腺小叶结构部分或全部消失。

(三)腺瘤型

其病理特点是腺管增生明显,腺体间纤维层外的纤维组织增生,而腺体形态仍保持管泡状结构。此型青春期患者多见。

二、临床表现

(一)症状

(1)乳房肿块:无痛性孤立肿块,多在无意中偶然发现;好发于外上象限,且多数(约75%)为单发,少数为多发。月经周期对肿瘤大小无影响,亦无异常乳头溢液。生长比较缓慢,数年内无变化,但在妊娠期或哺乳期可迅速增大,除此之外短期内肿物突然迅速增大,应考虑有恶变的可能。

(2)乳房轻微胀痛:大多数患者乳房无疼痛,少数可有轻微的刺痛或胀痛。

(二)体征

乳房内可触及圆形或椭圆形肿块,直径多为1～5cm,大小不等,个别直径可>7cm,称为巨型纤维腺瘤。肿块表面光滑、边界清楚、质地坚韧,与皮肤和周围组织无粘连,极易被推动。腋淋巴结不肿大。

三、实验室与其他检查

(一)X 线钼靶摄片

显示肿瘤阴影为圆形或卵圆形,形态规则,边缘整齐,密度较周围组织稍增高,有时阴影周围可见一薄层透亮区。

(二)B 超检查

显示为一质地均匀、边界清楚的低回声肿块。

(三)活检病理检查

将乳腺肿块切除后常规行活检病理检查以明确诊断。

四、治疗

(一)手术治疗

乳房纤维腺瘤虽属良性,但有恶变可能,目前尚无理想的药物治疗能将肿块消除,故手术切除是治疗纤维腺瘤唯一有效的方法。25 岁以前的多发性乳房纤维腺瘤患者若能排除癌变,可以观察,暂不进行手术治疗,25 岁以后再考虑手术切除。25 岁以上已婚女性,或 30 岁以上女性,一旦发现肿块,都应手术切除。另外,由于乳房纤维腺瘤在妊娠期或哺乳期迅速增大,故在妊娠前应行手术切除为宜。

手术可在局部麻醉下进行。在肿块表面皮肤做放射状切口,显露肿瘤后将瘤体连同其包膜整块切除,并常规送病理检查,以排除恶性病变的可能。若术前就怀疑肿块有恶变,在手术中行快速冰冻切片,如为恶性变,应按乳腺癌治疗原则处理。

(二)中医治疗

疏肝解郁、化痰散结等中药对多发性或复发性纤维腺瘤可控制肿瘤生长,减少肿瘤复发,甚至有消除肿块的作用。

五、护理

(一)术前护理

(1)心理护理:消除患者紧张恐惧情绪。

(2)完善术前各项检查。

(3)术前一日的准备。

1)饮食指导:术前一日晚 22:00 后禁食禁水。

2)手术区域皮肤准备:上缘至下颌水平,下缘至肋弓水平,左右两侧分别为:健侧锁骨中线(包含健侧乳头),患侧腋后线(包含腋窝及乳头、乳晕)。

(4)术日晨的准备

1)术晨监测生命体征:若患者体温升高或女患者月经来潮,及时通知医师;高血压、糖尿病患者需口服药物者,术日晨 6:00 饮 5mL 温水将药物吞服。

2)协助患者更衣,检查假牙是否取下,避免佩戴手表及饰物。

3)术前补液 1000mL。

4)术前 30 分钟肌内注射麻醉前用药为苯巴比妥钠 0.1mg,东莨菪碱 0.3mg。

5)与手术室做好患者及物品交接。

（二）术后护理常规

1.术后体位

患者未清醒前去枕平卧,头偏向一侧;清醒或血压平稳后可垫枕;完全清醒的患者,可协助其采取半卧位,抬高床头 $15°\sim30°$,利于引流液引出。

2.病情观察

给予鼻导管吸氧 3L/min,应用心电监护观察生命体征变化,监测心率、血压及血氧饱和度情况。

3.伤口护理

注意保护切口,观察敷料是否干燥,如有大量渗血及时通知医师给予处理,术后第二天即可佩戴文胸,以减轻切口张力。

4.管路护理

保持创腔引流管通畅,妥善固定。连接空针者定时抽吸引流液,并观察色、质、量,做好记录。

5.并发症的预防和护理

严密观察伤口局部有无渗血、渗液,伤口周围有无瘀斑,患者有无主诉局部胀痛等。保持引流管通畅。

6.心理护理

保持心情开朗,学会自我调整,积极参加社会活动。

（三）健康教育

1.休息与运动

麻醉清醒后即可下床活动,1 周后正常生活。

2.饮食指导

清醒后嘱患者进普通饭或治疗饮食,宜清淡、多样化,鼓励多饮水。

3.用药指导

对于特殊用药,按时遵医嘱服药。

4.心理指导

保持心情开朗,学会自我调整,积极参加社会活动。

5.康复指导

掌握乳房自检方法,保持切口敷料干燥,特别在夏季要避免出汗。

6.复诊须知

术后 3 天切口换药,一周后复查切口愈合情况。

（四）出院指导

（1）保持切口敷料清洁干燥,按时回院换药。

（2）定期复查和乳房自查,以便及时发现恶性病变。

（3）术后不要乱用药物和保健品。

（4）生活规律,少接触辐射,饮食健康,锻炼身体,保持心情舒畅。

第三节　乳腺癌

一、定义

乳腺癌是一种发生在乳腺上皮组织的恶性肿瘤,是女性最常见的恶性肿瘤之一。

二、术前护理常规

(一)心理护理

鼓励患者诉说对乳腺癌、乳房缺失的心理感受,给予心理支持;让患者相信切除乳房不会影响生活及工作,可佩戴义乳或行乳房重建术;请其他病友现身说法,鼓励患者树立战胜疾病的信心;促进患者适应性反应,以良好的心态接受手术。

(二)完善术前各项检查

血液系统检查包括血常规、血凝常规、血生化、血型及免疫学检查,胸部 X 线片、心电图、乳腺 B 超、钼靶检查及磁共振等辅助检查。

(三)呼吸道准备

吸烟者需戒烟,指导深呼吸、咳嗽等练习。

(四)饮食与营养

合理饮食,加强营养,食富含蛋白质、维生素、易消化食物,增强机体抵抗力。

(五)休息与睡眠

保证休息及良好的睡眠,失眠者可遵医嘱口服镇静催眠药。

(六)术前一日准备

(1)饮食指导:术前一日晚 22:00 后禁食禁水。

(2)手术区域皮肤准备:上缘至下颌水平,下缘至脐水平,左右两侧分别为健侧锁骨中线(包含健侧乳头)、患侧腋后线(包含腋窝及乳头、乳晕)。

(3)必要时做抗生素皮试。

(七)术日晨准备

(1)术晨监测生命体征:若患者体温升高或女患者月经来潮,及时通知医师;高血压、糖尿病患者需口服药物者,术日晨 6:00 饮 5mL 温水将药物吞服。

(2)协助患者更衣,检查活动性假牙是否取下,避免佩戴手表及饰物。

(3)接台手术患者术前需补液。

(4)术前 30 分钟肌内注射苯巴比妥钠 0.1g、东莨菪碱 0.3mg。

(5)填写手术转交接单,核查患者信息,查看手术区有无标识,有无药物过敏,与手术室转运人员做好患者及物品交接,签字确认。

三、术后护理常规

(一)术后体位

患者未清醒前去枕平卧,头偏向一侧;清醒或血压平稳后可垫枕;完全清醒的患者,可协助其采取半卧位,抬高床头 15°～30°,利于引流液引出。

(二)饮食指导

麻醉未清醒前禁饮食,清醒后如无恶心不适即可进清淡、易消化的普通饮食,次日鼓励进多维生素、高蛋白饮食,促进切口愈合。

(三)病情观察

给予双通道鼻导管吸氧 4L/min,应用心电监护观察生命体征变化,监测心率、血压及血氧饱和度情况。血压监测应在健侧肢体进行,每 30 分钟一次,平稳后改为 2 小时一次。若为双侧乳腺癌根治术,可酌情测量下肢血压,做好记录及交接班。

(四)伤口护理

术后切口用胸带加压包扎,应注意患者呼吸是否顺畅及患肢远端的血液供应情况(皮肤颜色、温度、脉搏等),若皮肤呈紫绀色,伴皮温低,脉搏扪不清,提示腋部血管受压,应及时调整绷带松紧度,以患侧上肢血运恢复正常为宜。假体植入及皮瓣转移患者要注意观察切口处血运。

(五)管路护理

胸骨旁及腋下引流管常规接负压引流球,注意保持有效负压引流并观察引流液的色、质、量,每日晨记录并倾倒引流液。

(六)并发症的预防和护理

乳腺癌术后常见的并发症包括创腔出血、切口感染、皮瓣坏死、皮下积液、乳糜漏、患肢功能障碍等。严密观察伤口局部有无渗血、渗液,伤口周围有无瘀斑,患者有无主诉局部胀痛,保持引流通畅,观察有无乳糜样引流液。加压包扎时应注意观察患侧肢体血液循环状况及是否有臂丛神经麻痹征象,发现异常情况应及时通知主管医师给予相应处理。

(七)患肢功能锻炼

术后 3 天内患侧上肢应制动,可做握拳屈肘等运动,尤其应避免上臂外展,需他人扶持时只能扶健侧,以免腋窝皮瓣的滑动而影响愈合。一般术后 3~5 天即可开始活动,先从肘部开始,术后 1 周酌情进行肩部内收活动,以后逐步增加活动范围,半月后可指导患者做手指爬墙动作,直至患侧手指能高举过头,自行梳理头发。

(八)心理护理

术后应继续给予患者及其家属心理上的支持,促进患者各方面恢复和生活自理,达到身心两方面的全面康复,能适应身体状态的改变。

四、健康教育

(一)休息与运动

生活规律,作息正常,注意劳逸结合,患肢功能恢复后可适当运动(如打太极拳、做操),以不疲劳为宜。

(二)饮食指导

可选用易消化的高蛋白含丰富的维生素饮食,例如,鸽子、黑鱼、瘦肉等以及各种新鲜蔬菜、水果。动物性雌激素相对高的食品应慎用,如蜂王浆及其制品、胎盘及其制品、花粉及其制品以及未知成分的保健品。

(三)用药指导

需要长期服药的患者一定要坚持按时服药。

（四）心理指导

调整心态，保持心情开朗，学会自我调整，积极参加社会活动。

（五）康复指导

根据切口愈合情况可循序渐进进行患肢功能锻炼，最终使患肢能轻松抬高绕过头顶摸对侧耳廓，指导患者做好患肢终身保护。

（六）复诊须知

以手术日期算起，术后第1年和第2年内每3个月随访1次。第3年和第5年内每半年随访1次。5年以后每年随访1次，直至终身。保管门诊病历，随访时带好相应资料。

第四节　腹外疝

腹外疝是由腹腔内某一脏器或组织连同腹膜壁层，经腹壁薄弱点或空隙向体表突出所形成。常见腹股沟斜疝、腹股沟直疝、股疝、脐疝及切口疝。临床表现为患者站立、行走、劳动或腹内压突然增高时疝内容物向体表突出，平卧时可推送回纳至腹腔，患者多无自觉症状。若疝内容物不能还纳入腹腔可造成嵌顿或绞窄性疝，出现剧烈疼痛、机械性肠梗阻表现。治疗上常采用疝修补手术。

一、护理措施

（一）术前护理

（1）观察有无引起腹内压力增高。避免重体力劳动和活动。

（2）遵医嘱行术前检查，有慢性基础疾病者应积极治疗。

（3）嵌顿疝和绞窄疝应进行禁食、补液、胃肠减压、抗生素治疗等术前准备。

（4）手术前嘱患者排尿，以免术中损伤膀胱。

（5）术前指导患者进行床上排尿练习，避免术后出现尿潴留。

（二）术后护理

（1）预防血肿：一般选择合适的沙袋在伤口处加压24小时左右，减少伤口出血。腹股沟疝修补术后可用绷带托起阴囊，并密切观察阴囊肿胀情况。

（2）术后取平卧位：膝下垫一软枕使髋关节屈曲，以减少局部张力。2～3天后可取半卧位。术后3～5天可考虑下床活动，无张力疝修补术患者可以早期下床活动。年老体弱、复发性疝、绞窄疝、巨大疝患者应适当延迟下床活动时间。

（3）术后1天进流质饮食，次日进高热量、高蛋白、高维生素的软食或普食，多食蔬菜、水果、多饮水，以防便秘。行肠切除术者暂禁食，待肠蠕动恢复后方可进流质饮食。

（4）避免腹内压过高，预防感冒、咳嗽，避免活动过度、便秘等。

（5）按医嘱应用抗生素，保持敷料清洁，严格进行无菌操作，防止切口感染。

二、健康教育

（1）注意避免增加腹腔压力的各种因素。

（2）手术后 14 天可恢复一般性工作,3 个周避免重体力劳动。

（3）复发应及早诊治。

第五节　腹部损伤

腹部损伤在平时和战时都较多见,其发病率在平时占各种损伤的0.4％～1.8％。战时发生率明显增高,占各种损伤的 50％。近年来随着我国交通运输业的发展,事故增多,各种创伤有增加的趋势,其中腹部伤亦增多。根据腹壁有无伤口可分为开放性和闭合性两大类。其中,开放性损伤根据腹壁伤口是否穿破腹膜分为穿透伤(多伴内脏损伤)和非穿透伤(偶伴内脏损伤)。穿透伤又可分为致伤物既有入口又有出口的贯通伤和仅有入口的非贯通伤。闭合性损伤可能仅局限于腹壁,也可同时兼有内脏损伤。

开放性损伤的致伤物常为各种锐器,如刀刺、弹丸或弹片等,闭合性损伤的致伤因素常为钝性暴力,如撞击、挤压、冲击、拳打脚踢、坠落或突然减速等。无论开放性还是闭合性损伤,都可导致腹部内脏损伤。开放性损伤中受损部位以肝、小肠、胃、结肠及大血管多见,闭合性损伤以脾、小肠、肝、肠系膜受损居多。

腹部损伤的严重程度很大程度上取决于暴力的强度、速度、着力部位和作用方向等外在因素,以及受损器官的解剖特点、原有病理情况和功能状态等内在因素的影响。

一、护理评估

(一)术前评估

如以下内容所述。

（1）健康史:询问伤者或现场目击者及护送人员,了解受伤具体经过,包括受伤时间、地点、致伤因素,以及伤情、伤后病情变化、就诊前的急救措施等。

（2）身体状况:了解腹膜刺激征的程度和范围;有无伴随的恶心、呕吐;腹部有无移动性浊音,肝浊音界有否缩小或消失;肠蠕动有否减弱或消失,直肠指检有无阳性发现。了解生命体征及其他全身变化,通过全面细致的体格检查判断有无并发胸部、颅脑、四肢及其他部位损伤。了解辅助检查结果,评估手术耐受性。

（3）心理—社会状况:了解患者的心理变化,以及了解患者和家属对损伤后的治疗和可能发生的并发症的认知程度和家庭经济承受能力。

(二)术后评估

了解手术的种类、术中患者情况,麻醉方式,手术后放置引流种类及位置,患者手术耐受程度,评估术后患者康复情况。

二、护理诊断及医护合作性问题

(一)体液不足

体液不足与损伤致腹腔内出血、渗出及呕吐致体液丢失过多有关。

(二)疼痛

疼痛与腹部损伤、出血刺激腹膜及手术切口有关。

(三)有感染的危险

感染与脾切除术后免疫力降低有关。

(四)焦虑/恐惧

焦虑/恐惧与意外创伤的刺激、出血及内脏脱出等视觉刺激等有关。

(五)潜在并发症

潜在并发症包括腹腔感染、腹腔脓肿。

三、护理目标

(1)患者体液平衡能得到维持。

(2)疼痛缓解。

(3)体温得以控制,未出现继发感染的症状。

(4)焦虑/恐惧程度缓解或减轻。

(5)护理人员能及时发现并发症的发生并积极配合处理。

四、护理措施

(一)现场急救

腹部损伤常合并多发性损伤,急救时应分清轻重缓急。首先检查呼吸情况,保持呼吸道通畅;包扎伤口,控制外出血,将伤肢妥善外固定;有休克表现者应尽快建立静脉通路,快速输液。开放性腹部损伤者,妥善处理,伴有肠管脱出者,可覆盖保护,勿予强行回纳。

(二)非手术治疗患者的护理

如以下内容所述。

1.一般护理

①患者绝对卧床休息,给予吸氧,床上使用便盆;若病情稳定,可取半卧位。②患者禁食,防止加重腹腔污染。怀疑空腔器官破裂或腹胀明显者应进行胃肠减压。禁食期间全量补液,必要时输血,积极补充血容量,防止水、电解质及酸碱平衡失调。待肠蠕动功能恢复后,可开始进流质饮食。

2.严密观察病情

每15~30分钟监测脉搏、呼吸、血压一次。观察腹部体征的变化,尤其注意腹膜刺激征的程度和范围,肝浊音界范围,移动性浊音的变化等。有下列情况之一者,考虑有腹内器官损伤:①受伤后短时间内即出现明显的失血性休克表现;②腹部持续性剧痛且进行性加重伴恶心、呕吐者;③腹部压痛、反跳痛、肌紧张明显且有加重的趋势者;④肝浊音界缩小或消失,有气腹表现者;⑤腹部出现移动性浊音者;⑥有便血、呕血或尿血者;⑦直肠指检盆腔触痛明显、波动感阳性,或指套染血者。

观察期间需特别注意:①尽量减少搬动,以免加重伤情;②诊断不明者不予注射止痛剂,以免掩盖伤情;③怀疑结肠破裂者严禁灌肠。

3.用药护理

遵医嘱应用广谱抗生素防治腹腔感染,注射破伤风抗毒素。必要时,进行肠外营养支持。

4.术前准备

除常规准备外,还应包括交叉配血试验,有实质性器官损伤时,配血量要充足;留置胃管;补充血容量,血容量严重不足的患者,在严密监测中心静脉压的前提下,可在 15 分钟内输入液体 1000～2000mL。

5.心理护理

主动关心患者,提供人性化服务。向患者解释腹部损伤后可能出现的并发症、相关的治疗和护理知识,缓解其焦虑和恐惧,稳定情绪,积极配合各项治疗和护理。

(三)手术治疗患者的护理

根据手术种类做好术后患者的护理,包括监测生命体征、观察病情变化、禁食、胃肠减压、口腔护理。遵医嘱静脉补液、应用抗生素和进行营养支持,保持腹腔引流的通畅,积极防治并发症。

五、健康教育

(一)加强安全教育

宣传劳动保护、安全行车、遵守交通规则的知识,避免意外损伤的发生。

(二)普及急救知识

在意外事故现场,能进行简单的急救或自救。

(三)出院指导

适当休息,加强锻炼,增加营养,促进康复。若有腹痛、腹胀、肛门停止排气排便等不适,应及时到医院就医。

六、护理评价

(1)患者体液平衡能否得以维持,生命体征是否稳定,有无水电解质紊乱征象。

(2)腹痛有无缓解或减轻。

(3)体温是否正常,有无感染发生。

(4)焦虑/恐惧程度是否得到缓解或减轻,情绪是否稳定,能否配合各项治疗和护理。

(5)有无腹腔感染或脓肿发生,有无得到及时发现和处理。

第六节　急性阑尾炎

急性阑尾炎是外科常见病,是最多见的急腹症之一,多发生于青壮年,男性发病率高于女性。

一、护理评估

(一)术前评估

如以下内容所述。

1.健康史

了解患者既往病史,尤其注意有无急性阑尾炎发作史,了解有无与急性阑尾炎鉴别的其他器官病变(如胃十二指肠溃疡穿孔、右侧输尿管结石、胆石症及妇产科疾病等)。了解患者发病前是否有剧烈活动、不洁饮食等诱因。

2.身体状况

了解患者发生腹痛的时间、部位、性质、程度及范围等,了解有无转移性右下腹痛、右下腹固定压痛、压痛性包块及腹膜刺激征等。了解患者的精神状态、饮食、活动及生命体征等改变,有无乏力、脉速、寒战、高热、黄疸及感染性休克等表现。查看血、尿常规检查结果,了解其他辅助检查结果如腹部 X 线、B 超等。

3.心理—社会状况

本病发病急,腹痛明显,需急诊手术治疗,患者常感突然而焦虑、不安。应了解患者的心理状态、患者和家属对疾病及治疗的认知和心理承受能力,了解家庭的经济承受能力。

(二)术后评估

了解麻醉和手术方式、术中情况、病变情况,对放置腹腔引流管的患者,应了解引流管放置的位置及作用。了解术后切口愈合情况、引流管是否通畅及引流液的颜色、性状及量等;有无并发症发生。患者对于术后康复知识的了解和掌握程度。

二、护理诊断及医护合作性问题

(一)疼痛

疼痛与阑尾炎炎症刺激、手术切口等有关。

(二)体温过高

体温过高与急性阑尾炎有关。

(三)焦虑

焦虑与突然发病、缺乏术前准备及术后康复等相关知识有关。

(四)潜在并发症

潜在并发症包括出血、切口感染、粘连性肠梗阻、腹腔脓肿等。

三、护理目标

(1)患者主诉疼痛程度减轻或缓解。

(2)体温逐渐降至正常范围。

(3)焦虑程度减轻或缓解,情绪平稳。

(4)护理人员能及时发现并发症的发生并积极配合处理。

四、护理措施

(一)术前护理

1.病情观察

加强巡视、观察患者精神状态,定时测量体温、脉搏、血压和呼吸;观察患者的腹部症状和体征,尤其注意腹痛的变化。患者体温一般低于 38℃,高热则提示阑尾穿孔;若患者腹痛加剧,出现腹膜刺激征,应及时通知医师。

2.对症处理

疾病观察期间,通知患者禁食;按医嘱静脉输液、保持水电解质平衡,应用抗生素控制感染。为减轻疼痛,患者可取右侧屈曲被动体位,屈曲可使腹肌松弛。禁服泻药及灌肠,以免肠蠕动加快,增高肠内压力,导致阑尾孔或炎症扩散。诊断未明确之前禁用镇静止痛剂(如吗啡等),以免掩盖病情。

3.术前准备

做好血、尿、便常规,出凝血时间及肝、肾、心、肺功能等检查,清洁皮肤,遵医嘱行手术区备皮。做好药物过敏试验并记录。嘱患者术前禁食 12 小时,禁水 4 小时。按手术要求准备麻醉床、氧气及监护仪等用物。

4.心理护理

在与患者和家属建立良好沟通的基础上,做好解释安慰工作,稳定患者的情绪,减轻其焦虑;向患者和家属介绍有关急性阑尾炎的知识,讲解手术的必要性和重要性,提高他们的认识,消除不必要的紧张和担忧,使之积极配合治疗和护理。

(二)术后护理

1.一般护理

如以下内容所述。

(1)休息与活动:患者回室后,应根据不同麻醉,选择适当卧位休息,全身麻醉术后清醒、连续硬膜外麻醉患者可取平卧位,6 小时后,血压脉搏平稳者,改为半卧位,利于呼吸和引流。鼓励患者术后在床上翻身、活动肢体,术后 24 小时可起床活动,促进肠蠕动恢复,防止肠粘连,同时可增进血液循环,加速伤口愈合。老年患者术后注意保暖,协助咳嗽咳痰,预防坠积性肺炎。

(2)饮食护理:患者手术当天禁食,经静脉补液。术后第 1 天可进少量清流质,待肠蠕动恢复,第 3～4 天可进易消化的普食。少数病情重的坏疽、穿孔性阑尾炎,术后饮食恢复较缓慢。

2.病情观察

密切监测生命体征及病情变化,遵医嘱定时测量体温、脉搏、血压及呼吸;加强巡视,倾听患者的主诉,观察患者腹部体征的变化,尤其注意观察有无粘连性肠梗阻、腹腔感染或脓肿等术后并发症的表现,及时发现异常,通知医生并积极配合治疗。

3.切口和引流管的护理

保持切口敷料清洁、干燥,及时更换渗血、渗液污染的敷料;观察切口愈合情况,及时发现出血及切口感染的征象。对于腹腔引流的患者,应妥善固定引流管,防止扭曲、受压,保持通畅;经常从近端至远端方向挤压引流管,防止因血块或脓液而堵塞;观察并记录引流液的量、颜色、性状等。当引流液量逐渐减少、颜色逐渐变淡至浆液性,患者体温及血常规正常,可考虑拔管。

4.用药护理

遵医嘱术后应用有效抗生素,控制感染,防止并发症发生。术后 3～5 天禁用强泻剂和刺激性强的肥皂水灌肠,以免增加肠蠕动,而使阑尾残端结扎线脱落或缝合伤口裂开,如术后便秘可口服轻泻剂。

5.并发症的预防和护理

如以下内容所述。

(1)切口感染:是阑尾术后最常见的并发症。多见于化脓或穿孔性急性阑尾炎,表现为术后 2～3 天体温升高,切口胀痛或跳痛,局部红肿、压痛等,可先行试穿抽出脓汁,或于波动处拆除缝线,排出脓液,放置引流,定期换药。手术中加强切口保护、彻底止血、消灭无效腔等措施可预防切口感染。

(2)粘连性肠梗阻:较常见的并发症。病情重者须手术治疗。早期手术、早期离床活动可适当预防此并发症。

五、健康教育

(1)对于非手术治疗的患者,应向其解释禁食的目的和重要性,教会患者自我观察腹部症状和体征变化的方法。

(2)对于手术治疗的患者,指导患者术后饮食的种类及量,鼓励患者循序渐进,避免暴饮暴食;向患者介绍术后早期离床活动的意义,鼓励患者尽早下床活动,促进肠蠕动恢复,防止术后肠粘连。

(3)出院指导,若出现腹痛、腹胀等不适,应及时就诊。

六、护理评价

(1)患者的疼痛程度是否减轻或消失,腹壁切口是否愈合。

(2)体温是否恢复到正常范围。

(3)焦虑程度是否缓解,情绪是否稳定。

(4)术后并发症是否被及时发现并积极处理。

第七节　肠瘘

肠瘘是指肠管与其他脏器、体腔或体表之间存在病理性通道,肠内容物经此进入其他脏器、体腔或至体外,引起严重感染、体液失衡、营养不良等改变。肠瘘是腹部外科中常见重症疾病之一,可引起一系列病理生理紊乱及严重并发症,甚至危及患者生命。

一、病因

(一)先天性

与胚胎发育异常有关,如脐肠瘘。

(二)后天性

占肠瘘发生率的 95% 以上。常见病因有:①腹部手术损伤,绝大多数肠瘘都是由手术创伤引起的,常见原因为手术误伤肠壁或吻合口愈合不良;②腹部创伤,无论是腹部开放性或闭合性损伤,受损的肠管若未经及时处理均可发展为肠瘘;③腹腔或肠道感染,如憩室炎、腹腔脓肿、克罗恩病、溃疡性结肠炎、肠结核、肠系膜缺血性疾病;④腹腔内脏器或肠道的恶性病变,如肠道恶性肿瘤。

(三)治疗性

是指根据治疗需要而施行的人工肠造瘘,如空肠造瘘、结肠造瘘等。

二、分类

(一)按肠腔是否与体表相通

①肠外瘘:较多见,指肠腔通过瘘管与体表相通。肠外瘘又可根据瘘口的形态分为管状瘘

及唇状瘘。前者常见,是指肠壁瘘口与腹壁外口之间存在一瘘管;后者可直接在创面观察到破裂的肠管及在瘘口处外翻成唇状的肠黏膜。②肠内瘘:指肠腔通过瘘管与腹内其他脏器或肠管的其他部位相通,如胆囊横结肠瘘、直肠膀胱瘘、空肠瘘等。

(二)按肠道连续性是否存在

①侧瘘,即肠壁瘘口范围小,仅有部分肠壁缺损,肠腔仍保持其连续性;②端瘘,即肠腔连续性完全中断,其近侧端与体表相通,肠内容物经此全部流出体外,亦称为完全瘘,此类瘘很少见,多为治疗性瘘。

(三)按瘘管所在的部位

①高位瘘,包括胃、十二指肠、位于 Treitz 韧带 100cm 范围内空肠上段的瘘,如胃十二指肠瘘、十二指肠空肠瘘;②低位瘘,指距离 Treitz 韧带 100cm 以远的空肠下段、回肠与结肠的瘘。

(四)按肠瘘的日排出量

①高流量瘘,指每日消化液排出量在 500mL 以上;②低流量瘘,指每日排出的消化液在 500mL 以内。

三、病理生理

肠瘘形成后的病理生理改变与瘘管的部位、大小、数目等相关。一般而言,高位肠瘘以水电解质紊乱及营养丢失较为严重;而低位肠瘘则以继发性感染更为明显。

(一)水电解质及酸碱失衡

正常成人每日所分泌的约 8000mL 消化液绝大部分由肠道回吸收,仅有 150mL 液体随粪便排出体外。发生肠瘘时,这些消化液可经瘘管排至体外、其他器官或间隙,或因消化道短路过早地进入低位消化道,重吸收率显著降低,导致消化液大量丢失,严重时导致周围循环和肾衰竭。伴随消化液的流失,还可出现相应电解质的丧失;如以胃液丢失为主,丧失的电解质主要为 H^+、Cl^-、K^+,患者可出现低氯低钾性碱中毒;而伴随肠液丢失的电解质主要为 Na^+、K^+及 HCO_3^-,患者表现为代谢性酸中毒及低钠、低钾血症。

(二)营养不良

肠瘘患者由于消化液大量流失,影响消化道的消化吸收功能,加之消化液中大量消化酶和蛋白质的丧失,以及炎症、创伤的额外消耗,均可出现蛋白质的分解代谢增加引起负氮平衡以及多种维生素的缺乏。患者表现为体重骤减,并发贫血、低蛋白血症,若未及时处理,终可因恶病质而死亡。

(三)消化液腐蚀及感染

由于排出的消化液中含有大量消化酶,可消化腐蚀瘘管周围的组织及皮肤,引起局部糜烂、出血并继发感染。其次消化液若流入腹膜腔或其他器官内,还可引起弥散性腹膜炎、腹腔内器官感染、腹腔脓肿等。

四、临床表现

肠瘘的临床表现可因瘘管的部位及其所处的病理阶段不同而异。

(一)腹膜炎期

多在创伤或手术后 3~5 日。

(1)局部：由于肠内容物外漏，对周围组织器官产生强烈刺激，患者有腹痛、腹胀、恶心呕吐或由于麻痹性肠梗阻而停止排便、排气。肠外瘘者，可于体表找到瘘口，并见消化液、肠内容物及气体排出，周围皮肤被腐蚀，出现红肿、糜烂、剧痛，甚至继发感染，破溃出血。

瘘口排出物的性状与瘘管位置有关。如高流量的高位小肠瘘漏出的肠液中往往含有大量胆汁、胰液等，多呈蛋花样、刺激性强，腹膜刺激征明显；而结肠瘘等低位肠瘘，若瘘口小，其漏出液排出量小，也可形成局限性腹膜炎。因漏出液内含有粪渣，故有臭气。

(2)全身：继发感染的患者体温升高，达 38℃ 以上；患者可出现严重水电解质及酸碱平衡失调，严重脱水者可出现低血容量性休克。若未得到及时、有效处理，则有可能并发脓毒症、多器官功能障碍综合征（MODS），甚至死亡。

(二)腹腔内脓肿期

多发生于瘘形成后 7～10 日。排至腹腔的肠内容物引起腹腔内纤维素性渗出等炎性反应，若漏出物和渗出液得以局限，则形成腹腔内脓肿。患者可因脓肿所在部位的不同而表现为恶心、呕吐、腹泻、里急后重等；瘘口排出大量的脓性液体甚至脓血性液体。全身可继续表现为发热，若引流通畅，全身症状可逐渐减轻。

(三)瘘管形成期

在引流通畅的情况下，腹腔脓肿逐渐缩小，沿肠内容物排出的途径形成瘘管。这时患者的感染基本已控制，仅留有瘘口局部刺激症状及肠粘连表现，全身症状较轻甚至消失，营养状况逐渐恢复。

(四)瘘管闭合

瘘管炎症反应消失，瘢痕愈合，患者临床症状消失。

五、辅助检查

(一)实验室检查

血常规检查可出现血红蛋白值、红细胞计数下降；严重感染时白细胞计数及中性粒细胞比例升高。血生化检查可有血清 Na^+、K^+ 浓度降低等电解质紊乱的表现；反映营养及免疫状态的血清蛋白、转铁蛋白、前清蛋白水平和总淋巴细胞计数下降；肝酶谱（GPT、GOT、AKP、γ-GT 等）及胆红素值升高。

(二)特殊检查

①口服染料或药用炭是最简便实用的检查手段，适用于肠外瘘形成初期。通过口服或胃管内注入亚甲蓝、骨炭末等染料后，观察和记录其从瘘口排出的情况，包括部位、排出量及时间等，以初步判断瘘的部位和瘘口大小。②瘘管组织活检及病理学检查可明确是否存在结核、肿瘤等病变。

(三)影像学检查

①B 超及 CT 检查有助于发现腹腔深部脓肿、积液、占位性病变及其与胃肠道的关系等；②瘘管造影适用于瘘管已形成者，有助于明确瘘的部位、长度、走向、大小、脓腔范围及引流通畅程度，同时还可了解其周围肠管或与其相通的肠管情况。

六、处理原则

(一)非手术治疗

主要采用输液、营养支持、控制感染、药物治疗的方法。

1.输液及营养支持

给予补液，纠正水电解质及酸碱平衡失调；根据病情给予肠外或肠内营养支持。

2.控制感染

根据肠瘘的部位及其常见菌群或药物敏感性试验结果选择抗生素。

3.药物治疗

生长抑素制剂(如奥曲肽等)能显著降低胃肠分泌量，从而降低瘘口肠液的排出量，以减少液体丢失。当肠液明显减少时，改用生长激素，可促进蛋白质合成，加速组织修复。

4.经皮穿刺置管引流

对肠瘘后腹腔感染比较局限或者少数脓肿形成而患者全身情况差、不能耐受手术引流者，可在 B 超或 CT 引导下，经皮穿刺置管引流。

5.封堵处理

对于瘘管比较直的单个瘘，可用胶片、胶管、医用胶等材料进行封堵瘘口，也能取得一定疗效。

(二)手术治疗

主要采用腹腔引流、瘘口造口等方法。

1.早期腹腔引流术

肠瘘发生后，腹膜炎症状明显，甚至有明显中毒症状者，以及有局限性腹腔内脓肿或瘘管形成早期经皮穿刺置管引流有困难者，应早期行腹腔引流术。术中可在瘘口附近放置引流管或双套管，以有效引流外溢肠液、促进局部炎症消散、组织修复及瘘管愈合。

2.瘘口造口术

对于瘘口大、腹腔污染严重、不能耐受一次性彻底手术者，可行瘘口造口术。待腹腔炎症完全控制、粘连组织大部分吸收、患者全身情况改善后再行二次手术，切除瘘口，肠管行端端吻合。

3.肠段部分切除吻合术

对经以上处理不能自愈的肠瘘均需进一步手术治疗。可切除瘘管附近肠襻后行肠段端端吻合，该方法最常用且效果最好。

4.肠瘘局部楔形切除缝合术

较简单，适合于瘘口较小且瘘管较细的肠瘘。

七、护理诊断/问题

(一)体液不足

体液不足与禁食、肠液大量外漏有关。

(二)体温过高

体温过高与腹腔感染有关。

（三）营养失调：低于机体需要量

营养失调与肠液大量丢失、炎症和创伤引起的机体高消耗状态有关。

（四）皮肤完整性受损

皮肤完整性受损与瘘口周围皮肤被消化液腐蚀有关。

（五）潜在并发症

潜在并发症包括出血、腹腔感染、粘连性肠梗阻。

八、护理措施

（一）非手术治疗护理/术前护理

1.维持体液平衡

补充液体和电解质，纠正水电解质及酸碱平衡失调，并根据患者生命体征、皮肤弹性、黏膜湿润情况、出入液量、血电解质及血气分析检测结果，及时调整液体与电解质的种类与量。

2.控制感染

通过合适的体位，合理应用抗生素等方法减少感染的发生。

（1）体位：取低半坐卧位，以利漏出液积聚于盆腔，减少毒素的吸收，同时有利于呼吸及引流。

（2）合理应用抗生素：遵医嘱合理应用抗生素。

（3）负压引流的护理：经手术切口或瘘管内放置双套管行腹腔灌洗并持续负压吸引，以充分稀释肠液，保持引流通畅，减少肠液的溢出，减轻瘘口周围组织的受侵蚀程度，促进局部炎症消散、肉芽组织生长，从而为瘘管的愈合创造有利条件。

1）调节负压大小：一般情况下负压以 75～150mmHg 为宜，具体应根据肠液黏稠度及日排出量调整。注意避免负压过小致引流不充分，或负压太大造成肠黏膜吸附于管壁引起损伤、出血。当瘘管形成、漏出液少时，应降低压力。

2）保持引流管通畅：妥善固定引流管，保持各处连接紧密，避免扭曲、脱落。定时挤压引流管，并及时清除双腔套管内的血凝块、坏死组织等，避免堵塞。可通过灌洗的声音判断引流效果，若冲洗过程中听到明显气过水声，表明引流效果好。若出现管腔堵塞，可沿顺时针方向缓慢旋转松动外套管，若无效，应通知医师，另行更换引流管。

3）调节灌洗液的量及速度：灌洗液的量及速度取决于引流液的量及性状。一般每日的灌洗量为 2000～4000mL，速度为 40～60 滴/分钟，若引流量多且黏稠，可适当加大灌洗的量及速度；而在瘘管形成，肠液溢出减少后，灌洗量可适当减少。灌洗液以等渗盐水为主，若有脓腔形成或腹腔内感染严重，灌洗液中可加入敏感抗生素。注意保持灌洗液的温度在 30～40℃，避免过冷对患者造成不良刺激。

4）观察和记录：观察并记录引流液的量及性状，并减去灌洗量，以计算每日肠液排出量。多发瘘者常多根引流管同时冲洗和引流，应分别标记冲液瓶和引流瓶，并分别观察和记录。通过灌洗量和引流量判断进出量是否平衡。若灌洗量大于引流量，常提示吸引不畅，须及时处理。灌洗过程中应观察患者有无畏寒、心慌气急、面色苍白等不良反应，一旦出现应立即停止灌洗，对症处理。

3.营养支持

在肠瘘发病初期原则上应停止经口进食,可通过中心静脉置管行全胃肠外营养,达到既迅速补充所需热量又减少肠液分泌的目的。应注意输液的速度和中心静脉导管的护理,避免导管性感染。随着病情的好转、漏出液的减少和肠功能的恢复,应逐渐恢复肠内营养,以促进肠蠕动及胃肠激素释放,增加门静脉系统血流,增强肠黏膜屏障功能。可通过胃管或空肠喂养管给予要素饮食,但应注意逐渐增加灌注的量及速度,避免引起渗透性腹泻。

4.瘘口周围皮肤的护理

由于从瘘管渗出的肠液具有较强的腐蚀性,造成周围皮肤糜烂,甚至溃疡、出血,因此应保持充分有效的腹腔引流,减少肠液漏出;及时清除漏出的肠液,保持皮肤清洁干燥,可选用中性皂液或 0.5%氯己定清洗皮肤;局部清洁后涂抹复方氧化锌软膏、皮肤保护粉或皮肤保护膜加以保护。若局部皮肤发生糜烂,可采取红外线或超短波等进行理疗。

5.瘘口堵塞护理

对应用堵片治疗的患者,须注意观察堵片有无发生移位或松脱。若发现异常,及时通知医师,予以调整或更换合适的堵片。

6.心理护理

由于肠瘘多发生于术后,且疾病初期患者的局部及全身症状严重,病情易反复,因此患者容易产生悲观、失望情绪。通过集体讲座、个别辅导等方法向患者及其家属解释肠瘘的发生、发展过程和治疗方法,并向患者介绍愈合良好的康复患者,通过患者间的经验交流,消除心理顾虑,增强对疾病治疗的信心,以积极配合各项治疗和护理。

7.术前准备

除胃肠道手术前的常规护理外,还应加强以下护理措施。①肠道准备:术前 3 日进少渣半流质饮食,并口服肠道不吸收抗生素;术前 2 日进无渣流质,术前 1 日禁食。术前 3 日起每日以生理盐水灌洗瘘口 1 次,术日晨从肛门及瘘管行清洁灌肠。②皮肤准备:术前认真清除瘘口周围皮肤的污垢及油膏,保持局部清洁。③保持口腔卫生:由于患者长期未经口进食,易发生口腔溃疡等,因此应予生理盐水或漱口液漱口 2 次/日,并观察口腔黏膜改变,及时处理口腔病变。

(二)术后护理

除肠道手术后常规护理,还应注意以下几点。

1.饮食

为避免再次发生肠瘘,可适当延长禁食时间至 4~6 日,禁食期间继续全胃肠外营养支持,并做好相应护理。

2.引流管护理

肠瘘术后留置的引流管较多,包括腹腔负压引流管、胃肠减压管、导尿管等。应妥善固定并标志各种管道,避免扭曲、滑脱;更换引流袋时严格无菌技术操作,注意连接紧密;保持各管道引流通畅,负压引流管须根据引流情况及时调整负压;观察并记录各引流液的颜色、性状和量。

3.并发症的观察与护理

主要预防术后出血、腹腔感染及粘连性肠梗阻的发生。

(1)术后出血:常见原因包括以下几点。①术中止血不彻底,引起创面渗血;②创面感染侵蚀到血管,引起出血;③负压吸引力过大,损伤肠黏膜。应严密监测生命体征,观察切口渗血、渗液情况,以及各引流液的性状、颜色和量。若发现出血,及时通知医师,并协助处理。

(2)腹腔感染:由于肠瘘患者营养物质大量流失,全身状况较差,术后容易发生切口及腹腔感染,甚至再次发生肠瘘,因此应加强监测。除保持引流通畅、预防性应用抗生素外,尚需注意观察有无切口局部或腹部疼痛、腹胀、恶心呕吐等不适,切口有无红肿、发热;腹部有无压痛、反跳痛、肌紧张等腹膜刺激征表现以及生命体征的变化,及早发现感染征象。

(3)粘连性肠梗阻:若术后患者体质虚弱,活动少,或并发术后腹腔感染,均可导致肠粘连。术后患者麻醉反应消失、生命体征平稳,可予半坐卧位。指导患者在术后早期进行床上活动,如多翻身、肢体伸屈运动;在病情许可的前提下,鼓励其尽早下床活动,以促进肠蠕动,避免术后发生肠粘连。观察患者有无腹痛、腹胀、恶心呕吐、停止排便排气等肠梗阻症状,若发生,应及时汇报医师,并按医嘱给予相应的处理。

第八节　痔疮

痔是影响人类健康的常见病、多发病,可发生于任何年龄,且发病率随年龄增长而增高。

一、病因与发病机制

痔的发生与多种因素有关,目前得到广泛认可的学说主要如下。

(一)肛垫下移学说

肛垫起着肛门垫圈的作用,协助括约肌完全封闭肛门,也是痔的好发部位。正常情况下,肛垫在排便时被推挤下移,排便后可自行回缩至原位;若存在反复便秘、妊娠等引起腹内压增高的因素,则肛垫内正常纤维弹力结构破坏伴有肛垫内静脉的曲张和慢性炎症纤维化,肛垫出现病理性肥大并向远侧移位后形成痔。

(二)静脉曲张学说

直肠静脉是门静脉系统的属支,其解剖特点是无静脉瓣;其次,直肠上下静脉丛管壁薄、位置表浅,末端直肠黏膜下组织松弛。任何引起腹内压增高的因素(如久坐久立、用力排便、妊娠、腹水及盆腔巨大肿瘤等)均可阻碍直肠静脉回流,导致血液淤滞、静脉扩张以及痔的形成。

此外,长期饮酒和进食大量刺激性食物可使局部充血;肛周感染可引起静脉周围炎使肛垫肥厚;营养不良可使局部组织萎缩无力。以上因素都可诱发痔的发生。

三、病理与分类

根据痔所在部位的不同分为内痔、外痔及混合痔。

(一)内痔

内痔是肥大、移位的肛垫而不是曲张的直肠上静脉终末支,这一观点已获得认同。肛垫内正常纤维弹力结构的破坏伴有肛垫内静脉的曲张和慢性炎症纤维化,肛垫出现病理性肥大并向远侧移位后形成痔,表面覆盖直肠黏膜。痔的位置多位于直肠下端、直肠上动脉分支处,即截石位 3、7、11 点,基底较宽。

(二)外痔

外痔由齿状线下方的直肠下静脉丛形成,表面覆盖肛管皮肤,分为血栓性外痔、结缔组织性外痔(皮赘)、静脉曲张性外痔,其中最常见的是血栓性外痔。

(三)混合痔

由内痔通过静脉丛和相应部位外痔静脉丛互相吻并发扩张而成。位于齿状线上、下,表面被直肠黏膜和肛管皮肤覆盖。内痔发展到Ⅱ度以上时多形成混合痔。

三、临床表现

(一)内痔

主要临床表现是便血及痔块脱出。其便血的特点是无痛性间歇性便后出鲜血。便血较轻时表现为粪便表面附血或便纸带血,严重时则可出现喷射状出血,长期出血患者可发生贫血。若发生血栓、感染及嵌顿,可伴有肛门剧痛。内痔分为 4 度:Ⅰ度,排便时出血,无痔块脱出,肛门镜检查可见齿状线以上直肠柱结节状突出;Ⅱ度,便血常见,痔块在排便时脱出肛门,排便后可自行回纳;Ⅲ度,偶有便血,痔排便时脱出,或在劳累后、步行过久、咳嗽时脱出,无法自行回纳,需用手辅助;Ⅳ度,偶见便血,痔块长期脱出于肛门外,无法回纳或回纳后又立即脱出。

(二)外痔

主要临床表现是肛门不适感,常有黏液分泌物流出,有时伴局部瘙痒。若发生血栓性外痔,疼痛剧烈,排便、咳嗽时加剧,数日后可减轻,可在肛周看见暗紫色椭圆形肿物,表面皮肤水肿、质硬、压痛明显。

(三)混合性痔

兼有内痔及外痔的表现。严重时可呈环状脱出肛门,在肛周呈梅花状,称环状痔。脱出痔块若发生嵌顿,可引起充血、水肿甚至坏死。

四、辅助检查

肛门镜检查可确诊,不仅可见到痔的情况,还可观察到直肠黏膜有无充血、水肿、溃疡、肿块,以及排除其他直肠疾患。

五、处理原则

痔的治疗遵循 3 个原则:①无症状痔无须治疗;②有症状的痔,治疗旨在减轻及消除症状,而非根治;③首选保守治疗,失败或不宜保守治疗时才考虑手术治疗。

(一)非手术治疗

1.一般治疗

适用于痔初期及无症状静止期的痔。主要措施包括:①增加膳食纤维的摄入,改变不良排便习惯;②热水坐浴以改善局部血液循环;③肛管内注入抗生素油膏或栓剂,以润滑肛管、促进炎症吸收、减轻疼痛;④血栓性外痔有时经局部热敷,外敷消炎止痛药物,疼痛可缓解而不需行手术;⑤嵌顿痔初期,也可采用一般治疗,用手轻轻将脱出的痔块推回肛内,阻止其脱出。

2.注射疗法

用于治疗Ⅱ度、Ⅲ度出血性内痔的效果较好。方法是在痔核上方的黏膜下层注入硬化剂使痔及其周围产生无菌性炎症反应,黏膜下组织发生纤维增生,小血管闭塞,痔块硬化、萎缩。

3.胶圈套扎疗法

可用于治疗Ⅱ、Ⅲ度内痔。应用器械在内痔根部套入一特制胶圈,利用胶圈的弹性回缩力将痔的血供阻断,使痔缺血、坏死、脱落而治愈。

4.红外线凝固疗法

适用于Ⅰ、Ⅱ度内痔。通过红外线直接照射痔块基底部,引起蛋白凝固、纤维增生,痔块硬化萎缩脱落。术后常有少量出血,且复发率高,临床少用。

5.多普勒超声引导下痔动脉结扎术

适用于Ⅱ～Ⅳ度内痔。采用带有多普勒超声探头的直肠镜,于齿状线上方探测痔上方的动脉并结扎,通过阻断痔的血液供应以达到缓解症状的目的。

6.其他

包括冷冻疗法、枯痔钉疗法等,原理类似红外线凝固疗法。

(二)手术治疗

当保守治疗效果不满意、痔脱出严重、套扎治疗失败时,手术切除痔是最好的方法。手术方法包括:①痔切除术,主要用于Ⅱ～Ⅳ度内痔和混合痔的治疗;②吻合器痔上黏膜环行切除术,主要适用于Ⅲ～Ⅳ度内痔、环形痔和部分Ⅱ度大出血内痔;③激光切除痔核;④血栓性外痔剥离术,用于治疗血栓性外痔。

六、见护理诊断/问题

(一)急性疼痛

急性疼痛与血栓形成、痔块嵌顿、术后创伤等有关。

(二)便秘

便秘与不良饮食、排便习惯等有关。

(三)潜在并发症

潜在并发症包括贫血、肛门狭窄、尿潴留、创面出血、切口感染等。

七、护理措施

(一)非手术治疗护理/术前护理

1.饮食与活动

嘱患者多饮水,多吃新鲜水果和蔬菜、多吃粗粮,少饮酒,少吃辛辣刺激食物。养成良好生活习惯,养成定时排便的习惯。适当增加运动量,促进肠蠕动,切忌久站、久坐、久蹲。

2.热水坐浴

便后及时清洗,保持局部清洁舒适,必要时用 1∶5000 高锰酸钾溶液 3000mL 坐浴,控制温度在 43～46℃,每日 2～3 次,每次 20～30 分钟,以预防病情进展及并发症。

3.痔块回纳

痔块脱出时应及时回纳,嵌顿性痔应尽早行手法复位,注意动作轻柔,避免损伤;血栓性外痔者局部应用抗生素软膏。

4.术前准备

缓解患者的紧张情绪,指导患者进少渣食物,术前排空大便,必要时灌肠,做好会阴部备皮及药敏试验,贫血患者应及时纠正贫血。

(二)术后护理

1.饮食与活动

术后 1~2 日应以无渣或少渣流质、半流质为主。术后 24 小时内可在床上适当活动四肢、翻身等,24 小时后可适当下床活动,逐渐延长活动时间,并指导患者进行轻体力活动。伤口愈合后可以恢复正常工作、学习和劳动,但要避免久站或久坐。

2.控制排便

术后早期患者会存在肛门下坠感或便意,告知其是敷料刺激所致;术后 3 日尽量避免解大便,促进切口愈合,可于术后 48 小时内口服阿片酊以减少肠蠕动,控制排便。之后应保持大便通畅,防止用力排便,崩裂伤口。如有便秘,可口服液状石蜡或其他缓泻剂,但切忌灌肠。

3.疼痛护理

大多数肛肠术后患者创面疼痛剧烈,是由于肛周末梢神经丰富,或因括约肌痉挛、排便时粪便对创面的刺激、敷料堵塞过多等导致。判断疼痛原因,给予相应处理,如使用镇痛药、去除多余敷料等。

4.并发症的观察与护理

常见并发症主要有尿潴留、创面出血、切口感染、肛门狭窄,应尽早预防。

(1)尿潴留:术后 24 小时内,每 4~6 小时嘱患者排尿 1 次。避免因手术、麻醉刺激、疼痛等原因造成术后尿潴留。若术后 8 小时仍未排尿且感下腹胀痛、隆起时,可行诱导排尿、针刺或导尿等。

(2)创面出血:由于肛管直肠的静脉丛丰富,术后容易因为止血不彻底、用力排便等导致创面出血。通常术后 7 日内粪便表面会有少量出血,如患者出现恶心、呕吐、心慌、出冷汗、面色苍白等并伴肛门坠胀感和急迫排便感进行性加重,敷料渗血较多,应及时通知医师行相应处理。

(3)切口感染:直肠肛管部位由于易受粪便、尿液等的污染,术后易发生切口感染。应注意术前改善全身营养状况;术后 2 日内控制好排便;保持肛门周围皮肤清洁,便后用 1∶5000 高锰酸钾溶液坐浴;切口定时换药,充分引流。

(4)肛门狭窄:术后观察患者有无排便困难及大便变细,以排除肛门狭窄。如发生狭窄,及早行扩肛治疗。

第六章　妇产科疾病的护理

第一节　外阴炎

一、概述

外阴部皮肤或前庭部黏膜发炎,称为外阴炎。由于外阴部位暴露于外,又与尿道、肛门、阴道邻近,因此外阴较易发生炎症。外阴炎可发生于任何年龄的女性,多发生于大、小阴唇。外阴炎以非特异性外阴炎多见。

二、病因

(1)外阴与尿道、肛门临近,经常受到经血、阴道分泌物、尿液、粪便的刺激,若不注意皮肤清洁易引起外阴炎。

(2)糖尿病患者糖尿的刺激、粪瘘患者粪便的刺激以及尿瘘患者尿液的长期浸渍等。

(3)穿紧身化纤内裤,导致局部通透性差,局部潮湿以及经期使用卫生巾的刺激,均可引起非特异性外阴炎。

(4)营养不良可使皮肤抵抗力低下,易受细菌的侵袭,也可发生本病。

三、护理评估

(一)健康史

重点评估患者年龄;平时卫生习惯;内裤材质及松紧度;是否应用抗生素及雌激素治疗;是否患有糖尿病、老年性疾病或慢性病等;育龄女性应了解其采用的避孕措施及此次疾病症状等。

(二)临床表现

外阴皮肤瘙痒、疼痛、烧灼感,于活动、性交、排尿、排便时加重。检查见局部充血、肿胀、糜烂,常有抓痕,严重者形成溃疡或湿疹。慢性炎症可使皮肤增厚、粗糙、皲裂,甚至苔藓样变。严重时腹股沟淋巴结肿大且有压痛,体温升高,白细胞数量增多。糖尿病性外阴炎常表现为皮肤变厚,色红或呈棕色,有抓痕,因为尿糖是良好的培养基而常并发假丝酵母菌感染。幼儿性外阴炎还可发生两侧小阴唇粘连,覆盖阴道口甚至尿道口。

(三)辅助检查

取外阴处分泌物做细菌培养,寻找致病菌。

(四)心理—社会评估

评估出现外阴瘙痒症状后对患者生活有无影响,以及影响程度;患者就医的情况及是否为此产生心理负担。

（五）治疗原则

1.病因治疗

积极寻找病因,若发现糖尿病应积极治疗糖尿病,若有尿瘘、粪瘘,应及时行修补术。

2.局部治疗

可用 1:5000 高锰酸钾液坐浴,每日 2 次,每次 15～20 分钟。若有破溃涂抗生素软膏或局部涂擦 40％紫草油。此外,可选用中药苦参、蛇床子、白鲜皮、土茯苓、黄柏各 15g,川椒 6g,水煎熏洗外阴部,每日 1～2 次。急性期可选用微波或红外线局部物理治疗。

四、护理诊断和医护合作性问题

（一）皮肤黏膜完整性受损

皮肤黏膜完整性受损与炎症引起的外阴皮肤黏膜充血,破损有关。

（二）舒适的改变

舒适的改变与皮肤瘙痒、烧灼感有关。

（三）知识缺乏

缺乏疾病及其防护知识。

五、计划与实施

（一）预期目标

（1）患者能正确使用药物,避免皮肤抓伤,皮损范围不增大。

（2）患者症状在最短时间内解除或减轻,舒适感增强。

（3）患者了解疾病有关的知识及防护措施。

（二）护理措施

（1）告知患者坐浴的方法:取高锰酸钾放入清洁容器内加温开水配成 1:5000 的溶液,配制好的溶液呈淡玫瑰红色。每次坐浴 20 分钟,每日 2 次。坐浴时,整个会阴部应全部浸入溶液中,月经期间停止坐浴。

（2）应积极协助医生寻找病因,进行外阴处分泌物检查,必要时进行血糖或尿糖检查。

（3）指导患者遵医嘱正确使用药物,将剂量、使用方法向患者解释清楚。

（4）告知患者按医生要求进行复诊,治疗期间如出现新的症状或症状加重应及时就诊。

（三）健康指导

（1）保持外阴部清洁干燥,严禁穿化纤及过紧内裤,穿纯棉内裤并每日更换。

（2）做好经期、妊娠期、分娩期及产褥期卫生护理。发现过敏性用物后立即停止使用。

（3）饮食注意勿饮酒或辛辣食物,增加新鲜蔬菜和水果的摄入。

（4）严禁搔抓局部,勿热水烫洗和用刺激性药物或肥皂擦洗外阴。

（5）配制高锰酸钾溶液时,浓度不可过高,防止灼伤局部皮肤。

六、护理评价

患者在治疗期间能够按医嘱使用药物,症状减轻。患者了解与外阴炎相关知识及防护措施。

第二节　前庭大腺炎

一、概述

前庭大腺炎是病原体侵入前庭大腺引起的炎症,包括前庭大腺脓肿和前庭大腺囊肿。前庭大腺位于两侧大阴唇后 1/3 深部,腺管开口于处女膜与小阴唇之间。因解剖部位的特点,在性交、分娩等其他情况污染外阴部时,病原体容易侵入而引起前庭大腺炎。此病多见于育龄女性,幼女及绝经后女性较少见。

二、病因

主要病原体为内源性及性传播疾病的病原体。内源性病原体有葡萄球菌、大肠杆菌、链球菌、肠球菌等。性传播疾病的病原体常见的是淋病奈瑟菌及沙眼衣原体。

急性炎症发作时,病原体首先侵犯腺管,腺管呈急性化脓性炎症,腺管开口往往因肿胀或渗出物凝聚而阻塞,脓液不能外流、积存而形成脓肿,称前庭大腺脓肿。在急性炎症消退后腺管堵塞,分泌物不能排出,脓液逐渐转为清液而形成囊肿,或由于慢性炎症使腺管堵塞或狭窄,分泌物不能排出或排出不畅,也可形成囊肿。

三、护理评估

(一)健康史

重点评估患者年龄,平时卫生习惯,近期是否有流产、分娩等特殊情况,育龄女性应了解其性生活情况,有无不洁性生活史。

(二)临床表现

炎症多发生于一侧,初起时局部肿胀、疼痛、灼热感,行走不便,有时会致大小便困难。检查见局部皮肤红肿、发热、压痛明显。若为淋病奈瑟菌感染,挤压局部可流出稀薄、淡黄色脓汁。当脓肿形成时,可触及波动感,脓肿直径可达 5～6cm,患者出现发热等全身症状。当脓肿内压力增大时,表面皮肤变薄,脓肿自行破溃,若破孔大,可自行引流,炎症较快消退而痊愈,若破孔小,引流不畅,则炎症持续不消退,并可反复急性发作。慢性期囊肿形成时,患者有外阴部坠胀感,偶有性交不适,检查时局部可触及囊性肿物,常为单侧,大小不等,无压痛。囊肿可存在数年而无症状,有时可反复急性发作。

(三)辅助检查

可取前庭大腺开口处分泌物进行细菌培养,确定病原体。

(四)心理—社会评估

评估症状出现后对患者生活影响的程度;评估患者就医的情况及有无因害怕疼痛和害羞的心理而使自己的疾病未能得到及时治疗及对疾病的治愈是否有信心等。对性传播疾病的病原体感染的患者,应通过与其交谈、接触了解其心理状态,帮助患者积极就医并采取正确的治疗措施。

(五)治疗原则

根据病原体选用口服或肌内注射抗生素。在获得培养结果前应使用广谱抗生素治疗。此外,可选用清热、解毒的中药,如蒲公英、紫花地丁、金银花、连翘等,局部热敷或坐浴。脓肿形成后可切开引流并作造口术。单纯切开引流只能暂时缓解症状,切口闭合后,仍可形成囊肿或反复感染,故应行造口术。

四、护理诊断和医护合作性问题

(一)舒适的改变
舒适改变与局部皮肤肿胀、疼痛有关。

(二)焦虑
焦虑与疾病反复发作有关。

(三)体温升高
体温升高与脓肿形成有关。

(四)知识缺乏
缺乏前庭大腺炎的相关知识及预防措施。

五、计划与实施

(一)预期目标
(1)患者在最短时间内解除或减轻症状,舒适感增强。

(2)患者紧张焦虑的心情恢复平静。

(3)患者及时接受治疗,体温恢复正常。

(4)患者了解前庭大腺炎的相关知识并掌握预防措施。

(二)护理措施
(1)急性炎症发作时,患者需卧床休息,保持外阴部清洁。

(2)局部热敷或用 1:5000 高锰酸钾溶液坐浴,每日 2 次。

(3)遵医嘱正确使用抗生素。

(4)引流造口的护理:术前护理人员应备好引流条。术后应局部保持清洁,患者最好取半卧位,以利于引流。每日用 1:40 络合碘棉球擦洗外阴 2 次,并更换引流条,直至伤口愈合。以后继续用 1:5000 高锰酸钾溶液坐浴,每日 2 次。

(三)健康指导
注意个人卫生,尤其是经期卫生;勤洗澡勤换内裤,外阴处出现局部红、肿、热、痛时及时就诊,以免延误病情。

六、护理评价
患者接受治疗后,舒适感增加,症状减轻。患者能够了解前庭大腺炎的相关知识并掌握了预防措施,焦虑感减轻,并能保持良好的卫生习惯,主动实施促进健康的行为。

第三节　阴道炎

一、滴虫阴道炎

(一)概述
滴虫阴道炎是由阴道毛滴虫感染引起的阴道炎症,是临床上常见的阴道炎。

(二)病因

阴道毛滴虫适宜在温度为 25～40℃、pH 值为 5.2～6.6 的潮湿环境中生长,在 pH 值为 5 以下或 7.5 以上的环境中不能生长。滴虫的生活史简单,只有滋养体而无包囊期,滋养体活力较强,能在 3～5℃ 的环境中生存 21 日;在 46℃ 时生存 20～60 分钟;在半干燥环境中约生存 10 小时;在普通肥皂水中也能生存 45～120 分钟。阴道毛滴虫呈梨形,后端尖,大小为多核白细胞的 2～3 倍。虫体顶端有 4 根鞭毛,体部有波动膜,后端有轴柱凸出。活的滴虫透明无色,呈水滴状,诸鞭毛随波动膜的波动而摆动。

滴虫有嗜血及耐碱的特性。隐藏在腺体及阴道皱襞中的滴虫,在月经前、后,阴道 pH 值发生变化时得以繁殖,引起炎症的发作。阴道毛滴虫能消耗或吞噬阴道上皮细胞内的糖原,阻碍乳酸生成,使阴道内 pH 值升高。滴虫不仅寄生于阴道,还常侵入尿道或尿道旁腺,甚至膀胱、肾盂以及男性的包皮皱褶、尿道或前列腺中。

临床上,滴虫阴道炎往往与其他阴道炎并存,多并发细菌性阴道病。

(三)发病机制与传染方式

1.发病机制

滴虫主要是通过其表面的凝集素及半胱氨酸蛋白酶黏附于阴道上皮细胞,进而经阿米巴样运动的机械损伤以及分泌物的蛋白水解酶、蛋白溶解酶的细胞毒作用,共同损伤上皮细胞,并诱导炎症介质的产生,最后导致上皮细胞溶解、脱落,局部炎症发生。

2.传染方式

①经性交直接传播:与女性患者有一次非保护性交后,约 70% 的男性发生感染,男性通过性交传给女性的概率更高。由于男性感染后常无症状,因此其易成为感染源。②经公共浴池、浴盆、浴巾、游泳池、坐式便器、衣物等间接传播。③医源性传播:通过污染的器械及敷料传播。

(四)护理评估

1.健康史

询问患者的年龄、可能的发病原因。了解患者个人卫生及月经期卫生保健情况,以及症状与月经的关系。了解其性伴侣有无滴虫感染,发病前是否到公共浴池或游泳池等。

2.临床表现

(1)潜伏期:4～28 天。

(2)症状:有 25%～50% 患者在感染初期无症状,其中 1/3 在感染 6 个月内出现症状,症状的轻重取决于局部免疫因素、滴虫数量多少及毒力强弱。滴虫阴道炎的主要症状是阴道分泌物增加及外阴瘙痒,分泌物为稀薄的泡沫状,黄绿色有臭味。瘙痒部位主要为阴道口及外阴,间或有灼热、疼痛、性交痛等。若尿道口有感染,可有尿频、尿痛,有时可见血尿。阴道毛滴虫能吞噬精子,并能阻碍乳酸生成,影响精子在阴道内存活,可致不孕。

(3)体征:检查时见阴道黏膜充血,严重者有散在出血斑点,甚至宫颈有出血点,形成"草莓样"宫颈。后穹隆有大量白带,呈灰黄色、黄白色稀薄液体或黄绿色脓性分泌物,常呈泡沫状。带虫者阴道黏膜常无异常改变。

3.辅助检查

在阴道分泌物中找到滴虫即可确诊。生理盐水悬滴法是进行阴道毛滴虫检查最简便的方法。具体方法如下。

在载玻片上加温生理盐水 1 小滴,于阴道后穹隆处取少许分泌物混于生理盐水中,立即在低倍光镜下寻找滴虫。显微镜下可见到波状运动的滴虫及增多的白细胞被推移。此方法敏感性为 60%～70%。对可疑但多次未能发现滴虫的患者,可取阴道分泌物进行培养,其准确率可达 98%。取阴道分泌物送检时应注意及时和保暖,并且在取分泌物前 24～48 小时避免性交、阴道灌洗及局部用药,取分泌物时应注意不要使用润滑剂等。

目前,检查阴道毛滴虫还可用聚合酶链反应,其敏感性为 90%,特异性为 99.8%。

4.社会—心理评估

评估患者的心理状况,了解患者是否会因害羞不愿到医院就诊。同时评估影响治疗效果的心理压力和反复发作造成的苦恼,以及家属对患者的理解和配合。

5.治疗原则

由于阴道毛滴虫可同时感染尿道、尿道旁腺、前庭大腺,因此,滴虫阴道炎患者需要全身用药,主要治疗的药物为甲硝唑和替硝唑。

(1)全身用药方法:初次治疗可单次口服甲硝唑 2g 或替硝唑 2g。也可选用甲硝唑 400mg,每日 2 次,7 日为一个疗程;或用替硝唑 500mg,每日 2 次,7 日为一个疗程。女性患者口服药物治疗治愈率为 82%～89%,若性伴侣同时治疗,治愈率可达 95%。患者服药后偶见胃肠道反应,如食欲减退、恶心、呕吐。此外,偶见头痛、皮疹、白细胞数量减少等,一旦发现应停药。

(2)局部用药:不能耐受口服药物治疗的患者可以选用阴道局部用药。但单独阴道用药的效果不如全身用药好。局部可选用甲硝唑阴道泡腾片 200mg,每晚 1 次,连用 7 日。局部用药的有效率低于 50%。局部用药前,可先用 1%乳酸液或 0.1%～0.5%醋酸液冲洗阴道,改善阴道内环境,以提高疗效。

(五)护理诊断和医护合作性问题

1.舒适的改变

舒适改变与阴部瘙痒及白带增多有关。

2.自我形象紊乱

自我形象紊乱与阴道分泌物异味有关。

3.排尿异常

排尿异常与尿道口感染有关。

4.性生活形态改变

性生活形态改变与炎症引起性交痛,治疗期间禁性生活有关。

(六)计划与实施

1.预期目标

(1)患者在最短时间内解除或减轻症状,舒适感增强。

(2)经过积极治疗和护理,患者阴道分泌物增多及有异味的症状减轻。

(3)患者能积极配合治疗,相应症状得到缓解。

(4)患者了解治疗期间禁性生活的重要性。

2.护理措施

(1)指导患者注意个人卫生,保持外阴部清洁、干燥,尽量避免搔抓外阴部,以免局部皮肤损伤加重症状。

(2)向患者讲解易感因素和传播途径,特别是要到正规的浴池和游泳池等场所活动。

(3)治疗期间禁止性生活;服用甲硝唑或替硝唑期间及停药 24 小时内要禁酒,因药物与乙醇结合可出现皮肤潮红、呕吐、腹痛、腹泻等反应;甲硝唑能通过乳汁排泄,因此,哺乳期女性用药期间及用药后 24 小时内不能哺乳。

(4)性伴侣治疗:滴虫阴道炎主要是由性交传播,性伴侣应同时治疗,治疗期间禁止性生活。

(5)观察用药反应:患者口服甲硝唑后如出现食欲减退、恶心、呕吐,以及头痛、皮疹、白细胞数量减少等,应及时告知医生并停药。

(6)留取阴道分泌物送检时,应注意及时和保暖。告知患者在取分泌物前 24～48 小时避免性交、阴道灌洗及局部用药,取分泌物时应注意不要使用润滑剂等。

3.健康指导

(1)预防措施:做好卫生宣传,积极开展普查普治工作,消灭传染源。严格管理制度,应禁止滴虫患者或带虫者进入游泳池。浴盆、浴巾等用具应消毒。医疗单位必须做好消毒隔离,防止交叉感染。

(2)治疗中注意事项:患病期间应每日更换内裤,内裤及洗涤用毛巾应用开水煮沸消毒 5～10 分钟,以消灭病原体。洗浴用具应注意专人使用,以免交叉感染。

(3)随访:部分滴虫阴道炎治疗后可发生再次感染或与月经后复发,治疗后应随访到症状消失。告知患者如治疗 7 日后症状仍持续存在应及时复诊。

(4)治愈标准:滴虫阴道炎常于月经后复发,应向患者解释检查治疗的重要性,防止复发。复查阴道分泌物时,应选择在月经干净后来院复诊。若经 3 次检查阴道分泌物为阴性时,为治愈。

(七)护理评价

患者了解滴虫阴道炎的相关知识及预防措施。治疗期间能够按医生的方案坚持用药,并按时复诊,使疾病得到彻底治愈。

二、外阴阴道假丝酵母菌病

(一)概述

外阴阴道假丝酵母菌病(VVC)由假丝酵母菌引起的一种常见的外阴阴道炎,曾被称为外阴阴道念珠菌病。外阴阴道假丝酵母菌病发病率较高,据资料显示,约 75% 的女性一生中至少患过一次 VVC,其中 40%～50% 的女性经历过一次复发。

(二)病因

引起外阴阴道假丝酵母菌病的病原体 80%～90% 为白假丝酵母菌,10%～20% 为光滑假丝酵母菌、近平滑假丝酵母菌及热带假丝酵母菌等。该菌对热的抵抗力不强,加热至 60℃,1 小时即可死亡,但对干燥、日光、紫外线及化学制剂有较强的抵抗力。酸性环境适宜假丝酵母菌的生长,有假丝酵母菌感染的阴道 pH 值多在 4.0～4.7 之间,通常 <4.5。

白假丝酵母菌为条件致病菌,约 $10\%\sim20\%$ 的非妊娠期女性及 30% 妊娠女性阴道中有此菌寄生,但菌量很少,并不引起症状。但当全身及阴道局部免疫力下降,尤其是局部免疫力下降时,病原体大量繁殖而引发阴道炎。常见的诱发因素有妊娠、糖尿病、大量应用免疫抑制剂及广谱抗生素。妊娠时机体免疫力下降,雌激素水平高,阴道组织内糖原增加,酸度增高,有利于假丝酵母菌生长。此外,雌激素可与假丝酵母菌表面的激素受体结合,促进阴道黏附及假菌丝形成。糖尿病患者机体免疫力下降,阴道内糖原增加,适合假丝酵母菌繁殖。大量应用免疫抑制剂使机体抵抗力降低。长期应用广谱抗生素,改变了阴道内病原体的平衡,尤其是抑制了乳杆菌的生长。其他诱因有胃肠道假丝酵母菌、含高剂量雌激素的避孕药,另外,穿紧身化纤内裤及肥胖会使会阴局部温度及湿度增加,假丝酵母菌易于繁殖而引起感染发生。

(三)发病机制与传染方式

1.发病机制

假丝酵母菌在阴道内寄居以致形成炎症,要经过黏附、形成菌丝、释放侵袭性酶类等过程。假丝酵母菌通过菌体表面的糖蛋白与阴道宿主细胞的糖蛋白受体结合,黏附宿主细胞,然后菌体出芽形成芽管和假菌丝,菌丝可穿透阴道鳞状上皮吸收营养,假丝酵母菌进而大量繁殖。假丝酵母菌生长过程中,分泌多种蛋白水解酶并可激活补体旁路途径,产生补体趋化因子和过敏毒素,导致局部血管扩张、通透性增强和炎性反应。

2.传染方式

①内源性传染:假丝酵母菌除寄生阴道外,还可寄生于人的口腔、肠道,这三个部位的念珠菌可互相传染,当局部环境条件适合时易发病。②性交传染:少部分患者可通过性交直接传染。③间接传染:极少数患者是接触感染的衣物间接传染。

(四)护理评估

1.健康史

评估患者有无诱发因素存在,如妊娠、糖尿病、长期应用激素或抗生素或免疫抑制剂等情况,以及发病后的治疗情况,是否为初次发病。

2.临床表现

主要表现为外阴瘙痒、灼痛,严重时坐卧不宁,异常痛苦,还可伴有尿频、尿痛及性交痛。急性期白带增多,白带特征是白色稠厚呈凝乳或豆渣样。检查见外阴抓痕,小阴唇内侧及阴道黏膜附有白色膜状物,擦除后露出红肿黏膜面,急性期还可能见到糜烂及浅表溃疡。

由于患者的流行情况、临床表现轻重不一,感染的假丝酵母菌菌株、宿主情况不同,对治疗的反应有差别。为利于治疗及比较治疗效果,目前将外阴阴道假丝酵母菌病根据宿主情况、发生频率、临床表现及真菌种类不同分为单纯性外阴阴道假丝酵母菌病和复杂性外阴阴道假丝酵母菌病。

3.辅助检查

(1)悬滴法检查:将 10% 氢氧化钾或生理盐水 1 滴滴于玻片上,取少许阴道分泌物混于其中,混匀后在显微镜下寻找孢子和假菌丝。由于 10% 氢氧化钾可溶解其他细胞成分,假丝酵母菌检出率高于生理盐水,阳性率为 $70\%\sim80\%$。

(2)培养法检查:若有症状而多次悬滴法检查均为阴性,可用培养法。将阴道分泌物少许放入培养管内培养,结果(+)确诊。

(3)pH 测定:若 pH 值<4.5,可能为单纯性假丝酵母菌感染,若 pH 值>4.5,并且涂片中有大量白细胞,可能存在混合感染。

4.心理—社会评估

外阴阴道假丝酵母菌病患者由于自觉症状较重,严重影响其日常生活和学习,特别是影响患者入睡,多会出现焦虑和烦躁情绪,因此,护理人员应着重评估患者的心理反应,了解其对于疾病和治疗有无顾虑,特别是需停用激素和抗生素的患者要做好解释工作,以便积极配合治疗。

5.治疗原则

(1)消除诱因:若有糖尿病应积极治疗;及时停用广谱抗生素、雌激素、类固醇激素。

(2)局部用药:单纯性 VVC 可选用以下药物进行局部治疗。①咪康唑栓剂,每晚 1 粒(200mg),连用 7 日,或每晚 1 粒(400mg),连用 3 日;②克霉唑栓剂或片剂,每晚 1 粒(150mg)或 1 片(250mg),连用 7 日或每日早晚各 1 粒(150mg),连用 3 日,或 1 粒(500mg),单次用药;③制霉菌素栓剂,每晚 1 粒(10 万 U),连用 10～14 日。复杂性 VVC 局部用药选择与单纯性 VVC 基本相同,均可适当延长治疗时间。

(3)全身用药:单纯性 VVC 也可选用口服药物。①伊曲康唑每次 200mg,每日 1 次口服,连用 3～5 日,或用 1 日疗法,口服 400mg,分两次服用;②氟康唑 150mg,顿服。复杂性 VVC全身用药选择与单纯性 VVC 基本相同,均可适当延长治疗时间。

(4)复发性 VVC 的治疗:外阴阴道假丝酵母菌病治疗后容易在月经前复发,故治疗后应在月经前复查白带。VVC 治疗后约 5%～10%复发。对复发病例应检查原因,如是否有糖尿病、应用抗生素、雌激素或类固醇激素、穿紧身化纤内裤、局部药物的刺激等,消除诱因。性伴侣应进行假丝酵母菌的检查及治疗。由于肠道及阴道深层假丝酵母菌是重复感染的重要来源,抗真菌剂以全身用药为主,可适当加大抗真菌剂的剂量及延长用药时间。

(五)护理诊断及医护合作性问题

1.睡眠形态改变

睡眠形态改变与阴部奇痒、烧灼痛有关。

2.焦虑

焦虑与疾病反复发作有关。

3.知识缺乏

缺乏疾病及防护知识。

4.皮肤黏膜完整性受损

皮肤黏膜完整性受损与炎症引起的阴道黏膜充血、破损有关。

(六)计划与实施

1.护理目标

(1)患者在最短时间内解除或减轻症状,睡眠恢复正常。

(2)患者紧张焦虑的心情恢复平静。

(3)患者能够掌握有关外阴阴道假丝酵母菌病的防护措施。

(4)患者能正确使用药物,皮肤破损范围不增大。

2.护理措施

(1)心理护理:VVC患者多数有焦虑及烦躁心理,护理人员应耐心倾听其主诉,并安慰患者,向其讲清该病的治疗效果及效果显现时间,使其焦虑、烦躁情绪得到缓解和释放。还应告知患者按医生的用药和方案坚持治疗和按时复诊,不要随意中断,以免影响疗效。

(2)局部用药指导:局部用药前可用2%～4%碳酸氢钠液冲洗阴道,改变阴道酸碱度,不利于假丝酵母菌生长,可提高疗效。阴道上药时要尽量将药物放入阴道深处。

(3)保持外阴清洁和干燥,分泌物多时应勤换内裤,用过的内裤、盆及毛巾应用开水烫洗或煮沸消毒5～10分钟。

3.健康指导

(1)注意个人卫生,勤换内裤,用过的内裤、盆及毛巾均应用开水烫洗,尽量不穿紧身及化纤材质内衣裤。

(2)讲解外阴阴道假丝酵母菌病的易感因素,强调外阴清洁的重要性,洗浴卫生用品专人使用,避免交叉感染,特别注意妊娠期和月经期卫生,出现外阴瘙痒等症状及时就医。

(3)尽量避免长时间应用广谱抗生素,如有糖尿病应及时、积极治疗。

(4)患病及治疗期间应注意休息,避免过度劳累。饮食上增加新鲜蔬菜和水果的摄入,禁食辛辣食物及饮酒。

(七)护理评价

患者了解外阴阴道假丝酵母菌病的相关知识及预防措施。治疗期间能够遵医嘱坚持用药,并按时复诊,使疾病得到彻底治愈。随着病情的恢复,患者焦虑及烦躁心理得到缓解。

三、细菌性阴道病

(一)概述

细菌性阴道病是阴道内正常菌群失调所致的一种混合感染。曾被命名为嗜血杆菌阴道炎、加德纳菌阴道炎、非特异性阴道炎、棒状杆菌阴道炎,目前被命名为细菌性阴道病。细菌性阴道病是临床及病理特征无炎症改变的阴道炎。

(二)病因

细菌性阴道病非单一致病菌所引起,而是多种致病菌共同作用的结果。

(三)病理生理

生理情况下,阴道内有各种厌氧菌及需氧菌,其中以产生过氧化氢的乳杆菌占优势。细菌性阴道病时,阴道内乳杆菌减少而其他细菌大量繁殖,主要有加德纳尔菌、动弯杆菌、类杆菌、消化链球菌等及其他厌氧菌,部分患者并发人型支原体感染,其中以厌氧菌居多。厌氧菌的浓度可以是正常妇女的100～1000倍。厌氧菌繁殖的代谢产物使阴道分泌物的生化成分发生相应改变,pH值升高,胺类物质、有机酸和一些酶类增加。胺类物质可使阴道分泌物增多并有臭味。酶和有机酸可破坏宿主的防御机制而引起炎症。

(四)护理评估

1.健康史

了解患者阴道分泌物的形状,分泌物量是否增多和有臭味。

2.临床表现

细菌性阴道病多发生于性活跃期女性。10％～40％患者无临床症状,有症状者主要表现为阴道分泌物增多,有鱼腥臭味,于性交后加重。可伴有轻度外阴瘙痒或烧灼感。分泌物呈灰白色、均匀一致、稀薄,常黏附在阴道壁,其黏稠度低,容易将分泌物从阴道壁拭去。阴道黏膜无充血等炎症表现。

3.辅助检查

细菌性阴道病临床诊断标准为下列检查中有 3 项阳性即可明确诊断。

(1)阴道分泌物为匀质、稀薄白色。

(2)阴道 pH 值>4.5 阴道分泌物 pH 值通常在 4.7～5.7 之间,多为 5.0～5.5。

(3)胺臭味试验阳性:取阴道分泌物少许放在玻片上,加入 10％氢氧化钾 1～2 滴,产生一种烂鱼肉样腥臭气味即为阳性。

(4)线索细胞阳性:取少许分泌物放在玻片上,加一滴生理盐水混合,置于高倍显微镜下寻找线索细胞。线索细胞即阴道脱落的表层细胞,于细胞边缘黏附大量颗粒状物即各种厌氧菌,尤其是加德纳菌,细胞边缘不清。严重病例,线索细胞可达 20％以上,但几乎无白细胞。

(5)可参考革兰染色的诊断标准,其标准为每个高倍光镜下,形态典型的乳杆菌≤5,两种或两种以上其他形态细菌(小的革兰阴性杆菌、弧形杆菌或阳性球菌)≥6。

4.心理—社会评估

了解患者对自身疾病的心理反应。一般情况下,患者会因为阴道分泌物的异味而难为情,有一定的心理负担。

5.治疗原则

细菌性阴道病多选用抗厌氧菌药物,主要有甲硝唑、克林霉素。甲硝唑抑制厌氧菌生长,而不影响乳杆菌生长,是较理想的治疗药物,但对支原体效果差。

(1)全身用药:口服甲硝唑 400mg,每日 2～3 次,共 7 日或单次口服甲硝唑 2g,必要时24～48 小时重复给药 1 次。甲硝唑单次口服效果不如连服 7 日效果好。也可选用口服克林霉素 300mg,每日 2 次,连服 7 日。

(2)局部用药:阴道用甲硝唑泡腾片 200mg,每晚 1 次,连用 7～14 日。2％克林霉素软膏涂阴道,每晚 1 次,每次 5g,连用 7 日。局部用药与全身用药效果相似,治愈率可达 80％。

(五)护理诊断和医护合作性问题

1.自我形象紊乱

自我形象紊乱与阴道分泌物异味有关。

2.知识缺乏

缺乏疾病及防护知识。

(六)计划与实施

1.护理目标

(1)帮助患者建立治疗信心,积极接受治疗,使症状及早缓解。

(2)患者能够掌握有关生殖系统炎症的防护措施。

2.护理措施

(1)心理护理：向患者解释异味产生的原因，告知患者坚持用药和治疗，症状会缓解，使患者心理负担减轻。

(2)用药指导：向患者讲清口服药的用法、用量，阴道用药的方法及注意事项。

(3)协助医生进行阴道分泌物取材，注意取材时应取阴道侧壁的分泌物，不应取宫颈管或后穹隆处分泌物。

(4)阴道局部可用1％乳酸溶液或0.5％醋酸溶液冲洗阴道，改善阴道内环境以提高疗效。

3.健康指导

(1)注意个人卫生，勤换内裤，平时尽量不穿紧身及化纤材质内衣裤。清洁会阴部用品要专人专用，避免交叉感染。

(2)阴道用药方法：阴道用药最好选在晚上睡前，先清洗会阴部，然后按医嘱放置药物，药物最好放置在阴道深部，可保证疗效。

(七)护理评价

患者阴道分泌物减少，异味消除，并了解细菌性阴道病的相关知识，掌握全身及局部用药方法。

四、萎缩性阴道炎

(一)概述

萎缩性阴道炎常见于自然绝经及卵巢去势后妇女，也可见于产后闭经或药物假绝经治疗的妇女。因卵巢功能衰退，雌激素水平降低，阴道壁萎缩，黏膜变薄，上皮细胞内糖原含量减少，阴道内 pH 值增高，局部抵抗力降低，致病菌容易入侵繁殖引起炎症。

(二)病因

由于卵巢功能衰退、雌激素水平降低、阴道壁萎缩、黏膜变薄，上皮细胞内糖原含量减少、阴道内 pH 值增高、局部抵抗力下降，致病菌容易侵入并繁殖，而引起炎症。

(三)护理评估

1.健康史

了解患者的年龄、是否已经绝经、是否有卵巢手术史、盆腔放射治疗史或药物性闭经史、近期身体状况、有无其他慢性疾病等。

2.临床表现

主要症状为阴道分泌物增多及外阴瘙痒、灼热感。阴道分泌物稀薄，呈淡黄色，严重者呈血样脓性白带，患者有性交痛。

阴道检查见阴道呈萎缩性改变，上皮萎缩、菲薄、皱襞消失，阴道黏膜充血，有小出血点，有时见浅表溃疡。若溃疡面与对侧粘连，阴道检查时粘连可被分开而引起出血，粘连严重时可造成阴道狭窄甚至闭锁，炎症分泌物引流不畅可形成阴道积脓或宫腔积脓。

3.辅助检查

(1)阴道分泌物检查：取阴道分泌物在显微镜下可见大量基底层细胞及白细胞而无滴虫及假丝酵母菌。

(2)宫颈细胞学检查：有血性白带的患者应行宫颈细胞学检查，首先应排除子宫颈癌的可能。

(3)分段诊刮:有血性分泌物的患者,应根据其情况进行分段诊刮,以排除子宫恶性肿瘤。

4.心理—社会评估

萎缩性阴道炎患者多数为绝经期女性,由于绝经期症状已经给患者带来严重的心理负担,患者多表现出严重的负性心理情绪,如烦躁、焦虑、紧张等。护理人员应对患者各种情绪反应做出准确评估,同时了解家属是否存在不耐烦等不良情绪。

5.治疗原则

萎缩性阴道炎的治疗原则是抑制细菌生长及增加阴道抵抗力,常用药物有以下几种。

(1)抑制细菌生长:用1‰乳酸液或0.5％醋酸液冲洗阴道,每日1次,可增加阴道酸度,抑制细菌生长繁殖。阴道冲洗后,用甲硝唑200mg或氧氟沙星100mg,放于阴道深部,每日1次,7～10日为1疗程。

(2)增加阴道抵抗力:针对病因给雌激素治疗,可局部用药,也可全身用药。己烯雌酚0.125～0.25mg,每晚放入阴道深部1次,7日为一疗程或用0.5％己烯雌酚软膏涂局部涂抹。全身用药,可口服尼尔雌醇,首次4mg,以后每2～4周服1次,每次2mg,维持2～3个月。尼尔雌醇是雌三醇的衍生物,剂量小、作用时间长、对子宫内膜影响小,较安全。对应用性激素替代治疗的患者,可口服结合雌激素0.625mg或戊酸雌二醇1mg和甲羟孕酮2mg,每日1次。乳癌或子宫内膜癌患者慎用雌激素制剂。

(四)护理诊断和医护合作性问题

1.皮肤黏膜完整性受损

皮肤黏膜完整性受损与炎症引起的阴道黏膜充血、破损有关。

2.舒适的改变

舒适改变与皮肤瘙痒、烧灼感有关。

3.知识缺乏

缺乏疾病及其防护知识。

4.焦虑

焦虑与外阴瘙痒等症状有关。

(五)计划与实施

1.预期目标

(1)患者能正确使用药物,避免皮肤抓伤,皮损范围不增大。

(2)患者在最短时间内解除或减轻症状,舒适感增强。

(3)患者了解疾病有关的知识及防护措施。

(4)患者焦虑感减轻,能够积极主动配合治疗。

2.护理措施

(1)心理护理:认真倾听患者对疾病的主诉及其内心感受;耐心向患者讲解有关萎缩性阴道炎的相关知识、治疗方法及效果,帮助其树立治疗信心。同时,与其家属沟通,了解家属的态度与反应,积极做好家属工作,使其能够劝导患者,减轻焦虑及烦躁情绪。

(2)用药指导:嘱患者遵医嘱用药。对于年龄较大的患者,应教会家属用药,使家属能够监督或协助使用。

3.健康指导

(1)注意个人卫生:勤换内裤,平时尽量不穿紧身及化纤材质内衣裤。

(2)阴道用药方法:阴道用药最好选在晚上睡前,先清洗会阴部,然后按医嘱放置药物,药物最好放置在阴道深部,以保证疗效。

(六)护理评价

患者阴道分泌物减少,外阴瘙痒症状减轻或消失。患者焦虑紧张情绪好转,其家属能够理解并帮助患者缓解情绪及治疗疾病。

第四节　宫颈癌

子宫颈癌是妇科最常见的恶性肿瘤,高发年龄为 50～55 岁,近年发病有年轻化的趋势。近 40 年来,由于宫颈细胞学筛查的普遍应用及长期广泛开展防癌的宣传及普查、普治工作,使子宫颈癌和癌前病变得以早期发现和治疗,子宫颈癌发病率和病死率明显下降。

一、病因

子宫颈癌的病因目前尚未完全明了。国内外大量临床和流行病学资料表明可能与下列因素有关:性活跃、初次性生活<16 岁、早年分娩、多产等与子宫颈癌的发生密切相关;与有阴茎癌、前列腺癌或其性伴侣曾患子宫颈癌的高危男子性接触的女性也易患子宫颈癌;高危型人乳头病毒(HPV)感染是子宫颈癌的主要危险因素。90％以上的子宫颈癌伴有高危型 HPV 感染。此外,单纯疱疹病毒Ⅱ型及人巨细胞病毒等也可能与子宫颈癌的发病有一定关系。子宫颈癌发病率还与地理因素、种族和经济状况等有关。吸烟可增加感染 HPV 效应。

二、病理

子宫颈癌的病变多发生在宫颈外的原始鳞—柱状交接部与生理性鳞—柱状交接部间所形成的移行带区。在移行带区形成过程中,未成熟的化生鳞状上皮代谢活跃,在一些物质如精子、精液组蛋白、人乳头瘤病毒等的刺激下,可发生细胞分化不良、细胞核异常、排列紊乱、有丝分裂增加,形成宫颈上皮内瘤样病变(CIN),其中包括宫颈不典型增生及宫颈原位癌。1967年,Richart 提出这两种病变是宫颈浸润癌的癌前病变。

(一)宫检

宫颈上皮内瘤样病变、镜下早期浸润癌及极早期宫颈浸润癌,肉眼观察外观无明显异常,或类做一般宫颈糜烂。随着病程的发展,表现为以下 4 种类型。

1.外生型

此型最常见,又称菜花型。癌组织向外生长,最初呈乳头状或息肉样隆起,继而发展为向阴道内突出的菜花样赘生物,组织脆,触之易出血。常累及阴道。

2.内生型

又称浸润型。癌组织向宫颈深部组织浸润,宫颈表面光滑或仅有表浅溃疡,宫颈肥大变硬,呈桶状。常累及宫旁组织。

3.溃疡型

不论外生型或内生型病变进一步发展,合并感染坏死,脱落后可形成凹陷性溃疡,严重者宫颈为空洞所代替,形如火山口状。

4.颈管型

癌灶发生在子宫颈管内,常侵入宫颈管及子宫峡部供血层,并转移到盆腔的淋巴结。不同于内生型,该型是由特殊的浸润型生长扩散到宫颈管。

(二)显微镜检

按组织发生学划分。子宫颈癌主要有鳞状细胞浸润癌和腺癌两大类,前者占 80%～85%,后者占 15%～20%。鳞癌与腺癌在外观上无明显差异,两者均可发生在宫颈阴道部或颈管内。按癌组织发展的程度,子宫颈癌可分为以下 3 个阶段:

1.宫颈不典型增生

根据发展的不同阶段,不典型增生分轻、中、重 3 度,重度时与原位癌不易区别。镜下见底层细胞增生,从正常的仅 1～2 层底细胞增至多层,细胞排列紊乱、细胞核增大、深染,染色质分布不均,有核异质改变。

2.宫颈原位癌

又称上皮内癌。癌变局限于子宫颈上皮内层,上皮全层极性消失、细胞显著异型、核大、深染,染色质部分不均,有核分裂象。但上皮基底膜仍完整,病变可累及腺体,但无间质浸润。

3.宫颈浸润癌

癌细胞进一步增生,破坏上皮细胞基底膜,并侵入间质内。

三、转移途径

以直接蔓延和淋巴转移为主,血行转移极少见。

(一)直接蔓延

最常见,癌组织局部浸润,向邻近器官及组织扩散,向下累及阴道壁及穹隆,向上由宫颈管累及宫腔,癌灶向两侧可扩散至主韧带及子宫颈旁、阴道旁组织,甚至延伸至骨盆壁;晚期癌灶向前、后蔓延,可侵犯膀胱或直肠,形成膀胱阴道瘘或直肠阴道瘘。癌灶压迫或侵及输尿管时,可引起输尿管阻塞或肾积水。

(二)淋巴转移

癌组织局部浸润后侵入淋巴管,形成癌栓,随淋巴液引流进入局部淋巴结,经淋巴管引流扩散。最初受累的淋巴结有宫旁、宫颈旁或输尿管旁、闭孔、髂内、髂外;继而累及髂前、髂总、腹主动脉旁淋巴结和腹股沟深浅淋巴结。晚期癌还可出现左锁骨上淋巴结转移。

(三)血行转移

极少见,多发生在晚期。癌组织破坏小血管后,可经体循环转移到肺、肝或骨骼等。

四、临床表现

(一)症状

早期患者无明显症状、体征,随病情发展可有以下表现。

1.阴道流血

早期多为接触性出血,表现为性生活后或妇科检查后少量出血,晚期为不规则阴道流血。

出血量根据病灶大小、侵及间质内血管情况而不同,早期出血量少,晚期病灶大则出血量较多,一旦侵蚀较大血管可能引起致命性大出血。年轻患者也可表现为经期延长,周期缩短,经量增多等;老年患者常为绝经后不规则阴道流血。一般外生型癌出血较早,量多;内生型癌出血较晚。子宫颈癌合并妊娠者常因阴道流血而就医。

2.阴道排液

多发生在阴道流血之后,白色或血性,稀薄如水样或米泔样,有腥臭味。晚期患者癌组织坏死伴感染时,则出现大量米汤样或脓性恶臭白带。

3.晚期症状

根据癌灶累及范围出现不同的继发性症状。当病变累及盆腔、腰骶神经、闭孔神经、坐骨神经时,患者出现严重持续性坐骨神经痛或腰骶部痛。当盆腔病变广泛时,患者因静脉和淋巴回流受阻,导致下肢肿痛、肾盂积水、输尿管阻塞。癌症末期患者表现为贫血、恶病质等全身衰竭症状。

(二)体征

宫颈上皮内瘤样病变、原位癌、镜下早期浸润癌及极早期宫颈浸润癌患者可无明显病灶,宫颈光滑或仅为慢性宫颈炎表现。随着宫颈浸润癌的生长发展,外生型癌可见宫颈表面有呈乳头状或息肉状突起的赘生物向外生长,继而向阴道突起,形成菜花状赘生物;合并感染时,表面有灰白色渗出物,质脆易出血。内生型则表现为宫颈肥大、质硬、宫颈管膨大如桶状,宫颈表面光滑或有表浅溃疡。晚期癌组织坏死脱落,宫颈表面形成凹陷性溃疡或空洞,伴恶臭。阴道壁受累时,可见赘生物生长或阴道壁变硬。宫旁组织受累时,双合诊、三合诊检查可扪及宫颈旁组织增厚、结节状、质硬或形成冰冻盆腔。

五、辅助检查

(一)子宫颈刮片细胞学检查

用于宫颈癌筛查的主要方法。应在宫颈移行带区取材并染色、镜检。宫颈涂片用巴氏染色,结果分为5级。Ⅰ级为正常阴道细胞涂片;Ⅱ级一般为良性改变或炎症引起;Ⅲ级为发现可疑癌细胞;Ⅳ级为发现高度可疑癌细胞;Ⅴ级为发现形态可疑的多量癌细胞。TBS系统是近年来提出的描述性细胞病理学诊断的报告方式。巴氏Ⅱ级涂片需要按炎症处理后,再重复涂片进一步检查;巴氏Ⅲ级及以上、TBS分类中有上皮细胞异常时均应重复刮片检查并行宫颈活组织检查,以明确诊断。

(二)宫颈碘试验

将碘液涂抹宫颈及阴道穹隆部,观察着色情况,可识别宫颈病变的危险区,检测CIN。若发现碘不着色区,需进行宫颈活组织检查,以提高诊断正确率。

(三)阴道镜检查

凡宫颈刮片细胞学检查巴氏Ⅲ级及以上者,TBS分类为鳞状上皮内瘤变,均应在阴道镜观察下,选择可疑癌变部位进行宫颈活组织检查,以提高诊断正确率。

(四)宫颈和宫颈管活体组织检查

是确诊子宫颈癌和子宫颈癌前期病变的最可靠依据。宫颈有明显病灶时,可直接在癌灶部位取材。宫颈无明显癌变可疑区时,选择宫颈鳞—柱状细胞交接部3、6、9和12点处取4处活体组织送检,或在碘试验、阴道镜下取材做病理检查,所取组织应包括间质及邻近正常组织。宫颈刮片阳性、宫颈光滑或宫颈活检为阴性时,需用小刮匙搔刮宫颈管,刮出物送病理检查。

(五)宫颈锥切术

宫颈刮片检查多次阳性而宫颈活检阴性者,或宫颈活检为原位癌需要确诊者。可采用冷刀切除、冷凝电刀切除或环形电切除,切除组织作病理切片检查。

六、治疗要点

子宫颈癌患者的治疗原则是以手术和放疗为主、化疗为辅的综合治疗。根据患者临床分期、年龄、生育要求、全身情况、医疗技术水平及设备条件等综合分析后确定适当的个体化治疗方案。

(一)手术治疗

适用于Ⅰa~Ⅱa期患者无严重内外科并发症,无手术禁忌证者,根据病情选择不同术式,年轻患者卵巢正常可保留。

(二)放射治疗

适用于各期患者,包括腔内照射和体外照射。对早期病例主张以腔内照射为主,体外照射为辅。晚期患者以体外照射为主,腔内照射为辅。放射治疗的优点是危险少、疗效高;缺点是个别患者对放疗不敏感,并可引起膀胱炎、放射性直肠炎等并发症。

(三)手术及放射综合疗法

局部病灶较大者,可先做放疗,待癌灶缩小后再行手术。手术治疗后淋巴结或宫旁组织有转移或切除残端有癌细胞残留者,可术后放疗消灭残存癌灶,减少复发。

(四)化学药物治疗

主要适用于晚期或复发转移的子宫颈癌患者。近年也用于术前静脉或动脉灌注化疗,以缩小肿瘤病灶,也用于放疗的辅助治疗。常采用以铂类为基础的联合化疗方案。

对子宫颈癌合并妊娠者,应根据妊娠月份及肿瘤发展情况确定其治疗方案。对确定为原位癌者应严密随访,直至妊娠足月时行剖宫产术结束分娩,产后需继续随访。对确诊为宫颈浸润癌者,应立即终止妊娠,并接受相应治疗。

七、护理措施

一般护理同妇科手术患者,宫颈癌患者需特殊注意如下内容。

(一)提供预防保健知识

大力宣传与子宫颈癌发病有关的高危因素,早期发现及诊治 CIN,以阻止宫颈浸润癌的发生。30 岁以上女性每 1~2 年应普查 1 次,对确诊为 CINⅠ级者,可按炎症处理,每 3~6 个月随访刮片检查结果,必要时再次活检;确诊为 CINⅡ级者,应选用冷冻、电熨等宫颈炎的物理治疗法,术后每 3~6 个月随访 1 次;确诊为 CINⅢ级者,一般主张子宫全切除术,对尚未生育及有生育要求的患者,可行宫颈锥形切除术,术后定期随访。已婚女性,尤其是绝经前后有月经异常或有接触性出血者,及时就医,警惕生殖道癌的可能。

(二)术前准备

手术前 3 日使用消毒剂消毒宫颈及阴道。菜花型癌患者有活动性出血可能,需用消毒纱条填塞阴道压迫止血,并认真交接班,按时如数取出或更换纱条。手术前夜给予清洁灌肠,以保证肠道呈空虚、清洁状态。

(三)术后护理

子宫颈癌根治术涉及范围广,患者术后反应大,密切观察并记录患者意识状态、生命体征及出入液量。保持导尿管、腹腔各种引流管及阴道引流通畅,认真观察引流液颜色、性状及量。根据医嘱通常于术后 48～72 小时拔除引流管,术后 7～14 天拔除尿管。拔除尿管前 3 天间断放尿以训练膀胱功能。指导患者在拔尿管后尽早排尿;如不能正常排尿应及时处理,必要时给予重新留置尿管。指导卧床患者在床上进行肢体活动,避免因长期卧床导致并发症的发生。鼓励患者逐渐增加活动量,包括参与生活自理。术后需接受放疗、化疗的患者按相关内容进行护理。

(四)出院指导

对出院患者要讲明随访的重要性,并核实通信地址确保无误。首次随访为出院后 1 个月,2 年内每 3 个月随访 1 次;3～5 年内每 6 个月随访 1 次;第 6 年开始,每年随访 1 次,如发现异常应及时就诊。护理人员应根据患者身体状况对有关术后生活方式进行指导,包括根据机体康复情况逐渐增加活动量和活动强度,适当参加社会交往活动,或恢复日常工作。性生活的恢复需依术后复查结果而定。

第五节　子宫内膜癌

子宫内膜癌是发生于子宫内膜层的一组上皮性恶性肿瘤,以来源于子宫内膜腺体的腺癌为主,又称子宫体癌。多见于老年女性,是女性生殖道三大恶性肿瘤之一,占女性全身恶性肿瘤的 7%,占女性生殖道恶性肿瘤的 20%～30%。近年发病率在世界范围内呈上升趋势。腺癌是一种生长缓慢、发生转移也较晚的恶性肿瘤。但一旦蔓延至子宫颈,侵犯子宫肌层或子宫外,其预后极差。

一、病因

子宫内膜癌的确切病因仍不清楚。目前认为可能有以下两种发病机制。

(一)雌激素依赖型

由于缺乏孕激素对抗而长期接受雌激素刺激的情况下,发生子宫内膜增生症,导致子宫内膜癌的发生。常见于无排卵性疾病(无排卵性功血、多囊卵巢综合征)、分泌雌激素的卵巢肿瘤(颗粒细胞瘤、卵泡膜细胞瘤)及长期服用雌激素的绝经女性。这种类型占子宫内膜癌的大多数,均为子宫内膜样腺癌,肿瘤分化较好,预后好。患者较年轻,常伴有肥胖、高血压、糖尿病、不孕不育及绝经延迟。

(二)非雌激素依赖性

发病与雌激素无明确关系,这类子宫内膜癌属少见类型,如子宫内膜浆液性乳头状癌、透明细胞癌、腺鳞癌、黏液腺癌等。常见于老年、体瘦的女性。在癌灶周围可以是萎缩的子宫内膜,肿瘤恶性度高,分化差,预后不良。

二、病理

(一)宫检

不同组织学类型的内膜癌肉眼表现无明显区别,大体可分为以下两种。①弥散型:子宫内膜大部或全部为癌组织侵犯,并突向宫腔。癌组织呈淡黄色或灰白色,表面有出血、坏死,有时形成溃疡。病变虽广泛累及内膜,但较少浸润肌层。晚期可侵犯肌壁全层并扩展至宫颈管,一旦癌灶阻塞宫颈管可导致宫腔积脓。②局灶型:癌灶局限于宫腔的某部分,多见于宫腔底部或宫角部,癌灶小,呈息肉或菜花状,易侵犯肌层,晚期可扩散于整个宫腔。极早期病变很小,诊断性刮宫可能将癌灶刮净。

(二)显微镜检

镜下可见 4 种类型。

1.内膜样腺癌

占 80%～90%,镜下见内膜腺体高度异常增生,上皮复层并形成筛孔状结构。癌细胞明显异型,核大、不规则、深染,核分裂活跃。分化差的腺癌腺体少,腺结构消失,成为实性癌块。按腺癌分化程度分为 3 级:Ⅰ级为高度分化腺癌(G1),Ⅱ级为中度分化腺癌(G2),Ⅲ级为低度分化或未分化腺癌(G3)。分级越高,恶性程度越高。

2.腺癌伴鳞状上皮分化

腺癌组织中含有鳞状上皮成分,伴化生鳞状上皮成分者称棘腺癌(腺角化癌);伴鳞癌者称为鳞腺癌;介于两者之间称腺癌伴鳞状上皮不典型增生。

3.透明细胞癌

癌细胞多呈实性片状、腺管状或乳头状排列,癌细胞胞质丰富、透亮,核呈异型性,或由靴钉状细胞组成。恶性程度较高,易早期转移。

4.浆液性腺癌

又称子宫乳头状浆液性腺癌。癌细胞异型性明显,多为不规则复层排列,呈乳头状或簇状生长,1/3 可伴砂粒体。恶性程度高,易有深肌层浸润和腹腔、淋巴结及远处转移,预后极差。无明显肌层浸润时,也可能发生腹腔播散。

三、转移途径

多数子宫内膜癌生长缓慢,病变局限于子宫内膜和子宫腔内的时间比较长,部分特殊病理类型和低分化癌可发展很快,短期内出现转移。其主要转移途径有 3 种。

(一)直接蔓延

癌灶沿子宫内膜生长扩散并向肌层浸润,向上可沿子宫角波及输卵管,向下可累及宫颈管及阴道。若癌肿向肌壁浸润,可穿透子宫肌层,累及子宫浆膜层,并可广泛种植于盆腔腹膜、直肠子宫陷凹及大网膜。

(二)淋巴转移

淋巴转移是子宫内膜癌的主要转移途径。当癌肿侵犯宫颈管、深肌层或癌组织分化不良时,易早期发生淋巴转移。淋巴转移途径与癌肿生长部位有关,可分别转移至腹股沟浅、深淋巴结,髂淋巴结及腹主淋巴结,也可经淋巴逆流至阴道及尿道周围淋巴结。

（三）血行转移

晚期患者经血行转移至全身各器官,常见部位为肺、肝、骨等。

四、临床表现

（一）症状

极早期的患者无明显症状,随着病程进展后可出现以下症状。

1. 阴道流血

最常见的症状是不规则阴道流血,量一般不多。绝经后患者表现为持续性或间歇性不规则流血;尚未绝经的患者表现为经量增多,经期延长,或月经紊乱。

2. 阴道排液

早期多为血性液体或浆液性分泌物,晚期合并感染则有脓性或脓血性排液、有恶臭。

3. 疼痛

当癌肿累及宫颈内口,堵塞宫颈管导致宫颈积脓时,可出现下腹胀痛及痉挛性疼痛。晚期癌肿浸润周围组织或压迫神经可引起下腹及腰骶部疼痛,并向下肢及足部放射。晚期可出现贫血、消瘦及恶病质等症状。

（二）体征

早期患者妇科检查无明显异常,晚期可有子宫明显增大,质稍软。合并宫腔积脓者,可有明显触痛。宫颈口偶见癌组织脱出,质脆,触之易出血。癌灶浸润周围组织时,子宫固定,在宫旁可扪及不规则结节状物。

五、辅助检查

（一）B型超声检查

经阴道B型超声检查可了解子宫大小、宫腔形状、宫腔内有无赘生物、子宫内膜厚度、肌层有无浸润及深度。

（二）分段诊断性刮宫

是目前早期诊断子宫内膜癌最常用、最有价值的诊断方法。分段诊刮的优点是能鉴别子宫内膜癌和宫颈管腺癌,也可明确子宫内膜癌是否累及宫颈管,为制订治疗方案提供依据。

（三）细胞学检查

采用特制的宫腔吸管或宫腔刷放入宫腔,吸取分泌物做涂片,阳性率可达90%。但此方法仅供筛查,最后确诊仍需依靠病理检查结果。

（四）宫腔镜检查

可直接观察宫腔及宫颈管内有无癌灶存在,癌灶的大小及部位,子宫内膜病灶的生长情况,并在直视下取可疑病灶活组织送病理检查。

（五）其他

癌血清标志物检查、CT、MRI、淋巴造影检查等可协助诊断。

六、治疗要点

子宫内膜癌患者的治疗原则是根据患者的全身情况,癌变累及的范围及组织学类型制订治疗方案。早期患者以手术为主,晚期则采用手术、放射、药物等综合治疗。

(一)手术治疗

为首选方案,尤其是早期病例。根据病情选择术式及手术范围。

(二)放射治疗

适用于老年或有严重并发症不能耐受手术或晚期不宜手术的病例。对于怀疑或已有淋巴结转移、深层肌浸润,或术后盆腔、阴道残留病灶、腹水癌细胞阳性、细胞分化差的患者,可于术前或术后加用放射治疗,可以提高治疗效果,降低复发,提高生存率。

(三)孕激素治疗

适用于晚期或癌症复发者,也用于治疗子宫内膜不典型增生和极早期要求保留生育功能的患者。常用各种人工合成的孕激素制剂,如醋酸甲羟孕酮、己酸孕酮等。孕激素以高效、大剂量长期应用为宜。

(四)抗雌激素制剂治疗

适应证与孕激素相同。他莫昔芬(TMX)是一类非甾体类抗雌激素药物,与孕激素配合使用可增加疗效。

(五)化疗

适用于晚期不能手术或治疗后复发,也用于术后有高危复发因素的患者,以减少盆腔外的远处转移。可单独使用,也可几种药物联合应用,还可与孕激素合并应用。化疗途径有静脉给药、腹腔给药和动脉介入化疗。

七、护理措施

一般护理同妇科手术患者,子宫内膜癌患者需特殊注意以下方面。

(一)手术治疗护理

严格执行腹部及阴道手术患者护理措施。术后 6～7 日阴道残端缝合线吸收或感染可致残端出血,需严密观察并记录出血情况,在此期间患者应减少活动。

(二)药物治疗护理

孕激素治疗通常用药剂量大,至少 8～12 周才能评价疗效,患者需要具备配合治疗的耐心。用药的不良反应为水钠潴留、水肿、药物性肝炎等,停药后可恢复。他莫昔芬用药后的不良反应有潮热、急躁等类似围绝经期综合征的表现,轻度的血小板、白细胞计数下降等骨髓抑制表现,还可有恶心、呕吐、头晕、少量不规则阴道流血、闭经等症状。

(三)放、化疗护理

化疗者按有关的内容护理。接受盆腔内放疗者,应保持直肠、膀胱空虚状态,事先进行灌肠并留置导尿管,避免放射性损伤。腔内置入放射源期间,应保证患者绝对卧床,但需学会肢体运动方法,以免长期卧床出现并发症。取出放射源后,鼓励患者进行床下活动及生活自理项目。

(四)出院指导

完成治疗后应定期随访,通过对患者身心状态的评估,确定体力活动的程度及恢复性生活的时间。随访时间:术后 2 年内每 3～6 个月随访 1 次;术后 3～5 年每 6 个月随访 1 次;5 年后每年随访 1 次。随访中根据患者恢复情况调整随访间期,并注意有无复发病灶。子宫内膜癌根治术后、服药或放射治疗后,患者可能出现阴道分泌物减少、性交痛等症状,提供局部水溶性润滑剂可增进性生活舒适度。

(五)普及防癌知识

大力宣传定期防癌检查的重要性,中年女性每年接受 1 次妇科检查。重视绝经后女性阴道流血和绝经过渡期女性月经紊乱的诊治,对有高危因素的人群应密切随访或监测。严格掌握雌激素的用药指征及方法,加强用药期间的监护和随访。

第六节　功能性子宫出血

功能失调性子宫出血(DUB)简称"功血",是由调节生殖的神经内分泌机制异常引起的异常子宫出血,而全身及内外生殖器官无明显器质性病变存在。常表现为月经周期长短不一、经期延长、经量过多或不规则阴道流血。按发病机制可分为无排卵性和排卵性功血两类,70%~80%的患者属于无排卵性功血。功血可发生于月经初潮至绝经间的任何年龄,50%患者发生于绝经前期,30%发生于育龄期,20%发生于青春期。

一、病因与发病机制

(一)无排卵性功血

无排卵性功血多见于青春期和围绝经期女性,育龄期少见。各期功血发病机制不同。

1.青春期

青春期中枢神经系统下丘脑—垂体—卵巢轴正常功能的建立需经过一段时间,如果此时受到机体内部和外界因素诸如过度劳累、应激、刺激、精神过度紧张、恐惧、忧伤、环境、气候骤变或肥胖等因素的影响,就可能引起功血。

2.围绝经期

女性卵巢功能不断衰退,剩余卵泡对促性腺激素的反应性降低,卵泡未能发育成熟,雌激素分泌量波动不能形成排卵前高峰,故不排卵。

3.育龄期

可因内、外环境中某种刺激,如劳累、应激、流产、手术或疾病等引起短暂阶段的无排卵。亦可因肥胖、多囊卵巢综合征、高催乳素血症等长期存在的因素引起持续无排卵。

各种因素造成的无排卵,均导致子宫内膜受单一的雌激素刺激、无孕酮对抗而发生雌激素突破性出血或撤退性出血。

(二)排卵性功血

较无排卵性宫血少见,多发生于育龄期女性。卵巢虽然有排卵功能,但黄体功能异常,可分为黄体功能不足和子宫内膜不规则脱落两种类型。

1.黄体功能不足

由于神经内分泌调节功能紊乱,导致卵泡期 FSH 缺乏,卵泡发育缓慢,使雌激素分泌减少,从而对垂体及下丘脑正反馈不足;LH 峰值不高,使黄体发育不全,孕激素分泌减少,使子宫内膜分泌反应不足。此外,生理性因素如初潮、分娩后及绝经过渡期,也可能因下丘脑—垂体—卵巢轴功能紊乱,导致黄体功能不足。

2.子宫内膜不规则脱落

在月经周期中,患者有排卵,黄体发育良好,但由于下丘脑—垂体—卵巢轴调节功能紊乱或黄体机制异常引起子宫内膜萎缩过程延长,导致子宫内膜不能如期完整脱落。

二、临床表现

(一)无排卵性功血

常见的症状是子宫不规则出血,特点是患者的月经周期紊乱,月经长短不一,出血量时多时少,可少至点滴淋漓,多至大量出血,不易自止。少数表现为类似正常月经的周期性出血,但量较多。出血期不伴有下腹疼痛或其他不适,出血多或时间长的患者常伴贫血,大量出血可导致休克。

(二)排卵性功血

①黄体功能不足:表现为月经周期缩短,月经频发。有时月经周期虽在正常范围内,但是卵泡期延长,黄体期缩短,故不易妊娠或妊娠早期流产发生率高。②子宫内膜不规则脱落:表现为月经周期正常,但经期延长,多达 9～10 日,且出血量多。③围排卵期出血:出血期小于 7 天,出血停止后数天又出血,量少,多数持续 1～3 天,时有时无。出血原因不明,可能与排卵后激素水平波动有关。

三、辅助检查

(一)妇科检查

盆腔检查排除器质性病灶,常无异常发现。

(二)诊断性刮宫

目的是止血,明确子宫内膜病理诊断。于月经前 3～7 天或月经来潮后 6 小时内刮宫,以确定排卵或黄体功能。为确定是否子宫内膜不规则脱落,应在月经期第 5～6 日进行诊刮。不规则流血者可随时进行刮宫。诊刮时应注意宫腔大小、形态、宫壁是否光滑,刮出物的性质和量。

(三)宫腔镜检查

在宫腔镜直视下选择病变区进行活检,较盲取内膜的诊断价值高。可排除宫腔内病变,如子宫内膜息肉、子宫黏膜下肌瘤、子宫内膜癌等。

(四)基础体温测定

该方法是测定排卵的简易可行方法。无排卵性功血者基础体温无上升改变,提示无排卵。排卵性功血者则表现为基础体温呈双相,但排卵后体温上升缓慢者,或上升幅度偏低,升高时间仅维持 9～10 日即下降者提示黄体功能不全。若黄体萎缩不全致子宫内膜脱落不全者,则基础体温呈双相,但下降缓慢。

(五)宫颈黏液结晶检查

经前出现羊齿植物叶状结晶提示无排卵。

(六)阴道脱落细胞涂片检查

判断雌激素影响程度。一般表现为中、高度雌激素影响。

（七）激素测定

为确定有无排卵，可测定血清孕酮或尿孕二酮，若呈卵泡期水平为无排卵。为排除其他内分泌疾病，可测定血催乳激素水平及甲状腺功能。

四、治疗要点

功血的治疗原则是止血、纠正贫血、调整月经周期并防治感染。

（一）无排卵性功血

出血期间应迅速有效地止血并纠正贫血，血止后尽可能明确病因，并根据病因进行治疗，选择合适方案控制月经周期或诱导排卵，预防复发及远期并发症。

1.支持治疗

加强营养，改善全身状况。贫血者补充铁剂、维生素 C 和蛋白质。贫血严重者需输血。

2.药物治疗

内分泌治疗效果较好，但应根据不同年龄采取不同方法。治疗青春期和生育期女性应以止血、调整周期、促使卵巢功能恢复和排卵为原则；围绝经期女性止血后则以调整周期、减少经量，防止子宫内膜病变为原则。通常遵医嘱采用性激素止血和调整月经周期。

（1）止血：少量出血者使用最低有效量性激素减少药物不良反应；对大量出血患者，要求在性激素治疗 6～8 小时内见效，24～48 小时内出血基本停止，若 96 小时以上仍不止血，应考虑有器质性病变存在。常用的内分泌药物有孕激素、雌激素、雄激素、抗前列腺素及其他止血药如卡巴克络、酚磺乙胺等。

（2）调整月经周期：青春期及生育期无排卵性功血患者，需恢复正常的内分泌功能，以建立正常月经周期；对围绝经期女性起到控制出血、预防子宫内膜增生症的发生。一般连续用药 3 个周期。常用的调整月经周期的方法有 3 种：①雌、孕激素序贯疗法；②雌、孕激素合并使用；③后半周期疗法。

1）雌、孕激素序贯疗法：即人工周期，此法适用于青春期功血或育龄期功血内源性雌激素水平较低者，通过模拟自然月经周期中卵巢的内分泌变化将雌、孕激素序贯应用，使子宫内膜发生相应变化，引起周期性脱落。一般连续应用 3 个周期，用药 2～3 个周期后，患者常能自发排卵。

2）雌、孕激素合并应用：雌激素使子宫内膜再生修复，孕激素可以限制雌激素引起的内膜增生程度。适用于育龄期功血或围绝经期患者及内源性雌激素水平较高者。连用 3 个周期，撤药后出血，血量减少。

3）后半周期疗法：适用于青春期或绝经过渡期功血患者。可于月经周期后半期（撤药性出血的第 16～25 日）服用甲羟孕酮或肌内注射黄体酮，连用 10 日为一周期，共 3 个周期为一疗程。

（3）促进排卵：适用于青春期功血和育龄期功血尤其是不孕患者。促排卵治疗可从根本上防止功能失调性子宫出血复发。常用的药物有氯米芬（CC，又名克罗米芬）、人绒毛膜促性腺激素（HCG）和人绝经期促性腺激素（HMG）、促性腺激素释放激素激动剂（GnRHa）。

3.手术治疗

（1）刮宫术：最常用，既能明确诊断，又能迅速止血。围绝经期出血患者激素治疗前宜常规刮宫，最好在子宫镜下行分段诊断性刮宫，以排除子宫腔内细微器质性病变。青春期功血患者出血少者可先服用 3 天抗生素后进行,如出血多应立即进行。

(2)子宫内膜切除术:很少用以治疗功血,适用于经量多的围绝经期女性和经激素治疗无效且无生育要求的生育期女性。优点是创伤小,可减少月经量,部分患者可达到闭经效果;缺点是组织受热效应破坏影响病理诊断。

(3)子宫切除术:对药物治疗效果不佳或无效,并了解了所有治疗功血的可行方法后,可由患者和家属知情选择接受子宫切除。

(二)排卵性功血

1.黄体功能不足

治疗原则为促进卵泡发育,刺激黄体功能及黄体功能替代。分别应用氯米芬、绒促性素和黄体酮。氯米芬可促进卵泡发育,诱发排卵,促使正常黄体形成。绒促性素可促进及支持黄体功能。黄体酮补充黄体分泌孕酮的不足,用药后使月经周期正常,出血量减少。

2.子宫内膜不规则脱落

治疗原则为调节下丘脑—垂体—卵巢轴的反馈功能,使黄体及时萎缩,常用药物有孕激素和绒促性素。孕激素作用是通过调节下丘脑—垂体—卵巢轴的反馈功能,使黄体萎缩,内膜及时完整脱落。

五、护理措施

(一)一般护理

观察并记录患者的生命体征、出血量,嘱患者保留出血期间使用的会阴垫及内裤,以便准确地估计出血量。出血量较多者应卧床休息,贫血严重者,遵医嘱做好输血、止血措施。

(二)补充营养

成人体内大约每 100mL 血中含 50mg 铁,行经期女性,每日从食物中吸收铁 0.7～2.0mg,经血多者应额外补充铁。向患者推荐含铁较多的食物如猪肝、豆角、蛋黄、胡萝卜、葡萄干等。按照患者的饮食习惯,制订适于个人的饮食计划,保证患者获得足够的铁、维生素 C 和蛋白质等营养。

(三)预防感染

监测患者体温、脉搏、子宫体压痛、白细胞计数和分类,保持局部清洁,做好会阴护理。如有感染征象,及时与医师联系并遵医嘱应用抗生素治疗。

(四)遵医嘱使用性激素

①按时按量服用性激素,保持药物在血中的浓度稳定,不得随意停服和漏服,以免因性激素使用不当引起子宫出血。②指导患者在治疗期间严格遵医嘱正确用药,如出现不规则阴道流血,应及时就诊。③药物减量必须按规定在出血停止后才能开始,每 3 天减量 1 次,每次减量不得超过原剂量的 1/3,直至维持量。

(五)心理护理

①鼓励患者表达内心感受,耐心倾听患者的诉说,了解患者的疑虑。②向患者解释病情及提供相关信息,帮助患者澄清问题,摆脱焦虑。也可交替使用放松技术,如看电视、听广播、看书等分散患者的注意力。

第七节　卵巢肿瘤

一、概述

卵巢肿瘤是妇科常见的肿瘤,可发生于任何年龄。卵巢肿瘤可以有各种不同的形态和性质,单一型或混合型、一侧或双侧性、囊性或实质性、良性或恶性。

卵巢癌是女性生殖器常见的三大恶性肿瘤之一,近 40 年来,卵巢恶性肿瘤发病率增加2～3倍,并有逐渐上升趋势。20％～25％卵巢恶性肿瘤患者有家族史。卵巢癌的发病还可能与高胆固醇饮食、内分泌因素、肥胖、吸烟有关,此为卵巢肿瘤发病的高危因素。

由于卵巢位于盆腔内,无法直接窥视,而且早期无明显症状,又缺乏完善的早期诊断和鉴别方法,一旦出现症状时,往往已属晚期病变,治疗效果不佳,故死亡率高居妇科恶性肿瘤之首。

(一)分型

1.卵巢上皮性肿瘤

卵巢上皮性肿瘤是卵巢肿瘤中最常见的一种,约占所有原发性卵巢肿瘤的 2/3,多见于中老年女性。卵巢上皮性肿瘤分为良性、交界性和恶性,包括浆液性囊腺瘤、浆液性囊腺癌、黏液性囊腺瘤和黏液性囊腺癌。

(1)浆液性囊腺瘤:较为常见,约占卵巢良性肿瘤的 25％,常见于30～40岁的患者。多为单侧,圆球形,大小不等,表面光滑,壁薄,囊内充满淡黄色清亮液体。分为单纯性及乳头状两型,前者囊壁光滑,多为单房;后者有乳头状物向囊内突起,常为多房性,偶尔向囊壁外生长。镜下见囊壁为纤维结缔组织,内衬单层立方形或柱状上皮,间质见砂粒体。

(2)浆液性囊腺癌:是最常见的卵巢恶性肿瘤,占卵巢恶性肿瘤 40％～50％。多为双侧,体积较大,囊实性。结节状或分叶状,灰白色,或有乳突状增生,切面为多房,腔内充满乳头,质脆,囊液混浊,有时呈血性。镜下见囊壁上皮明显增生,复层排列,一般在 4～5 层以上。癌细胞为立方形或柱状,细胞明显异型,并向间质浸润。肿瘤生长速度快,预后差,5 年存活率仅20％～30％。

(3)黏液性囊腺瘤:约占卵巢良性肿瘤的 20％,是人体中生长最大的一种肿瘤,多发生于育龄女性,少数儿童也可以发生。多为单侧,圆形或卵圆形,体积较大,表面光滑,灰白色。切面常为多房,囊腔内充满胶冻样黏液,含黏蛋白和糖蛋白,囊内很少有乳头生长。镜下见囊壁为纤维结缔组织,内衬单层高柱状上皮,可见杯状细胞和嗜银细胞。偶可自行破裂,瘤细胞种植在腹膜上继续生长并分泌黏液,在腹膜表面形成胶冻样黏液团块,似卵巢癌转移,称为腹膜黏液瘤。瘤细胞呈良性,分泌旺盛,很少见细胞异型和核分裂,多限于腹膜表面生长,一般不浸润脏器实质。

(4)黏液性囊腺癌:占卵巢恶性肿瘤的 10％～20％,多为单侧,瘤体较大,囊壁可见乳头或实质区,切面为囊实性,囊液混浊或为血性。镜下见腺体密集,间质较少,腺上皮细胞超过 3层,细胞异型明显,并有间质浸润。5 年存活率为40％～50％。

2.卵巢生殖细胞肿瘤

卵巢生殖细胞肿瘤好发于青少年及儿童,青春期前患者占60%～90%。生殖细胞肿瘤包括畸胎瘤、无性细胞瘤和内胚窦瘤。其中仅成熟畸胎瘤为良性,其他类型均属恶性。

(1)畸胎瘤:由多胚层组织构成,偶见只含一个胚层成分。肿瘤组织多数成熟,少数不成熟。无论肿瘤质地呈囊性或实质性,其恶性程度均取决于组织分化程度。

成熟畸胎瘤又称皮样囊肿,是最常见的卵巢良性肿瘤,占所有卵巢肿瘤的10%～20%,占生殖细胞肿瘤的85%～97%,占畸胎瘤的95%以上。可发生于任何年龄,以20～40岁居多。多为单侧、中等大小,呈圆形或卵圆形,壁表面光滑,质韧。多为单房,腔内充满油脂和毛发,有时可见牙或骨质。囊壁内层为复层扁平上皮,囊壁常见小丘样隆起向腔内突出,称为"头节"。肿瘤可含外、中、内胚层组织。任何一种组织成分均可恶变、形成各种恶性肿瘤。恶变率为2%～4%,多发生于绝经后女性。

未成熟畸胎瘤属于恶性肿瘤,多发生于青少年。常为单侧实性瘤,可有囊性区域。含2～3胚层,由分化程度不同的未成熟胚胎组织构成,主要为原始神经组织。肿瘤恶性程度根据未成熟组织所占比例、分化程度及神经上皮含量而定。其转移及复发率均高。5年存活率约20%。

(2)无性细胞瘤:属中等恶性的实性肿瘤,主要发生于青春期及生育期女性。多为单侧,右侧多于左侧。肿瘤为圆形或椭圆形,中等大小,触之如橡皮样。表面光滑或呈分叶状,切面淡棕色。镜下见圆形或多角形大细胞,核大,细胞质丰富,瘤细胞呈片状或条索状排列,有少量纤维组织相隔,间质中常有淋巴细胞浸润。对放疗特别敏感,5年存活率可达90%。

(3)内胚窦瘤:又名卵黄囊瘤,属高度恶性肿瘤,多见于儿童及青少年。多数为单侧、体积较大,圆形或卵圆形,切面部分囊性,组织质脆,多有出血坏死区,呈灰红或灰黄色,易发生破裂。镜下见疏松网状和内胚窦样结构。瘤细胞扁平、立方、柱状或多角形,并产生甲胎蛋白(AFP),故测定患者血清中AFP浓度可作为诊断和治疗监测时的重要指标。内胚窦瘤生长迅速,易早期转移。但该肿瘤对化疗十分敏感,既往平均生存时间仅1年,现经手术及联合化疗后,生存期明显延长。

3.卵巢性索间质肿瘤

卵巢性索间质肿瘤占卵巢肿瘤的4.3%～6%,该类肿瘤常有内分泌功能,故又称为卵巢功能性肿瘤,包括颗粒细胞瘤、卵泡膜细胞瘤、纤维瘤、支持细胞—间质细胞瘤和卵巢转移性肿瘤。

(1)颗粒细胞瘤:是最常见的功能性肿瘤,可发生于任何年龄,45～55岁为发病高峰,属于低度恶性肿瘤。肿瘤能分泌雌激素,故有女性化作用,青春期前可出现假性性早熟。在生育年龄出现月经紊乱,绝经后女性则有不规则阴道流血,常合并子宫内膜增生,甚至引起癌变。肿瘤多为单侧性,大小不一,圆形或椭圆形,呈分叶状,表面光滑,实性或部分囊性,切面组织脆而软,伴出血坏死灶。镜下见颗粒细胞环绕成小圆形囊腔,菊花样排列,中心含嗜伊红物质及核碎片。瘤细胞呈小多边形,偶呈圆形或圆柱形,细胞质嗜淡酸或中性,细胞膜界限不清,核圆,核膜清楚。一般预后良好,5年存活率达80%左右,但有晚期复发倾向。

(2)卵泡膜细胞瘤:属良性肿瘤,多为单侧,大小不一,圆形或卵圆形,呈分叶状,质硬,表面被覆有光泽的纤维薄膜。切面为实性,灰白色。由于可分泌雌激素,故有女性化作用,常与颗粒细胞瘤合并存在。镜下见瘤细胞呈短梭形,细胞质富含脂质,细胞交错排列呈漩涡状,瘤细胞团为结缔组织分隔。恶性卵泡膜细胞瘤较少见,可见瘤细胞直接浸润邻近组织,并发生远处转移,但预后比一般卵巢癌好。

(3)纤维瘤:为较常见的卵巢良性肿瘤,多见于中年女性。肿瘤单侧居多,中等大小,表面光滑或结节状,切面灰白色,实性,坚硬,中等大小时易发生蒂扭转。镜下见由梭形瘤细胞组成,排列呈编织状。1%~5%纤维瘤患者可伴有腹水及胸腔积液,称梅格斯综合征,手术切除肿瘤后,胸、腹水自行消失。其他卵巢良性肿瘤也可以合并胸、腹水,如黏液性囊腺瘤等,梅格斯综合征是指所有卵巢良性肿瘤合并胸、腹水者。

(4)支持细胞—间质细胞瘤:也称睾丸母细胞瘤,罕见,多发生于40岁以下女性。多为良性、单侧居多、通常较小、可局限在卵巢门区或皮质区,实性,表面光滑,有时呈分叶状,切面灰白色伴囊性变,囊内壁光滑,含血性浆液或黏液。镜下见由不同分化程度的支持细胞及间质细胞组成。高分化者属良性。中低分化为恶性,占10%~30%,具有男性化作用,少数无内分泌功能,雌激素升高呈现女性化,雌激素由瘤细胞直接分泌或由雄激素转化而来。5年存活率为70%~90%。

(5)卵巢转移性肿瘤:体内任何部位,如乳腺、肠、胃、生殖道、泌尿道等的原发性癌均可能转移到卵巢。常见的库肯勃瘤是种特殊的卵巢转移性腺癌,其原发部位是胃肠道,肿瘤为双侧性、中等大小,多保持卵巢原状或呈肾形。一般无粘连,切面实性,胶质样。镜下见典型的印戒细胞,能产生黏液,周围是结缔组织或黏液瘤性间质。恶性程度高,预后极差。

(二)瘤样病变

属卵巢非赘生性肿瘤,是卵巢增大的常见原因。有时表现为下腹压迫感,盆腔一侧胀痛,月经不规则等。如果症状不严重,一般追踪观察1~2个月,无须特殊治疗,囊肿会自行消失。常见有以下几种。

1.卵泡囊肿

在卵泡发育过程中,因停滞以致不成熟,或成熟但不排卵,卵泡液潴留而形成。囊壁薄,卵泡液清。囊肿直径常小于5cm。

2.黄体囊肿

因黄体持续存在所致,一般少见。多为单侧,直径5cm左右,可使月经后延。

3.黄素囊肿

在滋养细胞疾病患者中出现。由于滋养细胞显著增生,产生大量HCG,刺激卵巢颗粒细胞及卵泡内膜细胞,使之过度黄素化而形成囊肿,直径10cm左右。常为双侧性,也可单侧,大小不等,表面光滑,黄色,活动度好。黄素囊肿本身无手术指征。

4.多囊卵巢

与患者内分泌功能紊乱、下丘脑—垂体平衡失调有关。双侧卵巢均匀增大,为正常卵巢的2~5倍,呈灰白色,表面光滑,包膜厚、坚韧、切面有多个囊性卵泡。患者有闭经、不孕、多毛等多囊卵巢综合征。

5.卵巢子宫内膜异位囊肿

又称卵巢巧克力囊肿。卵巢组织内因异位的子宫内膜存在,导致反复出血形成单个或多个囊肿,直径5cm以下,囊内液为暗褐色糊状陈旧性血液。

(三)转移途径

直接蔓延及腹腔种植是卵巢恶性肿瘤的主要转移途径。其特点是即使外观为局限的肿瘤,也可在腹膜、大网膜、腹膜后淋巴结、横膈等部位有亚临床转移。通过直接蔓延及腹腔种植,瘤细胞可直接侵犯包膜,累及邻近器官,并广泛种植于腹膜及大网膜、横膈、肝表面。淋巴转移也是重要的转移途径。由于卵巢有丰富的淋巴引流,癌栓脱落后可沿卵巢血管经卵巢淋巴管向上至腹主动脉旁淋巴结;沿卵巢门淋巴管达髂内、髂外淋巴结,经髂总至腹主动脉旁淋巴结;沿圆韧带进入髂外及腹股沟淋巴结。横膈为转移的好发部位。血行转移者少见。晚期时可转移到肺、胸膜及肝。

二、临床表现

(一)症状

1.卵巢良性肿瘤

初期肿瘤较小,多无症状,常在妇科检查时偶然发现。当肿瘤增长至中等大小时,患者感腹胀,或在腹部扪及肿块。较大的肿瘤可以占满盆腔,并出现尿频、便秘、气急、心悸等压迫症状。

2.卵巢恶性肿瘤

患者初期多无自觉症状,出现症状时往往病情已属晚期。由于肿瘤生长迅速,晚期主要症状为腹胀,腹部出现肿块、腹水及胃肠道症状。肿瘤向周围组织浸润或压迫神经则可引起腹痛、腰痛,或下肢疼痛;压迫盆腔静脉,可出现下肢水肿。晚期患者呈明显消瘦、贫血等恶病质现象。症状轻重取决于肿瘤大小、位置、侵犯邻近器官程度、有无并发症及组织学类型。

(二)体征

早期肿瘤小,不易被发现。当肿瘤长到中等大小时或出现明显症状时,盆腔检查发现子宫旁一侧或双侧囊性或实性包块;表面光滑或高低不平;活动或固定不动。有时在腹股沟、腋下或锁骨上可触及肿大淋巴结。

三、辅助检查

(一)妇科检查

随着卵巢肿瘤增大,通过妇科双合诊或三合诊检查通常发现:阴道穹隆部饱满,可触及瘤体下极,子宫体位于肿瘤的侧方或前后方。同时评估卵巢肿块为单侧或双侧、大小、质地、活动度,肿瘤与子宫及周围组织的关系,初步判断有无恶性的可能。良性肿瘤表面光滑,呈囊性,可活动,与子宫无粘连。恶性肿瘤多为双侧,实性或囊实性,表面凹凸不平,活动差。

(二)影像学检查

①B超检查:临床诊断符合率>90%,但不易测出直径<1cm的实性肿瘤。能检测肿瘤的部位、形态、大小,囊性或实性,囊内有无乳头,同时对肿块来源做出定位;并能鉴别卵巢肿瘤、腹水或结核性包裹性积液。②腹部X线片:若为卵巢畸胎瘤可显示牙及骨质,囊壁为密度增加的钙化层,囊腔呈放射透明阴影。③CT检查:可清晰显示肿块,良性肿瘤多呈均匀性吸收,

囊壁薄,光滑;恶性肿瘤轮廓不规则,向周围浸润或伴腹水;CT 还可显示有无肝、肺结节及腹膜后淋巴结转移。

(三)腹腔镜检查

可直接观察肿物的外观和盆腔、腹腔及横膈等部位,必要时在可疑部位进行多点活检,抽取腹水行细胞学检查。巨大肿块或有粘连者禁用腹腔镜检查。

(四)细胞学检查

通过腹水或腹腔冲洗液找癌细胞,有助于进一步确定Ⅰ期患者的临床分期及选择治疗方案,并可用以随访观察疗效。

(五)其他

可以通过免疫学、生物化学等方法测定患者血清中的肿瘤标志物(如 AFP、CA125、HCG 等),用于辅助诊断及病情监测。

四、并发症

(一)蒂扭转

为妇科常见的急腹症。蒂扭转好发于瘤蒂较长、中等大小、活动度大、重心偏于一侧的肿瘤,如成熟畸胎瘤等。常在患者突然改变体位或向同一方向连续转动或妊娠期、产褥期由于子宫大小、位置的改变时促发蒂扭转。卵巢肿瘤扭转的蒂由骨盆漏斗韧带、卵巢固有韧带和输卵管组成。发生急性扭转后,因静脉回流受阻,瘤内充血或血管破裂致瘤内出血,导致瘤体迅速增大。若动脉血流受阻,肿瘤可发生坏死、破裂和继发感染。急性蒂扭转的典型症状为突然发生一侧下腹剧痛,常伴有恶心、呕吐甚至休克。双合诊检查可扪及张力较大的肿块,压痛以瘤蒂部最明显,并有肌紧张。有时不全扭转可自然复位,腹痛也随之缓解。蒂扭转一经确诊应尽快手术。

(二)破裂

卵巢肿瘤破裂有自发性破裂和外伤性破裂两种。自发性破裂常因肿瘤发生恶性变,肿瘤快速、浸润性生长穿破囊壁引起;外伤性破裂可由于腹部受到重击、分娩、性交、妇科检查及穿刺等所致。症状轻重取决于囊肿的性质、破裂口的大小及流入腹腔的囊液量。小的囊肿或单纯浆液性囊腺瘤破裂时,患者仅感轻度腹痛;大囊肿或畸胎瘤破裂后,患者常有剧烈腹痛伴恶心呕吐。破裂也可导致腹腔内出血、腹膜炎及休克。体征有腹部压痛、腹肌紧张,可有腹水征,盆腔原存在的肿块消失或缩小。考虑肿瘤破裂时应立即手术。

(三)感染

较少见,多继发于肿瘤扭转或破裂,也可来自邻近器官感染,如阑尾脓肿扩散。患者可有高热、腹痛、腹部压痛、反跳痛、肌紧张、腹部肿块及白细胞计数升高等腹膜炎征象。发生感染者应先用抗生素抗感染,后手术切除肿瘤。感染严重者,应尽快手术,去除感染灶。

(四)恶变

肿瘤生长迅速,尤其是双侧性应考虑有恶变的可能,确诊后尽快手术。

五、治疗要点

卵巢肿瘤的治疗原则是一经确诊,首选手术治疗。手术范围取决于肿瘤性质、病变累及范围和患者的一般情况、年龄以及对手术的耐受力等。

(一)良性肿瘤

年轻、单侧良性肿瘤者应行患侧卵巢肿瘤剥出术或卵巢切除术,双侧良性肿瘤者应行肿瘤剥出术,术中须判断卵巢肿瘤良、恶性,必要时做冰冻切片组织学检查,明确性质以确定手术范围。

(二)恶性肿瘤

以手术为主,辅以化疗、放疗等综合治疗方案。

(三)合并并发症

属急腹症,一旦确诊应立即手术。怀疑卵巢瘤样病变者,囊肿直径小于 5cm,可进行随访观察。

(四)合并妊娠

良性肿瘤合并妊娠者妊娠早期可等待妊娠 12 周后手术,妊娠晚期发现肿瘤者可等待至妊娠足月行剖宫产术,同时切除卵巢;卵巢恶性肿瘤合并妊娠者应及早手术并终止妊娠。

六、护理措施

一般护理同妇科手术患者,卵巢肿瘤患者的特殊护理措施包括以下方面。

(一)协助患者接受各种检查和治疗

协助医师完成各种诊断性检查。需放腹水者,做好物品准备,协助医师完成操作过程。在放腹水过程中,严密观察、记录患者的生命体征、积液的性质、量以及出现的不良反应;一次放腹水 3000mL 左右,不宜过多,放积液速度宜缓慢,以免腹压骤降,发生虚脱,完毕后用腹带包扎腹部。发现不良反应及时报告医师。巨大肿瘤患者,需准备沙袋加压腹部,以防腹压骤然下降出现休克。需化疗、放疗者,按相应的常规进行护理。

(二)做好随访工作

卵巢癌易于复发,需长期进行随访和监测。随访时间:术后 1 年内,每月 1 次;术后第 2 年,每 3 个月 1 次;术后第 3 年,每 6 个月 1 次;3 年以上者每年 1 次。良性者术后 1 个月常规复查;卵巢非赘生性肿瘤直径＜5cm 者,应定期(3～6 个月)接受复查,并详细记录。

(三)普及防癌知识

重视卵巢癌的高危因素,提倡高蛋白、富含维生素 A 的饮食,避免高胆固醇饮食;高危者可口服避孕药预防。开展普查普治,30 岁以上的女性,每 1～2 年进行 1 次妇科检查,高危人群不论年龄大小最好每半年接受 1 次检查,以排除卵巢肿瘤。早期诊断及处理,卵巢实性肿块或肿瘤直径＞5cm 者,应及时手术切除。盆腔肿块治疗无效或诊断不清者,应及早行剖腹探查或腹腔镜检。凡乳腺癌、胃肠癌、子宫内膜癌等患者,治疗后应严密随访,定期接受妇科检查,确定有无卵巢转移癌。

第八节　异位妊娠

一、临床表现

正常妊娠时,受精卵着床于子宫体腔内膜。若受精卵在子宫体腔外着床发育,称为异位妊娠,习称宫外孕。异位妊娠包括输卵管妊娠、卵巢妊娠、腹腔妊娠、宫颈妊娠及阔韧带妊娠等。在异位妊娠中,以输卵管妊娠最为常见,占异位妊娠的95％左右。本节主要阐述输卵管妊娠:①输卵管壶腹部妊娠;②输卵管峡部妊娠;③输卵管伞部妊娠;④输卵管间质部妊娠;⑤腹腔妊娠;⑥阔韧带妊娠;⑦卵巢妊娠;⑧宫颈妊娠。

输卵管妊娠因其发生部位不同可分为间质部、峡部、壶腹部和伞部妊娠,以壶腹部妊娠多见,其次为峡部、伞部,间质部妊娠少见。输卵管妊娠时,由于输卵管管腔狭窄,管壁薄,蜕膜形成差,受精卵植入后,不能适应孕卵的生长发育,因此当输卵管妊娠发展到一定程度,可出现以下结局。

1.输卵管妊娠流产

输卵管妊娠流产多见于输卵管壶腹部妊娠,发病多在妊娠8～12周。由于输卵管妊娠时管壁形成的蜕膜不完整,发育中的囊胚常向管腔内突出生长,最终突破包膜而出血,导致囊胚与管壁分离。若整个囊胚剥离落入管腔并经输卵管逆蠕动排入腹腔,则形成输卵管完全流产,出血一般不多;若囊胚剥离不完整,有一部分组织仍残留于管腔,则形成输卵管不完全流产,血管开放,因输卵管管壁肌层收缩力差,可持续反复出血,量较多。

2.输卵管妊娠破裂

输卵管妊娠破裂多见于输卵管峡部妊娠,发病多在妊娠6周左右。囊胚的绒毛侵蚀输卵管管壁的肌层及浆膜层,甚至穿破浆膜层,形成输卵管妊娠破裂。

3.陈旧性异位妊娠

有时发生输卵管妊娠流产或破裂后未及时治疗,或内出血已逐渐停止,病情稳定,时间过久,胚胎死亡或被吸收。但长期反复内出血形成的盆腔血肿可机化变硬,并与周围组织粘连,临床上称为"陈旧性宫外孕"。

4.继发性腹腔妊娠

发生输卵管妊娠流产或破裂后,被排入腹腔的胚胎大部分死亡,不再生长发育。但偶尔也有存活者,若存活胚胎的绒毛组织重新种植而获得营养,可继续生长发育形成继发性腹腔妊娠。

输卵管妊娠是妇科常见的急腹症,主要表现是停经、腹痛及阴道流血,严重时可出现昏厥与休克,如不及时诊断、处理,可危及生命。

输卵管妊娠处理原则:以手术治疗为主,非手术治疗为辅。手术治疗适用于异位妊娠流产或破裂之后。腹腔镜是近年治疗异位妊娠的主要方法。若出血多伴休克的患者,可在防治休克的同时进行剖腹探查术迅速止血。非手术治疗适用于异位妊娠流产或破裂之前,出血量少、症状轻的患者。治疗机制是抑制滋养细胞增生、破坏绒毛,使胚胎组织坏死、脱落、吸收。常用药物有甲氨蝶呤、米非司酮及中药。

二、护理评估

(一)健康史

造成输卵管妊娠的因素有以下几点。

1.输卵管炎症

包括输卵管黏膜炎和输卵管周围炎,是引起输卵管妊娠的主要原因。慢性炎症可使输卵管管腔黏膜粘连,管腔变狭窄;可引起纤毛缺损;输卵管与周围组织粘连,使输卵管扭曲,输卵管壁平滑肌蠕动减弱等均可妨碍受精卵在输卵管腔内的运行,使受精卵运行过久而着床。

2.输卵管发育不良或功能异常

输卵管发育不良如输卵管过长、肌层发育差、黏膜纤毛缺乏等;输卵管功能异常如输卵管蠕动、纤毛摆动以及上皮细胞的分泌功能异常,均影响受精卵的正常运行。

3.输卵管手术后或周围肿瘤压迫

输卵管手术如输卵管吻合术、输卵管成形术后可因瘢痕造成管腔狭窄,输卵管周围肿瘤如子宫肌瘤、卵巢肿瘤压迫也可造成管腔狭窄。

4.其他

受精卵游走、子宫内膜异位症、辅助生殖技术以及放置宫内节育器等都可增加受精卵着床于输卵管的可能性。

护理人员应仔细询问月经史,以准确推断停经时间。注意不要将不规则阴道流血误认为末次月经,或由于月经仅过期几天,不认为是停经。此外,对盆腔炎、不孕症、放置宫内节育器、绝育术、输卵管复通术等与发病相关的高危因素应予以高度重视。

(二)身体状况

1.症状

输卵管炎症的症状如下所述。

(1)停经:多数患者停经6~8周以后出现不规则阴道流血,但有部分患者因月经仅过期几天而不认为是停经,或误将异位妊娠时出现的不规则阴道流血误认为月经。

(2)腹痛:是输卵管妊娠患者就诊的主要症状。输卵管妊娠未发生流产或破裂前,常表现为一侧下腹隐痛或酸胀感。输卵管妊娠流产或破裂时,患者突感一侧下腹部撕裂样疼痛或胀痛,常伴有恶心、呕吐。当血液积聚于子宫直肠陷凹处,可出现肛门坠胀感,若血液局限于下腹,主要表现为下腹部疼痛,出血继续增多可引起全腹疼痛。

(3)阴道流血:常有不规则阴道流血,呈暗红或深褐色,量少呈点滴状,一般不超过月经量。因胚胎死亡后致血 β—hCG 下降,卵巢黄体分泌的雌、孕激素不足,使子宫蜕膜剥脱出血。少数患者阴道流血量较多似月经。阴道流血可伴有蜕膜管型或蜕膜碎片排出,系子宫蜕膜剥离所致。

(4)昏厥与休克:由于腹腔内急性出血及剧烈腹痛,轻者出现昏厥,严重者出现失血性休克。

2.体征

该病体征如下所述。

（1）一般情况：与内出血多少成正比。大量出血者，可出现面色苍白、脉搏细数、血压下降等休克体征。

（2）腹部检查：输卵管妊娠流产或破裂者，下腹部有压痛、反跳痛和腹肌紧张，尤以反跳痛显著；出血多时（内出血≥1000mL），叩诊有移动性浊音。

（3）盆腔检查：输卵管妊娠流产或破裂者，阴道后穹隆饱满、触痛，宫颈抬举痛或摇摆痛，子宫稍大而软，腹腔内出血多时检查子宫呈漂浮感。子宫的一侧或后方可触及边界不清、压痛明显的包块。

3.辅助检查

该病的辅助检查如下所述。

（1）阴道后穹隆穿刺：是一种简单可靠的诊断方法。用长针头自阴道后穹隆刺入子宫直肠陷凹，抽出暗红色不凝血为阳性；如抽出血液较红，放置10分钟内凝固，表示误入血管。无内出血、内出血量少、血肿位置较高或子宫直肠陷凹有粘连时，可能抽不出血液，因而穿刺阴性不能排除输卵管妊娠存在。

（2）妊娠试验：放射免疫法测血 β—hCG，此方法灵敏度高，对异位妊娠诊断及疗效观察极为重要。

（3）超声检查：阴道 B 型超声检查较腹部 B 型超声检查准确性高。

（4）腹腔镜检查：适用于输卵管妊娠尚未流产或破裂的早期患者和诊断有困难的患者，可见一侧输卵管肿大，表面紫蓝色，腹腔内无出血或有少量出血。腹腔内大量出血或伴有休克者，禁做腹腔镜检查。

评估时重点判断患者疼痛的部位和性质，是否伴有内出血表现如恶心、呕吐和肛门坠胀等；是否引起生命体征改变，导致失血性休克；是否伴有感染的发生。

（三）心理—社会资料

因大出血和剧烈疼痛，患者及家属出现恐惧、焦虑；因妊娠失败可表现为自责、悲伤、忧郁，并担心未来的受孕能力，可出现自尊紊乱。

三、护理要点

（一）组织灌注量不足

组织灌注量不足与腹腔内大量出血致休克有关。

（二）恐惧

恐惧与担心生命安危有关。

（三）自尊紊乱

自尊紊乱与本次妊娠失败，担心今后的受孕能力有关。

四、护理目标

（1）患者出血得到及时控制，休克得到及时纠正。

（2）患者恐惧及悲哀感缓解，配合治疗。

（3）患者能以正常心态接受此次妊娠失败的现实。

五、护理措施

(一)一般护理

调节饮食,加强营养,提高抵抗力,保持大便通畅,防止便秘。卧床休息避免增加腹压的动作。注意外阴清洁,防止感染。

(二)心理护理

鼓励患者说出心理感受,同时向患者介绍治疗方法的必要性及可行性,并告知疾病的预后,消除患者的恐惧及悲哀心理,使其积极配合治疗和护理。允许家属陪伴,提供心理支持。

(三)病情观察

严密监测生命体征,每 10～15 分钟测血压、脉搏及呼吸 1 次,并记录。观察阴道流血量、色及性状,注意腹痛变化、部位、性质及伴随症状。

(四)治疗配合

配合医生做好辅助检查以明确诊断。需要手术治疗的患者要做好术前准备,开放静脉通道,抗休克处理。非手术治疗患者遵医嘱用甲氨蝶呤等杀胚药,直至 hCG 降至 5IU/L,一般需要治疗 3～4 周,注意观察药物的疗效和不良反应。非手术治疗患者如出现急性腹痛或肛门坠胀等,应立即报告医生,改行手术治疗。

(五)特殊护理

1.大量内出血患者的护理

大量内出血患者的护理方法如下所述。

(1)抗休克护理:患者取休克卧位,保暖,吸氧,开放静脉通道,交叉配血,及时输血、输液,迅速补充血容量,维持生命安全。严密监测生命体征,每 10～15 分钟测量 1 次血压、脉搏、呼吸并记录,有条件的进行心电监护。记录 24 小时液体出入量,防止急性肾功能衰竭。

(2)手术护理:做好急诊开腹手术前各项护理准备,如备皮、留置导尿管、做药物过敏试验,护送患者入手术室,做好术中护理配合。

(3)预防感染护理:术中严格无菌操作,术后应用抗生素,保持外阴清洁,每天会阴擦洗 2 次。注意观察体温及腹部伤口情况,及时发现感染征象。

2.非手术治疗患者的护理

非手术治疗患者的护理方法如下所述。

(1)饮食与休息:指导患者摄取足够的营养,尤其是富含铁及蛋白质的食物,如动物肝脏、鱼肉、豆类、绿叶蔬菜及黑木耳等,纠正贫血,增强患者的抵抗力。患者应绝对卧床休息,避免腹压增大,减少异位妊娠破裂的机会。在患者卧床期间,需提供相应的生活护理。保守治疗需 3～4 周,至 β-hCG 降为正常才能出院,因此要有耐心。

(2)严密观察病情:保守治疗的患者中有少部分可能会不成功,导致输卵管破裂或流产出血,因此要密切观察患者的生命体征、腹痛及阴道出血情况。应告诉患者病情发展的一些指征,如腹痛加剧、肛门坠胀感明显等,以便及时发现和处理。

(3)加强化疗的护理:化疗一般采用全身用药,也可采用局部用药。常用药物是甲氨蝶呤。其治疗机制为抑制滋养细胞增生、破坏绒毛,使胚胎组织坏死、脱落、吸收。不良反应表现为消化道反应、骨髓抑制以及白细胞下降等,可对症护理。

六、护理评价

(1)患者出血得到及时控制,休克症状缓解。

(2)患者恐惧缓解。

(3)患者接受妊娠失败的现实,为下次妊娠做计划。

七、健康教育

(1)做好个人卫生保健工作,防止发生盆腔感染。发生盆腔炎后,应及时彻底治疗。

(2)术后加强营养,注意休息,保持良好的卫生习惯,禁止性生活1个月。采取有效的避孕措施,制订康复计划。

(3)输卵管妊娠中约有10%的再发率和50%～60%的不孕率,患者下次妊娠前应检查输卵管是否恢复畅通,妊娠后应排除异位妊娠,若发现异常应及时处理。

第九节　妊娠期高血压

一、临床表现

妊娠期高血压疾病是妊娠期特有的疾病,包括妊娠期高血压、子痫前期、子痫、慢性高血压并发子痫前期以及妊娠合并慢性高血压。其中妊娠期高血压、子痫前期和子痫以往统称为妊娠高血压综合征。我国发病率为9.4%～10.4%。本病命名强调生育期女性发生高血压、蛋白尿与妊娠之间的因果关系。多数病例在妊娠期出现一过性高血压、蛋白尿,分娩后随即消失。该病严重影响母儿健康,是孕产妇及围生儿发病及死亡的主要原因之一。

妊娠期高血压疾病的基本病理生理变化是全身小血管痉挛。由于小血管痉挛,造成管腔狭窄,周围阻力增大,血管内皮细胞损伤,通透性增加,体液和蛋白质渗漏,从而出现血压升高、蛋白尿、水肿和血液浓缩等。全身各组织器官因缺血、缺氧而受到不同程度损害,严重时可导致抽搐、昏迷、脑水肿、脑出血,心肾衰竭、肺水肿,肝细胞坏死及被膜下出血,胎盘早期剥离,凝血功能障碍甚至弥散性血管内凝血等。

妊娠期高血压疾病的典型表现为妊娠20周后出现高血压、水肿和蛋白尿,严重者出现抽搐或昏迷,心肾功能衰竭,威胁母儿生命。

妊娠期高血压疾病的治疗原则:休息、镇静、解痉,有指征地降压、利尿、密切监护母胎情况,适时终止妊娠。

二、护理评估

(一)健康史

妊娠期高血压疾病发病原因可能与以下因素有关:①初产妇;②妊娠女性年龄过小(年龄≤20岁)或高龄妊娠女性(年龄35≥岁);③精神过度紧张或受刺激致使中枢神经系统功能紊乱者;④寒冷季节或气温变化过大;⑤有慢性高血压、慢性肾炎、糖尿病等病史者;⑥营养不良,如贫血、低蛋白血症者;⑦体形矮胖者;⑧子宫张力过高(如羊水过多、双胎妊娠、糖尿病、巨大儿等)者;⑨家族中有高血压史。

护理人员应详细询问患者妊娠前及妊娠20周前有无高血压、蛋白尿和(或)水肿及抽搐等征象;既往病史中有无原发性高血压、慢性肾炎及糖尿病等;有无家族史;此次妊娠经过,出现异常现象的时间及治疗经过。特别应注意有无头痛、视力改变、上腹不适等症状。

(二)身体状况

1.妊娠期高血压疾病分类与临床表现

子痫多发生于妊娠晚期或临产前,称为产前子痫;少数发生于分娩过程中,称为产时子痫;约25%发生在产后48小时内,称为产后子痫。子痫典型发作过程:先表现为眼球固定,瞳孔散大,头扭向一侧,牙关紧闭,继而口角及面部肌肉颤动,数秒后全身及四肢肌肉强直(背侧强于腹侧),双手紧握,双臂伸直,发生强烈的抽动。抽搐时呼吸暂停,面色青紫。持续1~1.5分钟,抽搐强度减弱,全身肌肉松弛,随即深长吸气而恢复呼吸。抽搐期间患者神志丧失。病情转轻时,抽搐次数减少,抽搐后很快苏醒,但有时抽搐频繁且持续时间较长,患者可陷入深昏迷状态。抽搐过程中易发生唇舌咬伤、摔伤甚至骨折等多种创伤,昏迷时呕吐物可造成窒息或吸入性肺炎。

患者发生重度子痫前期或子痫时易导致并发症发生,常见有胎盘早剥、脑出血、心力衰竭、急性肾功能衰竭、DIC、胎儿窘迫、胎儿生长受限、死胎等。

2.体征

该病的体征如下所述。

(1)高血压:高血压是指持续血压升高至收缩压≥140mmHg和(或)舒张压≥90mmHg。舒张压不随患者情绪变化而剧烈变化,是妊娠期高血压诊断和评估预后的一个重要指标。若间隔4小时或4小时以上的2次测量舒张压≥90mmHg,可诊断为高血压。

(2)尿蛋白:尿蛋白是指24h内尿液中蛋白含量≥300mg或相隔6h的2次随机尿液蛋白浓度为30mg/L(定性+)。蛋白尿在24小时内有明显波动,应留取24小时尿做定量检测。留取尿液时避免阴道分泌物或羊水污染尿液。

(3)水肿:特点是自踝部逐渐向上延伸的凹陷性水肿,经休息后不缓解。水肿局限于膝以下为"+",延及大腿为"++",延及外阴及腹壁为"+++",全身水肿或伴有腹水为"++++"。因水肿致体重异常增加是多数患者的首发症状。

3.辅助检查

该病的辅助检查如下所述。

(1)尿常规检查:尿蛋白定性、定量检查,尿比重检查。根据24小时尿蛋白定量确定病情严重程度。

(2)血液检查:测定血红蛋白、血细胞比容、血浆黏度、全血黏度以了解血液浓缩程度。重症患者应测定血小板计数、凝血时间,必要时测定凝血酶原时间、纤维蛋白原和鱼精蛋白副凝试验(3P试验)等,以了解有无凝血功能异常。测定血电解质及二氧化碳结合力,以及时了解有无电解质紊乱及酸中毒。

(3)肝、肾功能测定:血清丙氨酸氨基转移酶、血清天门冬氨酸氨基转移酶、血尿素氮、肌酐等测定。

(4)眼底检查:眼底视网膜小动脉变化是反映妊娠期高血压疾病严重程度的一项重要参考指标。眼底检查可见眼底小动脉痉挛,动静脉管径比例可由正常的 2：3 变为 1：2,甚至 1：4,出现视网膜水肿、渗出、出血,甚至视网膜剥离。

(5)其他检查:如心电图、超声心动图、胎盘功能、胎儿成熟度检查等,视病情而定。

评估时注意分析患者的高血压和蛋白尿情况,特别应注意评估有无头痛、视力改变、上腹不适等自觉症状,这些是判断疾病严重程度的重要指标。同时要注意评估胎儿宫内的状况及患者有无并发症的发生。

(三)心理—社会资料

妊娠期高血压疾病症状不明显时,患者及家属往往表现出淡漠、不重视。当病情加重时患者因担心自己及胎儿的健康,又常表现出紧张和焦虑情绪。

三、护理要点
(一)体液过多
体液过多与水钠潴留及营养不良性低蛋白血症有关。

(二)有母儿受伤的危险
母儿受伤与发生抽搐、昏迷及胎盘供血不足有关。

(三)潜在并发症
潜在并发症有胎盘早剥、心力衰竭、急性肾功能衰竭、DIC、脑出血等。

四、护理目标
(1)水肿减轻或消失。
(2)患者病情得到控制,母儿受伤的危险性降低。
(3)患者病情缓解,未发生并发症,或并发症及时发现并处理。

五、护理措施
(一)一般护理
指导患者增加富含蛋白质、维生素、铁、钙及锌的食物,每日补充钙剂 2g。不限盐和液体摄入,但对于全身水肿者应适当限盐。保证充足的睡眠,取左侧卧位,每日休息不少于 10 小时。左侧卧位可减轻子宫对下腔静脉的压迫,使回心血量增加,改善子宫胎盘的血供。

(二)心理护理
鼓励患者说出心理感受,并对其表示理解。向患者说明本病是可逆的,在产后多能恢复正常。向患者解释治疗方法及护理措施,增强信心,使其积极配合治疗和护理。

(三)病情观察
观察生命体征,尤其是血压的变化;观察有无头晕、视物模糊、上腹不适等自觉症状的出现;观察患者有无腹痛或阴道流血,并注意腹壁的紧张度;水肿患者注意预防和观察压疮的发生;记录 24 小时液体出入量,进行尿蛋白检查等;重症患者注意预防和观察并发症的发生;子痫前期患者产后 3～6 日高血压、蛋白尿等症状仍可出现甚至加剧,要加强监测。

(四)治疗配合

1.妊娠期高血压患者

可以住院也可以在家治疗。注意休息,多左侧卧位。对于精神紧张或睡眠欠佳者可以使用镇静剂,如地西泮 2.5～5mg,每日 3 次。间断吸氧,改善机体供氧。加强饮食营养,保证充足的蛋白质、糖类和钙的摄入。密切监护母儿状况,每日测体重、血压,了解有无头痛、视物不清、上腹不适的症状,听胎心音,自数胎动了解胎儿宫内状况。如有异常应及时到医院就诊。

2.子痫前期

应住院治疗,防止子痫及并发症发生。治疗原则是休息、镇静、解痉,有指征地降压、利尿,密切监测母胎状态、适时终止妊娠。

遵医嘱按时给予药物治疗时,应明确药物的作用、用法,注意观察药物的疗效,并能识别药物不良反应,避免毒性作用的发生。

(1)解痉药物:首选硫酸镁。硫酸镁有预防子痫和控制子痫发作的作用,适用于先兆子痫和子痫。

1)作用机制:①镁离子能抑制运动神经末梢释放乙酰胆碱,阻断神经肌肉接头间的信息传导,使骨骼肌松弛;②镁离子刺激血管内皮细胞合成前列环素,抑制内皮素合成,降低机体对血管紧张素Ⅱ的反应,从而缓解血管痉挛状态;③镁离子通过阻断谷氨酸通道阻止钙离子内流,解除血管痉挛、减少血管内皮损伤;④镁离子可提高妊娠女性和胎儿血红蛋白的亲和力,改善氧代谢。

2)用药方法:可采用肌内注射或静脉给药。①静脉给药:首次负荷剂量 25%硫酸镁 20mL 加于 10%葡萄糖液 20mL 中,缓慢静脉注入,15～20 分钟推完,或者加于 5%葡萄糖 100mL 快速静脉滴注。然后将 25%硫酸镁 60mL 加于 5%葡萄糖液 500mL 静脉滴注,滴速 1～2g/h。②肌内用药:用法为 25%硫酸镁 20mL 加 2%利多卡因 2mL,臀肌深部注射,夜间给药时应用,睡前停用,肌内注射易出现局部肌肉疼痛,不易被患者接受。

3)硫酸镁毒性反应:正常妊娠女性血清镁离子浓度为 0.75～1mmol/L,治疗有效血清镁离子浓度 18～30mmol/L,若高于 3.5mmol/L 即可发生中毒症状。中毒首先表现为膝反射消失,继而全身肌张力减退及呼吸抑制,严重时心搏骤停。

4)用药注意事项:用药前及用药过程中应监测:①膝反射是否减弱或消失;②呼吸不少于 16 次/分钟;③尿量每 24 小时不少于 400mL 或每小时不少于 17mL;④备有硫酸镁解毒剂 10%葡萄糖酸钙,出现毒性作用时立即停用硫酸镁,静脉注射 10%葡萄糖酸钙 10mL,5～10 分钟推完,必要时可以每小时重复 1 次,直至呼吸、排尿和神经抑制恢复正常。

(2)镇静药物:可用于硫酸镁有禁忌或疗效不明显者,常用地西泮和冬眠合剂,分娩期应慎用,以免药物引起胎儿呼吸抑制。用药过程中注意卧床,监测血压,以免发生意外。

(3)降压药物:用于血压过高,特别是舒张压≥110mmHg 或平均动脉压≥140mmHg 者,预防胎盘早剥及脑出血的发生。选用的药物以不影响心搏出量、肾血流量及子宫胎盘灌注量为宜。常用药物有肼屈嗪、拉贝洛尔、硝苯地平等。注意监测血压情况,为了保证子宫胎盘血液灌注,血压不能低于 130/80mmHg。

(4)扩容药物:用于血液浓缩的患者。采用扩容治疗应严格掌握其适应证和禁忌证,并应严密观察患者的脉搏、呼吸、血压及尿量,防止肺水肿和心力衰竭的发生。常用的扩容剂有人血清蛋白、全血、平衡液和低分子右旋糖酐。

(5)利尿剂物:用于全身性水肿、急性心力衰竭、肺水肿、脑水肿或血容量过多且伴有潜在性脑水肿者。常用药物有呋塞米、甘露醇。用药过程中应严密监测患者的水和电解质平衡情况以及药物的不良反应。

适时终止妊娠指征包括:①重度子痫前期患者经积极治疗 24~48 小时无明显好转者;②重度子痫前期患者妊娠期>37 周;③重度子痫前期患者妊娠期<34 周,胎盘功能减退,胎儿成熟度检查胎儿已成熟者;④重度子痫前期患者妊娠期<34 周,胎盘功能减退,胎儿成熟度检查胎儿未成熟者,可用地塞米松促进胎肺成熟后终止妊娠;⑤子痫控制后 2 小时可考虑终止妊娠;⑥妊娠期高血压、轻度子痫前期的妊娠女性可期待至足月终止妊娠。终止妊娠的方式,根据具体情况选择剖宫产或阴道分娩。①引产:适用于病情控制后,宫颈条件成熟者。密切观察产程进展和疾病变化,若发现异常及时告知医生。尽量缩短第二产程,第三产程注意预防产后出血,禁用麦角新碱类药物。②剖宫产:适用于宫颈条件不成熟,不能在短期内经阴道分娩者;引产失败者;胎盘功能明显减退,或胎儿已有窘迫征象者。

(五)特殊护理

子痫患者的急救护理包括如下方式。

1.协助医生控制抽搐

患者一旦发生抽搐,应尽快控制。硫酸镁为首选药物,必要时可加用强有力的镇静药物,同时使用 20%甘露醇 250mL 快速静脉滴注降低颅内压。

2.专人护理,防止受伤

在病床边加床档,防止抽搐、昏迷时坠地摔伤。子痫发生后,首先应保持呼吸道通畅,并立即给氧,用开口器或于上、下磨牙间放置一缠好纱布的压舌板,必要时用舌钳固定舌以防咬伤唇舌或致舌后坠的发生。患者仰卧头偏一侧,以防呕吐物吸入呼吸道或舌头阻塞呼吸道。必要时,用吸引器吸出喉部黏液或呕吐物,以免窒息。患者昏迷或未完全清醒时,禁止给予饮食和口服药,以防误入呼吸道而致吸入性肺炎。

3.减少刺激,以免诱发抽搐

患者应安置于单人暗室,保持绝对安静,避免声、光刺激。一切治疗活动和护理操作尽量轻柔且相对集中,避免刺激患者。

4.严密监护

密切注意血压、脉搏、呼吸、体温及尿量,记录出入量。详细观察记录病情、检查结果及治疗经过,为医生制订治疗方案提供依据。及时进行必要的血、尿化验和特殊检查,及早发现脑出血、肺水肿、急性肾衰竭等并发症。

5.为终止妊娠做好准备

子痫发作后部分会自然临产,应严密观察及时发现产兆,并做好母子抢救准备。根据医嘱做好终止妊娠的准备。

六、护理评价

(1)患者水肿减轻或消失。

(2)患者病情得到控制,血压恢复正常,母儿无受伤。

(3)无并发症发生。

七、健康教育

(1)妊娠期指导合理饮食与休息:进食富含蛋白质、维生素、铁、钙、镁、硒、锌等微量元素的食物及新鲜蔬果,减少动物脂肪及过量食盐的摄入。每日补钙 1~2g 能有效降低妊娠期高血压疾病的发生。保持足够的休息和愉快心情,保证每天睡眠 10 小时,坚持左侧卧位。

(2)加强产褥期卫生保健,预防慢性高血压,告知患者高血压有持续可能,放出院后一定要定期复查血压,产后 12 周仍为高血压者,说明患者已发生慢性高血压,应长期用降压药控制血压。

(3)避孕 1~2 年,再次妊娠时早期应到高危门诊就诊检查,接受产前检查和孕期保健指导。

第十节　胎盘早剥

一、临床表现

妊娠 20 周后或分娩期,正常位置的胎盘在胎儿娩出前,部分或全部从子宫壁剥离,称为胎盘早剥。胎盘早剥是妊娠晚期的一种严重并发症,往往起病急、进展快,若处理不及时,可危及母儿生命。胎盘早剥的发病率国内报道为 0.46%～2.1%。

胎盘早剥的主要病理变化是各种原因导致底蜕膜出血,形成胎盘后血肿,引起胎盘自附着处剥离。按病理生理变化特点,分为显性剥离(外出血)、隐性剥离(内出血)和混合性出血 3 种类型。

严重的胎盘早剥可能发生凝血功能障碍,因为剥离处的胎盘绒毛和蜕膜可释放大量的组织凝血活酶,进入母体血液循环,激活凝血系统而发生弥散性血管内凝血(DIC)。内出血严重时,血液向子宫肌层内浸润,引起肌纤维分离、断裂、变性,此时子宫表面呈紫蓝色瘀斑,尤其在胎盘附着处更明显,这种情况称为子宫胎盘卒中。子宫肌层由于血液浸润,收缩力减弱,可导致产后出血,尤其合并 DIC 时,更容易出现难以纠正的产后出血和急性肾衰竭。

胎盘早剥主要表现为妊娠晚期持续性腹痛,伴或不伴阴道流血,病情的严重程度与剥离面的大小及剥离的类型有关。

胎盘早剥的处理原则是纠正休克、及时终止妊娠、防治并发症。终止妊娠的方法根据胎次、早剥的严重程度、胎儿宫内状况及宫口开大等情况而定。

二、护理评估

(一)健康史

病因目前尚不十分清楚,其发病可能与以下因素有关。

1.血管病变

如妊娠期高血压疾病、慢性高血压、慢性肾脏疾病等可致底蜕膜螺旋小动脉痉挛或硬化,引起远端毛细血管缺血坏死以致破裂出血,血液流至底蜕膜层形成血肿,导致胎盘自子宫壁剥离。

2.机械性因素

如腹部受撞击、挤压,摔伤或行外倒转术纠正胎位时动作粗暴等,可造成血管破裂而发生胎盘早剥。此外,脐带过短或因脐带绕颈、绕体等相对较短时,分娩过程中胎儿下降牵拉脐带也能造成胎盘早剥。

3.子宫静脉压突然升高

妊娠晚期或临产后,患者长时间仰卧位,增大的妊娠子宫压迫下腔静脉可使子宫静脉淤血,静脉压升高,导致蜕膜静脉床淤血或破裂,造成胎盘早剥。

4.子宫内压力突然下降

羊水过多,破膜时,羊水流出过快;双胎分娩第一个胎儿娩出过快,均可使子宫收缩致宫腔缩小而发生胎盘错位引起剥离。

5.其他

吸烟、吸毒、营养不良、子宫肌瘤(尤其是胎盘附着部位肌瘤)等与胎盘早剥有关。

注意询问有无胎盘早剥的高危因素,如慢性高血压、慢性肾脏疾病、外伤等病史。并注意了解孕产史及本次妊娠过程中有无阴道流血、腹痛、急性失血或休克等情况出现。

(二)身体状况

胎盘早剥的临床特点是妊娠晚期突然发生的腹部持续性疼痛伴或不伴阴道流血。腹痛程度与胎盘后积血多少呈正相关。

根据病情严重程度,Sher 将胎盘早剥分为 3 度。

Ⅰ度:多见于分娩期,胎盘剥离面小,患者常无腹痛或轻微腹痛,贫血体征不明显。腹部检查见子宫软,大小与妊娠周数相符,胎位清楚,胎心率正常。产后检查见胎盘母体面有凝血块或压迹。

Ⅱ度:胎盘剥离面为胎盘面积的 1/3 左右。主要症状是突然发生持续性腹痛、腰酸或腰背痛,疼痛程度与胎盘后积血量成正比。无阴道流血或流血量不多,贫血程度与阴道流血量不相符。腹部检查见子宫大于妊娠周数,子宫底随胎盘后血肿增大而升高。胎盘附着处压痛明显(胎盘位于子宫后壁则不明显),宫缩有间歇,胎位可扪及,胎儿存活。

Ⅲ度:胎盘剥离面超过胎盘面积的 1/2,临床表现较Ⅱ度重,患者可出现恶心、呕吐、面色苍白、四肢湿冷、脉搏细数、血压下降等休克症状,休克程度大多与阴道流血量不成正比。腹部检查子宫硬如板状,宫缩间歇期不能松弛,胎位扪不清,胎心消失。如患者无凝血功能障碍属Ⅲa,有凝血功能障碍属Ⅲb。

胎盘早剥可发生严重的并发症,主要为 DIC、出血性休克、产后出血、急性肾衰竭、羊水栓塞、胎儿窘迫、早产和死胎。

(三)辅助检查

1.B 型超声检查

正常位置的胎盘 B 型超声图像应紧贴子宫体部后壁、前壁或侧壁,若胎盘与子宫壁之间有血肿,可在胎盘后方出现液性低回声区,暗区常不止一个,并见胎盘增厚。

2.实验室检查

主要了解患者贫血程度及凝血功能。并发 DIC 时进行筛选试验(血小板计数、凝血酶原时间、纤维蛋白原测定),结果可疑者可做纤溶确诊试验(凝血酶时间、优球蛋白溶解时间、血浆鱼精蛋白副凝试验)。情况紧急时可抽取肘静脉血 2mL 于一干燥试管中,轻叩管壁,7 分钟后无凝血块形成或形成易碎的软凝血块,表明凝血功能障碍。

评估时注意分析患者属于哪种类型的胎盘早剥,病情严重程度属于哪度,是否出现出血性休克表现,有无胎儿窘迫,有无肾功能衰竭、凝血功能障碍等并发症。

(四)心理—社会资料

因反复大量出血,患者感到自身和胎儿的生命受到威胁,并由于可能切除子宫而表现出紧张、害怕甚至恐惧。

三、护理要点

(一)组织灌注量不足

组织灌注量不足与大量出血有关。

(二)潜在并发症

潜在并发症包括弥散性血管内凝血、急性肾功能衰竭、产后出血。

(三)恐惧

恐惧与担心自身及胎儿生命安全有关。

四、护理目标

(1)患者出血能得到控制,生命体征稳定。

(2)无凝血功能障碍、产后出血和急性肾衰竭等并发症发生。

(3)恐惧及悲哀情绪减轻,积极配合治疗和护理。

五、护理措施

(一)一般护理

指导患者进食高蛋白、高热量、高维生素、富含铁剂的食物,嘱患者绝对卧床休息,取左侧卧位,做好床边护理。

(二)心理护理

解除恐惧心理,鼓励患者说出心里的感受,解释病情及救护措施,使患者增强信心,积极配合治疗及护理。提供心理支持,患者因病情严重失去胎儿或因子宫切除而悲伤时,允许家人陪伴,要将患者安排在没有新生儿的病房,以免触景生情。

(三)病情观察

严密监测患者的血压、脉搏、呼吸、心率、尿量并记录。观察阴道出血量、颜色、性状、有无凝血块、出血量与失血程度是否相符。注意子宫的高度与妊娠月份是否相符,判断宫缩强度。检查胎方位是否清楚,胎心率是否正常,有无胎儿窘迫的表现。

(四)治疗配合

1.经阴道分娩

轻型患者一般情况良好,宫口已扩张,估计短时间内能结束分娩,可考虑经阴道分娩。可行人工破膜。必要时静脉滴注缩宫素促进产程进展。产程中应密切观察心率、血压、宫底高度、阴道流血量以及胎儿宫内状况,一旦发现病情加重或出现胎儿窘迫征象,应行剖宫产结束分娩。

2.剖宫产

剖宫产适用于重型胎盘早剥特别是初产妇,不能在短时间内结束分娩者;出现胎儿窘迫征象,需抢救胎儿者;产妇病情恶化,胎儿已死,但不能立即分娩者;破膜后产程无进展者。刮宫产取出胎儿与胎盘后,立即注射宫缩素并按摩子宫。发现有子宫胎盘卒中,配以按摩子宫和热盐水纱垫湿热敷子宫,多数子宫收缩转好。若宫缩无法恢复,发生难以控制的大出血,可在输血的同时行子宫次全切除术。

3.防治并发症

观察患者有无出血倾向,检查凝血功能,判断有无凝血功能障碍。观察尿量,肾功能检查有无肾功能衰竭,发现异常及时通知医生。观察子宫收缩情况,及时发现子宫胎盘卒中,应用宫缩素增强宫缩,必要时行子宫切除术。

六、护理评价

(1)患者出血得到控制,生命体征稳定。

(2)患者未发生并发症。

(3)患者恐惧及悲哀情绪减轻。

七、健康教育

(1)鼓励妊娠女性在妊娠晚期适量活动,避免长时间仰卧;避免腹部外伤等,防止胎盘早剥。

(2)产后注意纠正贫血,预防感染。根据产妇情况指导是否给予母乳喂养。对死产者,指导产妇采取退乳措施,产后 42 天到产科门诊复查。

第十一节　前置胎盘

一、临床表现

正常胎盘附着于子宫体部后壁、前壁或侧壁。妊娠 28 周后若胎盘附着于子宫下段,甚至胎盘下缘达到或覆盖宫颈内口处,其位置低于胎儿先露部时,称为前置胎盘。前置胎盘是妊娠晚期出血的主要原因之一,是妊娠期的严重并发症,若处理不当可危及母儿生命。前置胎盘的发病率,国内报道为 0.24%～1.57%。

妊娠晚期子宫峡部逐渐拉长形成子宫下段,但附着于子宫下段及宫颈内口的胎盘不能相应伸展,与其附着处错位而发生剥离,致血管破裂而出血。阴道流血时间的早晚、反复发作的次数、流血量的多少与前置胎盘的类型有关。按胎盘边缘与子宫颈内口的关系,前置胎盘可分为完全性前置胎盘、部分性前置胎盘、边缘性前置胎盘。

(一)完全性前置胎盘

子宫颈内口全部为胎盘组织所覆盖,又称中央性前置胎盘。

(二)部分性前置胎盘

子宫颈内口部分为胎盘组织所覆盖,出血情况介于完全性前置胎盘和边缘性前置胎盘之间。

(三)边缘性前置胎盘

胎盘附着于子宫下段,边缘不超越子宫颈内口。

前置胎盘的典型症状是妊娠晚期或临产时,突发性无诱因、无痛性、反复阴道流血。患者可因大量阴道出血导致出血性休克和胎儿死亡。

前置胎盘的处理原则是止血、抑制宫缩、纠正贫血和预防感染。根据患者的一般情况、妊娠期、胎儿成熟度、出血量及产道条件等综合分析,制订具体方案,是期待疗法还是终止妊娠。

二、护理评估

(一)健康史

病因目前尚不明确,可能与以下原因有关。

1.子宫内膜病变

当子宫内膜有过损伤或瘢痕(如产褥感染、多产、剖宫产或多次刮宫、子宫内膜炎),可引起子宫内膜病变,使子宫蜕膜血管生长不良、营养不足,胎盘为摄取足够的营养而扩大面积,伸展到子宫下段,形成前置胎盘。

2.胎盘面积过大或胎盘形状异常

多胎妊娠或巨大儿形成过大面积的胎盘,伸展至子宫下段或遮盖宫颈内口;或有副胎盘延伸至子宫下段。

3.受精卵发育迟缓

当受精卵到达宫腔时,因其尚未达到植入条件而继续下移植入子宫下段,在该处生长发育而形成前置胎盘。

4.宫腔形态异常

子宫畸形或子宫肌瘤等使宫腔的形态改变致胎盘附着在子宫下段。

5.其他

有报道吸烟、吸毒者可引起胎盘的血流减少,缺氧使胎盘代偿性增大,从而增加前置胎盘的危险。

评估时除个人健康史外,在孕产史中尤其注意识别有无剖宫产术、人工流产术及子宫内膜炎等前置胎盘的易发因素;此外,妊娠过程中特别是妊娠28周后,是否出现无痛性、无诱因、反复阴道流血症状,并详细记录具体经过及医疗处理情况。

(二)身体状况

1.症状

妊娠晚期或临产时,突发性无诱因、无痛性阴道流血是前置胎盘的典型症状。出血的时间及量因前置胎盘不同类型而不同。中央性前置胎盘发生初次出血的时间早,约在妊娠28周左右,反复出血的次数频繁,量较多,有时一次大量阴道流血即可使患者陷入休克状态。边缘性前置胎盘初次出血发生较晚,多于妊娠 37～40 周或临产后,量也较少。部分性前置胎盘介于两者之间,反复多次或大量阴道流血,可致患者出现贫血,贫血程度与阴道流血量成正比,出血严重者可发生出血性休克。前置胎盘患者常见的并发症有胎儿窘迫、早产、产时或产后出血、植入性胎盘和产褥感染。

2.体征

腹部检查:子宫大小与停经月份一致,胎方位清楚,胎先露高浮,约 1/3 患者出现胎位异常,其中以臀先露较为多见。胎心音可以正常,也可因患者失血过多致胎心音异常或消失。前置胎盘位于子宫下段前壁时,可于耻骨联合上方听到胎盘血管杂音。临产时检查,宫缩为阵发性,间歇期子宫肌可以完全放松。

3.辅助检查

如下所述。

(1)超声检查:B 型超声可清楚看到子宫壁、胎头、宫颈和胎盘的位置,胎盘定位准确率达 95％以上,可反复检查,是目前最安全、有效的首选方法。但是在妊娠中期 B 型超声检查提示前置胎盘者,一般不诊断为前置胎盘,而称为胎盘前置状态,因为妊娠中期胎盘面积占宫腔面积的 1/2,到妊娠晚期减少到 1/3～1/4,所以胎盘位置有可能改变为正常。

(2)产后检查胎盘及胎膜:胎盘的前置部分可见陈旧血块附着,呈黑紫色或暗红色;若胎膜破口处距胎盘边缘小于 7cm,则为前置胎盘。

评估时注意判断患者是哪种类型的前置胎盘,阴道流血量有多少,是否会导致失血性休克,胎儿有无宫内窘迫情况,是否有感染征象发生,有无子宫收缩等产兆发生。

(三)心理—社会资料

患者及其家属可因突然阴道流血而感到恐惧或焦虑,既担心患者的健康,更担心胎儿的安危,可表现为恐慌、紧张、手足无措等。

三、护理要点

(一)潜在并发症

潜在并发症有出血性休克、早产。

(二)有感染的危险

感染与胎盘剥离面靠近子宫颈口,细菌易经阴道上行感染有关。

(三)有受伤的危险(胎儿)

受伤与产妇大出血缺氧导致胎儿窘迫或早产儿发育不成熟有关。

四、护理目标

(1)患者出血能得到控制,生命体征稳定,未发生早产。

(2)患者未发生感染。

(3)胎儿平安。

五、护理措施

(一)一般护理

期待疗法期间多食高蛋白及含铁丰富的食物,如动物肝脏、绿叶蔬菜以及豆类等,纠正贫血,增强机体抵抗力,促进胎儿发育。住院观察,绝对卧床休息,尤以左侧卧位为佳,并定时间断吸氧,每日 3 次,每次 1 小时,以提高胎儿血氧供应。此外,还需避免各种刺激,以减少出血机会。医护人员进行腹部检查时动作要轻柔,禁做阴道检查及肛查。

(二)心理护理

鼓励患者及家属说出心中的焦虑、恐惧和担心的感受,认真解释期待疗法的目的,增加患者的信心和安全感,使其积极配合治疗和护理。

(三)病情观察

严密观察并记录患者生命体征,阴道流血的量、色、气味及一般状况,监测胎儿宫内状态,观察有无规律宫缩等产兆发生,发现异常及时报告医师并配合处理。

(四)治疗配合

配合医生做好辅助检查以明确诊断。需要剖宫产手术治疗的患者要做好术前准备,开放静脉通道,抗休克处理。可以经阴道分娩者可予试产。人工破膜后,胎头下降可压迫胎盘前置部位而止血,并可促进子宫收缩加快产程。若破膜后胎先露部下降不理想,仍有出血或分娩进展不顺利,应立即改行剖宫产术。

(五)特殊护理

1.期待疗法护理

期待疗法适用于妊娠期<34 周、胎儿体重<2000g、胎儿存活、阴道流血量不多、母儿一般情况良好者。期待疗法时主要给予止血、抑制宫缩、促进胎肺成熟、预防感染处理。护理时应注意:

(1)观察病情:监测生命体征,密切观察阴道流血量,定时听取胎心音,必要时进行胎儿电子监护,发现异常及时通知医生。

(2)预防早产:指导患者取左侧卧位或前置胎盘的同侧卧位,绝对卧床休息,血止后方可轻微活动,禁止性生活;每日间断吸氧,每次 20 分钟,提高胎儿血氧供应;保持平和心态,必要时给予地西泮等镇静剂。应用宫缩抑制剂,常用药物有硫酸镁、利托君、沙丁胺醇等。

(3)提高胎儿存活率:估计近日需终止妊娠者,若胎龄<34 周,应促进胎儿肺成熟。地塞米松每次 6mg,每日 2 次,肌内注射,连用 2 日,有利于减少产后新生儿呼吸窘迫综合征的发生。情况紧急时,可羊膜腔内注入地塞米松 10mg。妊娠 35 周以后,子宫生理性收缩频率增加,前置胎盘出血率随之上升,因此期待治疗至 36 周,各项指标均说明胎儿已成熟者,可适时终止妊娠。

2.终止妊娠患者的护理

终止妊娠指征:反复发生多量出血甚至休克者,无论胎儿成熟与否,为了母亲安全应终止妊娠;胎龄<36 周,出现胎儿窘迫者;出血量多危及胎儿生命;胎龄≥36 周;胎儿成熟度检测提示胎肺已成熟;胎儿已死亡或出现难以存活的畸形者。剖宫产是处理前置胎盘主要的手段,术前应积极纠正贫血、预防感染、备血、做好处理产后出血及抢救新生儿的准备。阴道分娩仅适用于边缘性前置胎盘,估计短时间内能结束分娩的经产妇。

(1)抗休克护理:患者取休克卧位,保暖,吸氧,开放静脉通道,交叉配血,及时输血、输液,迅速补充血容量,维持生命安全。严密监测生命体征,每 10~15 分钟测量 1 次血压、脉搏、呼吸并记录,有条件的进行心电监护。记录 24 小时液体出入量,防止急性肾功能衰竭。

(2)预防感染护理:术中严格无菌操作,术后保持外阴清洁,每天 2 次会阴擦洗,每次大小便后及时清洗会阴。术后应用抗生素,注意观察体温及腹部伤口情况。复查血常规,及时发现感染征象。

(3)手术护理:做好急诊剖宫产手术前各项护理准备。备血,备皮,留置导尿管,做药物过敏试验,护送患者入手术室,做好术中护理配合。

六、护理评价

(1)患者出血得到控制,生命体征稳定。

(2)患者无并发症发生。

(3)体温正常,无感染征象发生。

七、健康教育

(1)计划妊娠的女性应戒烟、戒毒,避免被动吸烟。做好计划生育,避免多产、多次刮宫或引产,预防感染,减少子宫内膜损伤和子宫内膜炎的发生。

(2)强调适时、必要的产前检查,对妊娠期出血,无论量多少均应就医,做到及时诊断、正确处理。

(3)产褥期禁止盆浴、性交,保持身体清洁舒适,防止感染。做好计划生育的指导工作,产后 42 日复诊。

第七章　儿科疾病的护理

第一节　早产儿护理

早产儿又称未成熟儿,是指胎龄满 28 周至不满 37 周的活产新生儿。早产儿各系统器官的功能发育更不成熟,发病率及死亡率比正常新生儿更高。我国早产儿的发生率为 5%～10%,其死亡率为 12.7%～20.8%,且胎龄越小,出生体重越轻,死亡率越高。

一、早产儿的特点

(一)外观特征

哭声低弱,皮肤薄而红嫩,皮下脂肪少,毳毛多;头发呈细绒状,耳壳软,轮廓不清楚,紧贴颅骨;乳晕不清,乳腺无结节或结节小于 4mm;四肢肌张力低,呈伸直状,指(趾)甲多未超过指(趾)端,足底纹理少;男婴睾丸未降或未全降至阴囊内,女婴大阴唇不能遮盖小阴唇。

(二)解剖生理特点

1.呼吸系统

早产儿的呼吸中枢发育更不成熟,常表现呼吸浅表、不规则,易发生呼吸暂停(呼吸停止>20 秒,伴心率<100 次/分钟,发绀),肺发育不成熟,肺泡表面活性物质缺乏,易发生肺透明膜病。呼吸肌发育不全,咳嗽反射弱,易发生吸入性肺炎及肺不张。

2.循环系统

早产儿的心率偏快,血压较低(相对于足月儿)。

3.消化系统

早产儿除易溢乳外,还因吸吮能力差、吞咽反射弱,易呛奶。胆盐分对脂肪的消化吸收较差。肝脏功能不完善,葡萄糖醛酸转移酶更不足,生理性黄疸程度较足月儿重,持续时间较足月儿长;肝脏合成蛋白质的能力差,糖原储备少,易出现低血糖、低蛋白血症及水肿;肝脏合成维生素 K 依赖凝血因子不足,易发生出血症。

4.泌尿系统

与足月儿比,肾功能更不完善,容易发生水电解质紊乱及酸碱平衡失调。肾小管对醛固酮反应低下,易发生低钠血症;葡萄糖阈值低,易出现糖尿;碳酸氢根阈值低、肾小管排酸能力差,易发生代谢性酸中毒。

5.神经系统

神经系统成熟度与胎龄有关,胎龄越小,各种原始反射越难引出或反射不完全。早产儿脑室管膜下存在丰富的胚胎生发层组织,故易发生颅内出血。早产儿易出现缺氧而导致缺氧缺血性脑病。

6.免疫系统

早产儿免疫功能比足月儿更低,更容易发生感染性疾病。

7.体温调节

早产儿的体温调节功能发育更不完善,体温更容易随环境温度而变化。棕色脂肪少,产热少;体表面积相对大,皮下脂肪少,散热多,故容易发生低体温。汗腺发育不良,在气温高或保暖过度时又易引起体温升高。

8.生长发育

早产儿出生后生长发育速度比足月儿快,对维生素及矿物质的需要量相对多,应及时补充,以防佝偻病、贫血等疾病发生。

二、常见护理诊断

(1)体温调节无效与体温调节中枢发育不完善、产热少、散热多有关。

(2)不能维持自主呼吸与呼吸中枢及呼吸器官发育不成熟有关。

(3)婴儿喂养困难与吸吮、吞咽能力差有关。

(4)有感染的危险与免疫功能低下有关。

(5)潜在并发症为出血。

三、护理措施

(一)维持体温稳定

1.保暖

早产儿室温应保持在24~26℃,相对湿度为55%~65%。出生体重小于2kg者应尽早放置暖箱保暖,暖箱温度根据出生体重及日龄而定,待体重增至2kg以上、体温能保持正常、吸吮良好方可出暖箱。若无暖箱,可采取其他方式保暖,如热水袋、电热毯、热炕等,但需防止烫伤。

2.防止热量丧失

各种护理操作应集中进行,护理人员的双手必须温暖,更衣、换尿布前应先预热衣物,暴露操作应在远红外线辐射床保暖下实施,并尽量缩短操作时间。

3.监测体温

每4小时测体温1次,体温稳定后改为每日2次。

(二)维持有效呼吸

(1)当有缺氧症状时应查明原因,同时给氧。一般主张间断低流量供氧,以维持血氧分压在50~70mmHg为宜,一旦缺氧症状改善应立即停用。若吸氧浓度过高或时间过长,可引起早产儿视网膜病和慢性肺部疾病。

(2)发生呼吸暂停时可采用拍打足底、托背呼吸、放置水囊床垫等方法刺激呼吸,无效时可遵医嘱静脉给予药物治疗,必要时予以机械正压通气。

(三)合理喂养,供给充足营养

(1)早产儿易发生低血糖,应提早喂养。提倡母乳喂养,无法母乳喂养者可使用适合早产儿的配方乳。喂养方式根据早产儿的生活能力而定,有吸吮及吞咽能力者直接喂母乳或用乳瓶喂养;有吞咽能力但吸吮能力差者,可用滴管或小勺喂养;吸吮及吞咽能力均差者给予胃管喂养或静脉高营养。每次喂乳量及间隔时间应根据早产儿的出生体重、日龄及耐受力而定,以不发生胃潴留及呕吐为度。

(2)监测体重。每日应准确测体重 1 次,以判断早产儿营养状况,及时调整喂养方案。

(3)及早补充维生素 A、C、D、E 和铁剂等物质。一般出生后 4 天开始添加维生素 C;2 周开始使用维生素 A、D;4 周开始补充维生素 E、铁剂。

(四)预防感染

预防感染的措施比正常新生儿要求更严格,对早产儿应实行保护性隔离,室内空气最好净化,其他措施同正常新生儿的护理。

(五)预防出血

出生后遵医嘱立即肌内注射维生素 K_1,每日 1 次,每次 $1\sim3mg$,连用 3 天;提早喂养以促进肠内菌群的形成,有利于维生素 K 的合成;观察有无出血征象,一旦出现呕血及黑便或脐、皮肤黏膜出血等,应立即告知医生,给予及时处理。

(六)密切观察病情

早产儿易发生异常变化,应密切观察,并作详细记录,及时向医生汇报。除监测生命体征外,还应注意观察反应、哭声、面色、反射、皮肤、脐部、吸乳及大小便等情况。

四、健康教育

(1)鼓励家长尽早参与照顾早产儿的活动,如喂乳、怀抱等,介绍早产儿所使用的治疗方法,以减轻他们的焦虑情绪。

(2)指导并示范早产儿的护理方法,向家长阐明早产儿保暖、喂养、预防感染和观察病情的重要性及注意事项。

(3)指导家长早产儿出院后应定期随访,按期进行预防接种,定期进行生长发育监测。

第二节　小儿惊厥

惊厥是多种原因所致大脑神经元暂时功能紊乱的一种表现,发作时全身或局部肌群突然发生阵挛或强直性收缩,常伴有不同程度的意识障碍,是儿科常见的急症。发生率为成人的 $10\sim15$ 倍,尤以婴幼儿多见。

一、病因

1.颅内疾病

包括颅内感染(各种脑膜炎、脑炎和脑脓肿)、颅脑损伤、颅内占位性病变(肿瘤、囊肿、血肿)、颅脑畸形、癫痫等。

2.颅外疾病

见于感染性疾病的高热惊厥,非感染性疾病的电解质紊乱(低血钙、低血糖、低血镁、低血钠、高血钠)、遗传代谢性疾病(苯丙酮尿症、半乳糖血症)、急性心源性脑缺氧综合征、高血压脑病、尿毒症、药物及农药中毒等。

二、临床表现

典型表现为突然起病,头向后仰,双眼上翻、凝视或斜视,口吐白沫,面部及四肢肌肉呈阵挛性或强直性抽搐,伴不同程度的意识障碍,可有大小便失禁等。严重者可因呼吸道狭窄出现缺氧发绀,甚至窒息死亡。新生儿及小婴儿表现不典型,以微小发作多见,如呼吸暂停、两眼凝视、反复眨眼、咀嚼动作、一侧肢体抽动或双侧肢体交替抽动等。惊厥发作时间可由数秒至数分钟或更长时间不等,抽搐后多入睡。

若惊厥发作持续 30 分钟以上或反复惊厥发作间歇期意识不能完全恢复者称为惊厥持续状态。惊厥发作可使机体氧及能量消耗增多,若惊厥发作时间长或反复发作可导致缺氧性脑损害,引起神经系统后遗症,从而影响小儿智力发育和健康。

三、辅助检查

(一)血尿便常规

血白细胞增高,提示细菌性感染;白细胞分类嗜酸增高提示脑寄生虫感染;涂片有特殊细胞或幼稚细胞,提示传染性单核细胞增多症或白血病。尿检查,了解有无肾盂肾炎、肾小球肾炎。粪便检查,注意排除痢疾。

(二)血生化

根据病情选择做血电解质测定及肝肾功能、血糖。

(三)脑脊液检查

凡原因不明的惊厥,特别是怀疑为颅内感染时,均应做腰穿检查脑脊液。

(四)脑电图

脑电图是诊断癫痫的重要依据,对癫痫分型也有帮助。

(五)CT

当怀疑有脑器质性和(或)占位性疾病时,可做此项检查。

(六)磁共振成像(MRI)检查

该检查较 CT 更灵敏反映出脑结构有无异常,能准确反映脑内病灶部位。

四、治疗

(一)一般治疗

减少刺激,保持呼吸道通畅,必要时吸氧。

(二)控制惊厥

首选地西泮(安定),每次剂量为 0.3～0.5mg/kg,一次总量不超过 10mg,静脉注射,大多在 1～2 分钟内止惊,必要时 30 分钟后可重复 1 次。静脉注射中要注意密切观察有无呼吸抑制。

(三)病因及对症治疗

治疗原发病,控制体温,防治脑水肿。

五、护理诊断

(一)有窒息的危险

窒息与惊厥发作时咽喉肌肉痉挛或意识障碍患儿误吸分泌物有关。

(二)有受伤的危险

受伤与惊厥发作造成的碰伤、坠床、舌咬伤等有关。

(三)潜在并发症

潜在并发症包括颅内高压症。

(四)恐惧

恐惧与家长担心患儿的生命安危及预后有关。

六、护理措施

(一)控制惊厥,预防窒息

(1)惊厥发作时应就地抢救,不要搬运,立即让患儿平卧,头偏向一侧,松解衣服和领口,及时清除口、鼻腔的分泌物和呕吐物,保持呼吸道通畅。

(2)遵医嘱迅速应用止惊药物,观察患儿用药后的反应并记录。

(3)保持安静,禁止一切不必要的刺激。

(4)备好气管插管用具及吸痰器、开口器等急救物品。

(5)密切观察患儿的呼吸、面色等。

(二)预防损伤

(1)预防肢体碰伤及骨折:惊厥发作时,要有专人守护,并在床栏杆处放置棉垫,以防碰伤。勿强行牵拉或按压患儿肢体,以免骨折或脱臼。

(2)防止皮肤擦伤及舌咬伤:惊厥时由于局部肌肉抽搐,易导致皮肤擦伤,应在患儿腋下置一纱布以防止皮肤擦伤。对已经出牙的患儿用纱布包裹压舌板置于患儿上下磨牙之间,防止咬伤舌。

(三)预防与监测并发症

(1)保持呼吸道通畅,有缺氧者及时给予氧气吸入,减轻缺氧性脑损伤。

(2)密切观察病情变化,监测患儿体温、脉搏、呼吸、血压、瞳孔及神志改变。对于惊厥持续时间长、频繁发作,应警惕脑水肿、颅内压增高,如患儿脉率减慢、收缩压升高、呼吸节律慢而不规则、双侧瞳孔扩大,应及时通知医生,并协助治疗,降低颅内压。

(四)缓解家长紧张情绪

关心体贴患儿,急救时操作要轻快、熟练,以取得家长信任;对家长予以安慰并解释病情,以消除其恐惧心理,从而更好地配合护理工作。

七、健康教育

(1)介绍惊厥发生的病因、诱因,教会家长观察惊厥发作的方法。

(2)指导预防惊厥发作的措施,如高热惊厥患儿在日后发热时,可能还会发生惊厥,指导家长平时注意加强小儿体格锻炼,防止受凉,预防上呼吸道感染。在患儿发热时,及时用物理降温的方法控制体温,预防惊厥的再发作。

(3)指导惊厥的急救方法,如发作时要就地抢救,针刺或指压人中穴,保持安静,不能摇晃、大声喊叫或抱着患儿往医院跑,以免加重惊厥或造成机体损伤。发作缓解期迅速将患儿送往医院查明原因,防止再发作。

第三节　急性呼吸衰竭

急性呼吸衰竭简称"呼衰"，是指呼吸器官或呼吸中枢的各种疾病导致呼吸功能障碍，出现低氧血症或伴有高碳酸血症，并由此引起一系列生理功能和代谢紊乱的临床综合征，是小儿时期常见的急症之一。

一、病因

(一)中枢性呼吸衰竭

中枢性呼吸衰竭见于脑炎、脑膜炎、中毒性脑病、颅脑外伤、颅内出血、脑水肿、脑肿瘤等中枢神经系统病变，或者是吗啡或巴比妥药物中毒、重度酸中毒、一氧化碳中毒等，累及呼吸中枢引起。

(二)周围性呼吸衰竭

周围性呼吸衰竭是因呼吸器官的严重病变、呼吸肌麻痹、胸廓及胸腔疾病所致。如急性喉炎、气管异物、急性毛细支气管炎、哮喘持续状态、肺炎、肺水肿、肺不张、新生儿呼吸窘迫综合征等，以及多发性神经根炎、脊髓灰质炎、脓胸、气胸等。

以上严重病变均可造成通气和(或)换气障碍，导致缺氧、二氧化碳潴留和呼吸性酸中毒，进而引起脑水肿、心肌收缩无力和心输出量减少、血压下降，严重者引起肾功能不全，进一步加重缺氧和酸中毒。

二、临床表现

(一)症状体征

1.呼吸困难

呼吸困难是呼吸衰竭最早最突出的表现。中枢性呼吸衰竭主要表现为呼吸节律不齐、深浅不匀，呈现潮式呼吸、叹息样呼吸及下颌呼吸等。周围性呼吸衰竭主要表现为呼吸频率改变及辅助呼吸肌代偿性活动增强，如呼吸频率加快、鼻翼扇动、三凹征等。

2.缺氧及二氧化碳潴留表现

常表现口唇、口周和甲床发绀。缺氧早期心率增快、血压升高、烦躁、易激惹，继而心音低钝、心率减慢、血压下降、淡漠、嗜睡、意识模糊甚至惊厥、昏迷。随着二氧化碳潴留的加重可出现烦躁多汗、皮肤潮红等。

(二)并发症

重症患儿可发生心力衰竭、心源性休克、消化道出血、肾功能衰竭、脑疝等。

三、辅助检查

动脉血氧分压(PaO_2)≤50mmHg，二氧化碳分压($PaCO_2$)≥50mmHg。

四、治疗

(一)改善呼吸功能

保持呼吸道通畅、氧疗、应用呼吸兴奋剂、人工辅助呼吸。

(二)纠正酸碱失衡和电解质紊乱

维持心、脑、肾等重要脏器功能。

(三)病因治疗及防治感染

积极治疗原发疾病,选用敏感抗生素防治感染。

五、护理诊断

(一)气体交换受损

气体交换受损与肺通气、换气功能障碍有关。

(二)不能维持自主呼吸

不能维持自主呼吸与呼吸肌麻痹及呼吸中枢功能障碍有关。

(三)潜在并发症

潜在并发症有心力衰竭、心源性休克、消化道出血、肾功能衰竭、脑疝。

(四)恐惧

恐惧与担心患儿病情及生命安危有关。

六、护理措施

(一)保持气道通畅,改善呼吸功能

(1)患儿取半卧位或坐位休息,以利于膈肌活动,增加肺活量。患儿衣服应宽松,被褥应轻暖、松软,以减轻对呼吸运动的限制。

(2)协助排痰:鼓励清醒患儿用力咳嗽,定时帮助患儿翻身,每2小时1次,并轻拍胸背部,边拍边鼓励患儿咳嗽,促使痰液排出。

(3)雾化吸入:按医嘱给予超声雾化吸入,每日3~4次,每次15分钟左右,也可按医嘱在雾化器内加入解痉、化痰、消炎药物,以利于通气和排痰。

(4)机械吸痰:对无力咳嗽、昏迷的患儿,可用导管定期吸出咽部分泌物。对已行气管插管或气管切开的患儿,每小时吸痰1次,吸痰前向气管内滴入2~5mL生理盐水,并拍胸、背部,使盐水与黏痰混合,易于吸出。吸痰前充分给氧,然后把导管轻轻插入气管深部,边退出边吸引,每次吸痰时间不超过15秒,吸痰时动作要轻快,并严格遵守无菌操作。

(5)合理给氧:按医嘱给予加温、湿化后的氧气吸入,一般采用鼻导管、面罩或头罩给氧。一般氧流量1~2L/min,浓度25%~30%,严重缺氧时可用至60%~100%,但持续时间不超过4~6小时。氧疗期间应检测血气分析,使血氧分压保持在65~85mmHg。

(6)保证营养和液体摄入量,昏迷患儿应给予鼻饲或静脉高营养,防止营养耗竭、呼吸肌疲劳发生。

(二)做好人工辅助呼吸,维持有效呼吸功能

(1)协助医生进行气管插管或气管切开,进行人工辅助呼吸。

(2)专人监护人工呼吸:每小时检查一次呼吸机的各项参数并做好记录;注意患儿胸部起伏、面色和周围循环状况;防止脱管、堵管及气胸的发生。

(3)防止继发感染:每天消毒呼吸机管道,室内用紫外线照射每日1~2次,每次30分钟。每天更换加温湿化器滤纸,雾化液要新鲜配制,以防污染。同时做好口腔和鼻腔的护理。

(4)保持呼吸道通畅:定时为患儿翻身、拍背、吸痰,改善肺部循环,促进痰液引流。

（5）做好撤离呼吸机前的护理：长期使用呼吸机者，易产生对呼吸机的依赖，应做好解释工作并帮助患儿进行呼吸肌的锻炼，撤离前要备妥吸氧装置、吸痰设备、解痉药品及插管的物品，停用呼吸机后应密切观察患儿呼吸、心率等生命体征，以防病情恶化。

（三）病情观察与并发症监测

（1）患儿应入住重症监护病房，进行特别护理。重点监测体温、脉搏、呼吸、血压，注意患儿精神状态、皮肤颜色、肢体温度及尿量变化。记录患儿呼吸频率、节律、类型，心音、心率及心律，及时发现并发症及时救治。

（2）对使用呼吸中枢兴奋药物的患儿，用药后应观察有无烦躁不安、反射增强、局部肌肉抽搐等表现，以便及时通知医生处理。

（四）心理支持

关心体贴患儿，耐心向家长介绍患儿的病情、治疗方法及护理措施等有关问题，对病情较重的患儿家长给予同情和安慰。

七、健康教育

（1）家长掌握为患儿翻身、拍背及日常生活护理的方法。

（2）家长观察患儿呼吸、脉搏、皮肤颜色及肢体温度变化的方法。

（3）呼吸衰竭缓解后，针对不同的原发病进行相应的康复指导。

第四节　急性肾衰竭

急性肾衰竭（ARF）是指由于肾本身或肾外因素引起急性肾功能衰退，肾排出水分及清除代谢废物的能力下降，以致不能维持机体的内环境稳定，临床上出现少尿或无尿及氮质血症等改变的一组临床综合征。

一、病因

（一）肾前性

任何原因引起的有效循环血量急剧减少，都可导致肾血流量下降，肾小球滤过率降低，出现少尿或无尿。常见原因有脱水、呕吐、腹泻、外科手术大出血、烧伤、休克、严重心律失常及心力衰竭等。

（二）肾性

各种肾实质病变所导致的肾衰竭，或由于肾前性肾衰竭未能及时去除病因、病情进一步发展所致，是儿科最常见的肾衰竭原因。

1.肾小球疾患

急性肾炎、急进性肾炎、狼疮性肾炎、紫癜性肾炎等。

2.肾小管疾患

长时间肾缺血（如手术、大出血、休克）或肾毒性物质（如汞、砷、氨基糖苷类药物）直接作用于肾脏所致。

3.肾间质疾患

主要由感染和药物过敏引起肾小管和间质损害,常见于急性肾小管间质性肾炎、急性肾盂肾炎等。

(三)肾后性

由任何原因引起的尿路梗阻所致。肾盂积水、肾实质损伤,如先天性尿路畸形、输尿管狭窄、肾结石、肾结核、磺胺结晶等。

二、临床表现

(一)少尿型肾衰竭

少尿型肾衰竭可分3期。

1.少尿期

一般持续1~2周,持续时间越长,肾损害越严重,持续少尿超过15天或无尿超过10天者预后不良。此期主要表现有:①水钠潴留,表现为全身水肿、高血压、肺水肿、脑水肿和心力衰竭。②电解质紊乱,常表现为"三高三低","三高"即高钾、高磷、高镁;"三低"即低钠、低钙、低氯血症;其中高钾血症多见。③代谢性酸中毒,表现为嗜睡、乏力、呼吸深长、口唇樱桃红色等。④尿毒症,出现全身各系统症状,消化系统主要是食欲缺乏、呕吐、腹泻等,神经系统表现意识障碍、焦躁、抽搐、昏迷等,心血管系统表现为高血压、心律失常和心力衰竭等,血液系统表现为贫血、出血倾向等。⑤感染,是急性肾衰竭常见的并发症,以呼吸道和泌尿道感染多见,致病菌以金黄色葡萄球菌和革兰阴性杆菌较常见。

2.多尿期

少尿期后尿量逐渐增多,一般持续1~2周(长者可达1个月)。此期由于大量排尿,可出现脱水、低钠及低钾血症,免疫力降低易感染。

3.恢复期

多尿期后肾功能逐渐恢复。血尿素氮及肌酐逐渐恢复正常。一般肾小球滤过功能恢复较快,肾小管功能恢复较慢。

(二)非少尿型肾衰竭

指血尿素氮、血肌酐迅速升高,肌酐清除率迅速降低,而不伴有少尿表现。较少见,但近年有增多趋势。

三、辅助检查

(一)尿液检查

有助于鉴别肾前性和肾性肾衰竭。

(二)血生化检查

监测电解质浓度变化及血肌酐和尿素氮。

(三)肾影像学检查

了解肾的解剖、肾血流量、肾小球和肾小管功能。

四、治疗原则

治疗原则是祛除病因,治疗原发病,减轻症状,改善肾功能及防治并发症。

(一)少尿期治疗

①严格控制水钠入量。②调整热量的供给,早期只给糖类,可减少机体自身蛋白分解和酮体产生。③纠正酸中毒及电解质紊乱,及时处理高钾血症。④并发症的治疗,如高血压、心力衰竭等的治疗。

(二)多尿期治疗

①低钾血症的矫治。②水和钠的补充。

(三)控制感染

因感染是患者死亡的常见原因,故应预防感染。

(四)透析治疗

早期透析可降低死亡率,可酌情血液透析或腹膜透析。

五、护理诊断

(1)体液过多与肾小球滤过功能受损、水分控制不严有关。

(2)营养失调,低于机体需要量与摄入不足及透析等原因有关。

(3)潜在并发症高钾血症、代谢性酸中毒、心力衰竭等。

(4)有感染的危险与机体抵抗力低下及透析等原因有关。

六、护理措施

(一)维持体液平衡

(1)控制液体的入量,坚持"量入为出"的原则。每日液量:尿量＋异常丢失＋不显性失水－内生水,无发热患儿每日不显性失水为 $300mL/m^2$,体温每升高 $1℃$ 不显性失水增加 $75mL/m^2$,内生水在非高分解代谢状态为 $250\sim350mL/m^2$。

(2)准确记录 24 小时的出入量,包括口服和静脉输入的液量、尿量及异常丢失量。

(3)每日定时测体重。

(二)保证营养均衡

少尿期限制水、钠、钾、磷、蛋白质的入量,供给足够的热量,早期只给糖类以减少组织蛋白的分解和酮体产生;蛋白质控制在每日 $0.5\sim1.0g/kg$,以优质蛋白为佳,如肉类、蛋类、奶类等;富含维生素的食物;不能进食者可静脉营养,补充葡萄糖、氨基酸、脂肪乳等。透析治疗时因丢失大量蛋白质,故不需限制蛋白入量;长期透析时可输新鲜血浆、水解蛋白和氨基酸等。

(三)密切观察病情

注意观察生命体征的变化,及时发现心力衰竭、电解质紊乱及尿毒症等的早期表现,及时与医生联系。当血钾＞6.5mmol/L 时为危险界限,应积极处理,可用 5％碳酸氢钠每次2mL/kg静脉注射;给 10％葡萄糖酸钙 10mL 静脉滴注;高渗葡萄糖和胰岛素(每 3～4g 葡萄糖配 1U 胰岛素);透析,血液透析可在 1～2 小时内使血钾降至正常范围,腹膜透析则需 4～6小时。

(四)预防感染

保持居室卫生及温、湿度,严格无菌操作,加强探视管理。加强皮肤及黏膜的护理,保持皮肤清洁、干燥。保持呼吸道通畅,定时翻身、拍背。注意空气消毒。

七、健康教育

用患儿家长能理解的语言,向患儿及家长介绍急性肾衰竭的原因及护理要点,说明生活护理与预后的关系,强调配合医疗和护理的重要性,以取得家长的配合。

第五节 心跳呼吸骤停

心跳呼吸骤停是指患儿呼吸及循环功能突然停止,为儿科最危急的病症。此时应立即实施心肺复苏。心肺复苏(CPR)是指在心跳呼吸骤停的情况下所采取的一系列急救措施,其目的是使心脏、肺脏恢复正常功能,使生命得以维持。

一、病因

(一)窒息和意外伤害

如各种原因的窒息、电击、溺水、严重创伤、大出血、药物中毒和过敏等。

(二)严重感染

如败血症、感染性休克、颅内感染等。

(三)心脏疾病

病毒性心肌炎、心肌病、先天性心脏病、严重心律失常、完全性房室传导阻滞和急性心包填塞等。

(四)电解质与酸碱平衡紊乱

血钾过高或过低、严重酸中毒、低钙喉痉挛等。

(五)其他

心导管检查和麻醉等医源性因素、婴儿猝死综合征等。呼吸停止与心跳停止往往互为因果,其中以呼吸停止引起心脏停搏多见。心跳呼吸停止首先导致机体缺氧、无氧代谢增加,引起代谢性酸中毒和能量供给锐减,影响细胞膜功能,导致细胞内钠、钙超载和细胞外高钾,致使细胞水肿、死亡。

二、临床表现

在原发病的基础上,出现:①突然意识丧失,可有一过性抽搐,面色苍白或发绀;②心跳、呼吸相继停止,听诊心音消失;③颈动脉和股动脉搏动消失,测不出血压;④瞳孔散大,对光反射消失;⑤心电图检查可见等电位线、电机械分离或心室颤动等。一般患儿突然昏迷及大血管搏动消失即可判断心跳呼吸骤停,不必反复触摸脉搏或听心音,以免延误抢救时机。

因心跳呼吸停止的缺氧性损伤及复苏后相继发生的再灌注损伤,复苏后常出现电解质紊乱、循环功能不全、心律失常以及脑损伤。心跳呼吸停止4～6分钟大脑即可发生不可逆性损害,即便复苏成功也将遗留不同程度神经系统后遗症。

三、治疗

及时发现,现场抢救,立即实施心肺复苏(CPR)。婴儿和儿童CPR程序为C—A—B方法,即胸外按压(C)、开放气道(A)、建立呼吸(B)。对于新生儿,心搏骤停主要为呼吸因素所致(已明确为心脏原因者除外),其CPR程序为A—B—C。维持正常循环在初步抢救成功后,转送医院救治。复苏成功后积极治疗原发病及并发症,防止器官衰竭。

四、护理诊断

(1)心输出量减少与循环衰竭有关。

(2)不能维持自主呼吸与呼吸循环衰竭有关。

(3)潜在并发症脑损伤、低血压、心律失常、电解质紊乱等。

(4)有感染的危险与患儿免疫力低下及长期机械呼吸有关。

(5)恐惧与死亡的威胁有关。

五、护理措施

(一)恢复有效的呼吸和循环功能(心肺复苏)

1.胸外按压(C)

为达到最佳胸外按压效果,应将患儿放置于硬板上。对新生儿及小婴儿施救时,可用一手托住患儿背部,将另一手两指置于乳头连线下一指处垂直进行按压或两手掌及四手指托住两侧背部,用双手大拇指按压胸骨下1/3处。对1~8岁儿童,可用一手固定患儿头部,以便通气,另一手的手掌根部置于胸骨下半段,手掌根的长轴与胸骨的长轴一致,垂直按压。对于年长儿胸部按压的方法同成人,将一手掌根部交叉放在另一手背上,垂直按压胸骨下段。

每次按压与放松时间比为1:1,按压深度至少为胸部前后径的1/3(婴儿大约为4cm,儿童大约为5cm)处。按压频率至少为100次/分钟,每一次按压后让胸廓充分回弹以保证心脏血流的充盈。应保持胸外按压的连续性,尽量不要中断。胸外心脏按压与人工呼吸的频率之比单人操作为30:2,双人操作为15:2。

2.开放气道(A)

将患儿就地仰卧在坚实的平面上,迅速清除口腔、咽腔和气管内的分泌物或异物,抢救者一只手置于患儿的前额上,手掌稍用力向后压使头向后仰;另一只手的手指放在下颌骨的颏下,将颏部向上举起,避免舌根后坠。

3.建立呼吸(B)

①口对口人工呼吸法:在现场可立即进行口对口人工呼吸。施救者用按于前额一手的拇指与示指捏住患儿鼻孔,正常吸气后,对准患儿口吹气,如为婴儿,可以口对婴儿的口鼻一并吹气,每次吹气1~1.5秒,起始先迅速、连续吹气两次,以便打开阻塞的气道和小的肺泡,避免肺脏回缩;停止吹气后,放松鼻孔,让患儿胸廓回弹,自然呼气。人工呼吸的频率是儿童18~20次/分钟,婴儿可稍加快。吹气两次时,应观察患儿胸部有无起伏,如无起伏,应重新调整患儿气道,再尝试吹气。②复苏器人工呼吸法:有复苏器者,应立即用复苏器正压人工呼吸。③气管内人工呼吸法:有条件者尽快气管插管,连接呼吸机进行辅助呼吸。心肺复苏成功的标志:①扪到大动脉搏动,测得收缩压>60mmHg。②听到心音,心律失常转为窦性心律。③瞳孔缩小。④口唇、甲床颜色转红。

4.复苏药物应用

遵医嘱由静脉或气管内给药。常用的药物有肾上腺素、阿托品、利多卡因、碳酸氢钠等。

5.心电监护

严格进行心电监护,了解心电活动情况,以便于发现心跳骤停的原因和心律失常的类型,指导治疗。

6.除颤

在能够获取自动体外除颤器(AED)或手动除颤仪的条件下进行。医院外发生且未被目击的心搏骤停先给予5个周期的CPR,然后使用AED除颤;若目击心搏骤停或心电监护有室颤或无脉性室性心动过速时,应尽早除颤。室颤时选用胸外直流电除颤,将电极涂以导电胶,一极置于胸骨右缘,另一极置于左后腋线相当于心尖的水平面处。开始除颤能量为2J/kg,若需第二次除颤,则电击能量至少升至4J/kg,但不超过10J/kg。

(二)观察病情与并发症

监测复苏成功后由专人监护,密切观察病情,监测生命体征,预防及监测并发症。

1.预防脑损伤

除及时供氧外,可在患儿头部置冰袋降温,以减少氧耗。遵医嘱准确及时应用脱水剂、激素、钙通道阻滞剂和促进脑细胞功能恢复的药物。

2.维持有效循环

每15分钟监测脉搏、心率和血压1次至平稳。密切观察患儿末梢循环情况及心电的变化并记录。对低血压及心律失常患儿,遵医嘱及时给予血管活性药物及抗心律失常的药物。

3.维持水电解质和酸碱平衡

监测患儿的血气及电解质变化,密切观察患儿有无酸中毒及电解质紊乱的表现,准确记录出入量,保证适当的热量供给。复苏后患儿一般有水潴留,应维持出入量的负平衡,以使体重不增长为宜。

(三)防止继发感染

(1)保持室内空气新鲜,注意患儿及室内清洁卫生。

(2)加强无菌操作,器械物品必须经过严格消毒灭菌。

(3)加强呼吸道管理,定时湿化气道,及时吸痰,保持呼吸道通畅。如病情许可,应勤翻身拍背,防止压疮及继发感染的发生。遵医嘱及时用抗生素。

(4)做好口腔清洁护理,对不能闭眼的患儿可滴入抗生素眼药水或用凡士林纱布覆盖眼部,防止角膜干燥、溃疡及角膜炎发生。

(四)心理护理

关心体贴患儿,耐心向家长做好病情解释工作,给予心理支持,以便配合抢救工作。

六、健康教育

向家长介绍安全防护知识,预防呼吸道梗阻,不给婴儿带壳的食物,对年长儿进行安全教育;防止溺水、触电、中毒等意外事故。对心脏疾病的患儿应查明病因,积极治疗原发病。

第六节　结核性脑膜炎

结核性脑膜炎简称"结脑"，是儿童结核病中最严重的类型。常在结核原发感染后 1 年内发生，尤其在初染结核 3～6 个月最易发生。多见于 3 岁以内婴幼儿，是儿童结核病致死的主要原因。

一、发病机制

结脑常为全身性粟粒性结核病的一部分，通过血行播散而来。婴幼儿中枢神经发育不成熟、血—脑脊液屏障功能不完善、免疫功能低下与本病的发生密切相关。结脑也可由脑实质或脑膜的结核病灶溃破，结核杆菌进入蛛网膜下隙及脑脊液中所致，偶见脊椎、颅骨或中耳与乳突的结核灶直接蔓延侵犯脑膜。

二、病理

结核杆菌使软脑膜弥散充血、水肿、炎性渗出，并形成许多结核结节，大量炎性渗出物积聚于脑底部；浆液纤维蛋白渗出物的包围挤压引起脑神经损害，常见面神经、舌下神经、动眼神经、展神经障碍的症状；脑部血管病变早期主要为急性动脉炎，后期可见栓塞性动脉内膜炎，严重者可引起脑组织梗死、缺血、软化而致偏瘫；炎症也可蔓延至脑实质、室管膜、脉络丛、脊髓等出现相应症状。

三、临床表现

起病多较缓慢，有一般结核中毒症状和神经系统症状。

(一)早期(前驱期)

1～2 周，主要症状为小儿性情改变，如少言、懒动、易倦、烦躁、易怒等。可有发热、食欲缺乏、盗汗、消瘦、呕吐、便秘(婴儿可为腹泻)等结核中毒症状。年长儿可自诉头痛，多轻微或间歇性；婴儿则表现为皱眉或凝视、嗜睡等。

(二)中期(脑膜刺激期)

1～2 周，因颅内压增高出现剧烈头痛、喷射性呕吐、嗜睡或烦躁不安、惊厥等。出现明显脑膜刺激征。幼婴主要表现为前囟膨隆、颅缝裂开。还可出现脑神经障碍，最常见者为面神经瘫痪；其次为动眼神经和外展神经瘫痪。部分患儿出现脑实质损伤表现，如运动及(或)语言障碍。

(三)晚期(昏迷期)

1～3 周，以上症状进一步加重，惊厥频繁发作，由意识蒙眬、半昏迷至昏迷。患儿极度消瘦，舟状腹。常有水电解质代谢紊乱。最终因颅内压急剧增高，导致脑疝而死亡。

四、辅助检查

(一)脑脊液检查

临床诊断最有意义。典型改变为压力增高，外观无色透明或呈毛玻璃样，静置 12～24 小时后，脑脊液中可有蜘蛛网状薄膜形成，取之涂片作抗酸染色或采用荧光抗体法检出结核菌可确诊。脑脊液白细胞数多为$(50～500)×10^6/L$，分类以淋巴细胞为主，糖和氯化物均降低，蛋白量增高,一般多为 1.0～3.0g/L。脑脊液培养出结核杆菌可确诊。

(二)结核菌素实验

阳性对诊断有帮助,但约 50％的患儿可呈阴性反应。

(三)X 线检查

约 85％结核性脑膜炎患儿的胸片有结核病改变,其中 90％为活动性病变,呈粟粒型肺结核者占 48％。胸部 X 线片表现为血行播散型结核病,对确诊结脑很有意义。

(四)眼底检查

见脉络膜上有粟粒状结核结节病变,对确诊结脑很有意义。

五、治疗

应抓住抗结核治疗和降低颅内高压两个重点环节。

(一)抗结核治疗

联合应用易透过血—脑脊液屏障的抗结核杀菌药物,分阶段治疗。

1.强化治疗阶段

联合使用 INH、RFP、PZA 及 SM。疗程 3～4 个月。开始治疗的 1～2 周,将 INH 全日量的一半加入 10％葡萄糖中静脉滴注,余量口服,待病情好转后改为全日量口服。

2.巩固治疗阶段

继续应用 INH、RFP 或 EMB。RFP 或 EMB 9～12 个月。抗结核药物总疗程不少于 12 个月或待脑脊液恢复正常后继续治疗 6 个月。

(二)降低颅内压

1.脱水剂

常用 20％甘露醇,一般剂量每次 0.5～1g/kg,于 30 分钟内快速静脉注入,4～6 小时 1 次。脑疝时可加大剂量至每次 2g/kg。2～3 日后逐渐减量,7～10 日后停用。

2.利尿剂

乙酰唑胺一般于停用甘露醇前 1～2 天加用该药,每日 20～40mg/kg($<$0.75g/d)。根据颅内压情况,可服用 1～3 个月或更长,每日服或间歇服(服 4 日,停 3 日)。

3.其他

根据病情可行侧脑室穿刺引流、腰椎穿刺减压及鞘内注药、分流手术等。

(三)糖皮质激素

可降低颅内压,减轻中毒症状及脑膜刺激症状,减轻或防治脑积水的产生,早期使用效果好。一般使用泼尼松,每日 1～2mg/kg($<$45mg/d),1 个月后逐渐减量,疗程 8～12 周。

(四)对症治疗

如对惊厥者进行止惊治疗,积极纠正水电解质紊乱等。

(五)随访观察

停药后随访观察至少 3～5 年,凡临床症状消失、脑脊液正常、疗程结束后 2 年无复发者,方可认为治愈。

六、护理诊断

(一)潜在并发症

潜在并发症有颅内压增高、水电解质紊乱等。

（二）营养失调，低于机体需要量

营养失调与摄入不足、消耗增多有关。

（三）有皮肤完整性受损的危险

皮肤完整性受损与长期卧床、排泄物刺激有关。

（四）焦虑

焦虑与病情重、病程长、预后差有关

七、护理措施

（一）密切观察病情变化，维持正常生命体征

（1）密切观察体温、脉搏、呼吸、血压、神志、双侧瞳孔大小及对光反射、尿量等，早期发现颅内高压或脑疝，应积极采取抢救措施。

（2）保持室内安静，避免一切不必要的刺激，治疗、护理操作尽量集中完成。

（3）惊厥发作时，应在上、下齿之间安置牙垫，以防舌咬伤；放置床栏，移开患儿周围易致受伤的物品，避免受伤或坠床；保持呼吸道通畅，给予吸氧，必要时吸痰或行人工辅助呼吸。

（4）遵医嘱给予脱水剂、利尿剂、肾上腺皮质激素、抗结核药物等。注意药物速度及观察药物不良反应。

（5）必要时配合医师行腰穿术、侧脑室引流术，作好术后护理，腰穿术后取去枕平卧位4～6小时，根据医嘱定期复查脑脊液结果。

（二）改善营养状况

评估患儿的进食及营养状况，提供营养丰富、易消化的食物，保证足够的热量、蛋白质及维生素。少量多餐，耐心喂养。清醒患儿采取舒适体位并协助进食；对昏迷、不能吞咽者，可鼻饲和静脉补液，维持水、电解质平衡，鼻饲时压力不宜过大，以免呕吐。

（三）维持皮肤、黏膜的完整性

及时清除呕吐物和大小便，保持皮肤清洁干燥，床铺整洁；昏迷和瘫痪患儿，每2小时予以翻身、拍背1次，骨隆突处可垫气圈或海绵垫；昏迷不能闭眼的患儿，可涂眼膏，用纱布覆盖，保护角膜；每日口腔护理2～3次。

（四）消毒隔离

对伴有肺部结核病灶的患儿，采取呼吸道隔离措施，并对患儿呼吸道分泌物、餐具、痰杯等进行消毒处理。

（五）心理护理

加强与患儿及其家长的沟通，用通俗易懂的语言讲述疾病的一般知识，评估他们的心理状态，了解其心理需求，关心体贴患儿及家长，给予耐心解释和心理上的支持，及时解除患儿的不适，帮助患儿及家长克服焦虑，保持情绪稳定。

（六）健康教育

患儿病情好转出院后，应给予家庭护理指导。

（1）强调出院后坚持服药、定期到医院复查的重要性。指导患儿及家长严格执行治疗计划，坚持全程、合理用药，指导进行病情及药物副作用的观察，介绍结核病复发的时间多在停药

后 2～3 年发生,复发的危险因素有营养不良、使用免疫抑制剂等。

(2)与患儿及家长一起讨论制订良好的生活计划,保证足够的休息时间,适当进行户外活动。解释加强营养的重要性。

(3)指导患儿避免与开放性结核患者接触,积极预防和治疗各种急性传染病。

(4)对留有后遗症的患儿,指导家长对瘫痪肢体进行理疗、针灸、被动活动等功能锻炼,促进肢体功能恢复。对失语和智力障碍者,进行语言训练和适当教育。

第七节 先天性心脏病

先天性心脏病,简称"先心病",是小儿最常见的心脏病。发生率为活产婴儿的 7‰～8‰;近半个世纪以来,由于心导管检查、心血管造影和超声心动图等的应用,在低温麻醉和体外循环情况下,心脏直视手术的发展以及介入疗法的出现,使临床上先天性心脏病的诊断、治疗和预后都有了显著的提高。

一、病因

先天性心脏病的病因尚未完全明确,但现已了解有内、外两类因素,内在与遗传因素有关,外在与环境因素有关。环境因素中较为主要的是宫内感染,如风疹、流行性感冒、流行性腮腺炎和柯萨奇病毒感染等。此外,还包括妊娠女性患糖尿病、接触过量放射线和服用某些药物,如抗癌药、抗癫痫药、甲糖宁等。故对妊娠女性应加强保健工作,在妊娠早期,积极预防风疹、流感等病毒性疾病和避免与有关的致病因素接触,对预防先天性心脏病有着重要意义。

二、分类

根据左、右心腔或大动脉之间有无异常通路及血液分流的方向,可将先天性心脏病分为 3 个大类。

(一)左向右分流型(潜在青紫型)

在左、右心或大动脉之间有异常通路,正常情况下由于体循环(左)压力高于肺循环(右),所以血液是从左向右分流,一般不出现青紫。当屏气、剧烈哭闹或任何病理情况致肺动脉和右心压力增高并超过左心压力时,则可使氧含量低的血液自右向左分流而出现青紫,故此型又称潜在青紫型。常见的有室间隔缺损、房间隔缺损和动脉导管未闭等。

(二)右向左分流型(青紫型)

在左、右心或大动脉之间有异常通路,由于畸形的存在,致右心压力增高并超过左心,使血液从右向左分流或大动脉起源异常时,大量氧含量低的静脉血流入体循环,出现青紫。常见的有法洛四联症、大动脉错位等。

(三)无分流型(无青紫型)

在左、右心或大动脉之间无异常通路或分流,如主动脉缩窄、肺动脉狭窄等。

三、临床常见的先天性心脏病

(一)室间隔缺损

室间隔缺损(VSD)是最常见的先天性心脏病,在我国约占小儿先天性心脏病的50%。它可单独存在,也可与其他心脏畸形同时存在。

1.发病机制

在左、右室间隔处有一异常通路,一般情况下,左心室压力高于右心室,血液分流方向是自左向右,所以无青紫。分流致肺循环血量增多和体循环血量减少,回左心血量增多,使左心房和左心室的负荷加重,出现左房、左室增大。随着病情的发展或分流量大时,可产生肺动脉高压,右室也增大。此时自左向右分流量减少,最后出现双向分流或反向分流,临床出现发绀(暂时性)。当肺动脉高压显著,产生持续右向左的分流时,临床出现持续性发绀,即称艾森曼格综合征。

2.临床表现

(1)症状:小型缺损(缺损<0.5cm)也称罗杰(Roger)病,可无明显症状,生长发育不受影响。多于常规体检时发现;中型缺损(缺损为0.5~1.0cm)和大型缺损(缺损>1.0cm)时左向右分流多,影响生长发育,消瘦、乏力、气短,易患肺部感染。

(2)体征:体检心界扩大,胸骨左缘第3~4肋间可闻及Ⅲ级以上粗糙的全收缩期杂音,并可触及收缩期震颤。伴有肺动脉高压者,除杂音外,还有肺动脉区第二音亢进。出现右向左分流时,患儿出现发绀,此时P2显著亢进。室间隔缺损并发症有:支气管肺炎、充血性心力衰竭、肺水肿和感染性心内膜炎。

3.辅助检查

(1)X线检查:小型缺损者,心肺无明显改变,或仅有轻度左心室增大或肺充血;中、大型缺损者心影增大,以左心室增大为主,左心房也常增大;晚期可出现右心室增大、肺动脉段突出、主动脉影缩小。肺野充血,肺门血管影增粗,透视下可见血管搏动增强,出现肺门舞蹈。

(2)心电图:小型缺损者正常或有轻度左心室肥大;中、大型缺损者左心室肥大或伴有右心室肥大。严重合并心力衰竭者可有心肌劳损的图形。

(3)超声心动图:M型超声心动图可见左心室、左心房和右心室内径增宽,主动脉内径缩小。二维超声心动图可显示室间隔回声中断,并可提示缺损的位置和大小。多普勒彩超可直接见到分流的位置、方向和分流量的大小,还能确诊是否为多个缺损。

(4)右心导管检查:右心室血氧含量明显高于右心房,右心室和肺动脉压力升高。有时心导管可通过缺损进入左心室。

4.治疗中、小型缺损

可在门诊随访,有临床症状如反复呼吸道感染和充血性心力衰竭时进行抗感染、强心、利尿、扩充血管等内科治疗。大、中型缺损可行体外循环下直视术修补,目前随着介入医学的发展,应用介入疗法也越来越多。

(二)房间隔缺损

房间隔缺损(ASD)占先天性心脏病发病总数的20%~30%,女性较多见。

1.发病机制

在左、右房间隔处有一异常通路,一般情况下,左心房压力>右心房压力,分流自左向右,分流量的大小取决于缺损大小。分流造成右心房和右心室负荷过重而产生右心房和右心室增大、肺循环血量增多和体循环血量减少。分流量大时可产生肺动脉压力升高,晚期或当右心房压力>左心房压力时,则可产生右向左分流,出现青紫(暂时性、持续性)。

2.临床表现

(1)症状:缺损小者可无症状,缺损大者由于肺循环充血,易患肺炎,并因体循环缺血而表现为气促、乏力和生长发育迟缓。

(2)体征:体检可见心前区隆起、心尖搏动弥散、心界扩大、胸骨左缘第2～3肋间可闻Ⅱ～Ⅲ级收缩期喷射性杂音,亢进并呈固定分裂。

3.辅助检查

(1)X线检查:心脏外形呈轻、中度扩大,以右心房、右心室增大为主,肺动脉段突出,主动脉影缩小;肺野充血,肺门血管影增粗,透视下可见搏动增强,出现肺门舞蹈。

(2)心电图:典型心电图表现为电轴右偏和不完全性右束支传导阻滞,部分病例尚有右心房和右心室肥大。

(3)超声心动图:M型超声心动图显示右心房和右心室内径增宽。二维超声心动图可见房间隔回声中断,并可显示缺损的位置和大小。多普勒彩超可观察到分流的位置、方向和分流量的大小。

(4)心导管检查:可发现右心房血氧含量高于上、下腔静脉平均血氧含量,心导管可由右心房通过缺损进入左心房。

4.治疗

缺损小于3mm的可在3个月内自然闭合,缺损大于8mm的需手术治疗,一般于3～5岁时行体外循环下心脏直视术,也可通过介入性心导管术关闭缺损。

(三)动脉导管未闭

动脉导管未闭(PDA)约占先天性心脏病总数的15%～20%,女性较多见。

1.发病机制

正常情况下,主动脉压力>肺动脉压力,血液自主动脉经动脉导管向肺动脉分流,使体循环缺血、肺循环充血,回流到左心房和左心室的血量增加,出现左心房和左心室增大,肺动脉高压,当肺动脉压力超过主动脉时,即产生右向左分流。

2.临床表现

(1)症状:导管细者,分流量小,临床可无症状,仅在体检时发现心脏杂音;导管粗大者,分流量大,出现心悸、气短、咳嗽、乏力、多汗、生长发育落后,易患肺炎等。偶见扩大的肺动脉压迫喉返神经而引起声音嘶哑。

(2)体征:可见患儿多消瘦,轻度胸廓畸形,胸骨左缘第2肋间可闻及粗糙响亮的连续性机器样杂音,占据整个收缩期和舒张期,向左上和腋下传导,可伴有震颤。肺动脉高压或心力衰竭时,主动脉与肺动脉舒张期压力差很小,可仅有收缩期杂音。P2增强或亢进。脉压多大于40mmHg,周围血管征(+),包括水冲脉、毛细血管搏动征和股动脉枪击音等。

3.辅助检查

(1)X线检查:导管较细、分流量小者可无异常发现,导管粗、分流量大者有左心室和左心房增大,肺动脉段突出,肺野充血,肺门血管影增粗,透视下可见搏动增强,出现肺门舞蹈。有肺动脉高压时,右心室也增大,主动脉影往往也有所增大。

(2)心电图:导管细的心电图正常。导管粗和分流量大的可有左心室肥大和左心房肥大,合并肺动脉高压时右心室肥大。

(3)超声心动图:M型超声心动图显示左心房和左心室内径增宽,主动脉内径增宽,左心房内径/主动脉内径>1.20。二维超声心动图可显示肺动脉与降主动脉之间有导管的存在。多普勒彩超可直接见到分流的方向和大小。

(4)右心导管检查:肺动脉血氧含量高于右心室,说明肺动脉部位由左向右的分流。肺动脉和右心室的压力可正常或不同程度升高。部分患者导管可通过未闭的动脉导管,由肺动脉进入降主动脉。

4.治疗

为防止心内膜炎,有效治疗和控制心功能不全和肺动脉高压,根据不同年龄和缺损大小的不同均采取手术或介入疗法关闭动脉导管。早产儿动脉导管分流大且呼吸窘迫症状明显者,以抗心力衰竭治疗,在生后一周使用消炎痛治疗。

(四)法洛四联症

法洛四联症(TOF)是存活婴儿中最常见的青紫型先天性心脏病,其发病率占先天性心脏病的10%~15%。

1.发病机制

由于肺动脉狭窄,血液进入肺循环受阻,右心室压力增高,引起右心室代偿性肥厚。狭窄严重时,右心室压力>左心室,则出现右向左分流,由于主动脉骑跨于两心室之上,主动脉除接受左心室的血液外,还直接接受一部分来自右心室的静脉血,因而出现青紫。另外,由于肺动脉狭窄,肺循环缺血,进行气体交换的血流量减少,更加重了缺氧和青紫的程度。在动脉导管关闭前肺循环量减少程度较轻可减轻肺循环缺血的程度,随着动脉导管的关闭和漏斗部狭窄的逐渐加重,青紫日益明显。

2.临床表现

(1)症状:①青紫,法洛四联症的主要表现。其出现的早晚、轻重与肺动脉狭窄的程度有关,有1/3患儿出生即有青紫,1/3在1岁内出现青紫,另1/3在1岁后出现青紫。青紫为全身性,以口唇、甲床、耳垂、鼻尖等毛细血管丰富的浅表部位最明显。由于血氧含量下降,稍一活动,如吃奶、哭闹、活动等,即可出现气急和青紫加重。②蹲踞症状,法洛四联症的突出特点。患儿因动脉氧合不足,活动耐力下降,稍一活动即感心慌、气短、胸闷、呼吸困难,而每于行走或活动时,便主动下蹲休息片刻。由于蹲踞时下肢弯曲,使静脉受压,回心血量减少,减轻了心脏负担;同时下肢动脉受压,使体循环阻力增加,减少左向右分流,暂时缓解了缺氧症状,是一种被迫的保护性体位。③阵发性缺氧发作,法洛四联症的重要表现之一。多见于婴儿期,多由吃奶、哭闹、排便、感染、寒冷及创伤等诱发,表现为阵发性呼吸困难,严重者可突发昏厥、抽搐甚至死亡。

（2）体征：患儿体格发育落后，心前区可隆起，心尖搏动有抬举感，胸骨左缘第2～4肋间听到Ⅱ～Ⅲ级喷射性收缩期杂音，向心尖和锁骨下传导，可伴有震颤，P2减弱或消失，主动脉第二音增强。由于患儿长期缺氧，致使指、趾端毛细血管扩张增生，局部软组织和骨组织也增生肥大，形成杵状指。

3.实验室检查、辅助检查

（1）血常规：周围血红细胞增多，血红蛋白和红细胞压积增高。

（2）X线检查：心脏大小正常或稍增大。典型者心影呈靴形，系由右心室肥大使心尖上翘和肺动脉狭窄使肺门血管影缩小，肺动脉段凹陷所致。肺纹理减少，肺野清晰。

（3）心电图：心电轴右偏，右心室肥大，也可右心房肥大。

（4）超声心动图：M型超声心动图显示右心室内径增宽，流出道狭窄，左心室内径缩小。二维超声心动图可显示主动脉增宽并向右移位。多普勒彩超可见右心室直接将血液注入骑跨的主动脉。

（5）心导管检查：导管较易从右心室进入主动脉，有时能从右心室进入左心室。心导管从肺动脉向右心室退出时，可记录到肺动脉和右心室之间的压力差，根据压力曲线还可判断肺动脉狭窄的类型。主动脉血氧饱和度降低，证明有右向左的分流存在。

（6）心血管造影：造影剂注入右心室，可见主动脉和肺动脉几乎同时显影。主动脉影增粗且位置偏前、稍偏右。此外，尚可显示肺动脉狭窄的部位、程度和肺血管的情况。

4.治疗

（1）一般护理：平时多饮水，预防感染，及时补充液体，防止并发症。

（2）缺氧发作的治疗：发作轻者使患儿采取胸膝位可以缓解，重者立即吸氧，给予心得安，每次0.1mg/kg，必要时皮下注射吗啡，每次0.1～0.2mg/kg。纠正酸中毒可给予5%碳酸氢钠1.5～5.0mL/kg静脉注射。经常缺氧者可口服心得安1～3mg/(kg·d)。

（3）外科手术：轻者可于5～9岁行根治术，稍重患儿应尽早行根治术。

四、常见护理诊断

（一）活动无耐力

活动无耐力与体循环血流量减少致氧的供应下降有关。

（二）有感染的危险

感染与肺部充血，易受病毒及细菌侵入有关。

（三）营养失调，低于与机体需要量

营养失调与喂养困难、体循环血流量减少、组织缺氧有关。

（四）潜在并发症

潜在并发症有心力衰竭、急性缺氧发作、脑血栓等。

（五）焦虑

焦虑与疾病的严重性、手术的复杂性以及治疗经费等有关。

五、护理措施

（一）制订合理的生活制度

（1）保证睡眠和休息：避免情绪激动和剧烈哭闹，护理操作集中进行。无症状患儿可与正

常小儿一样生活,定期体检,有症状患儿应限制活动量,以免加重心脏负担;重型患儿应卧床休息,给予相关治疗,准备择期手术。

(2)评估患儿活动耐力,安排适当活动:评估方法是活动前测量生命体征,包括呼吸、脉搏、血压;患儿活动时应密切观察有无缺氧的表现;活动后立即测量生命体征;患儿休息 3 分钟再测量生命体征。如呼吸、血压恢复到活动前水平,脉率增快不超过每分钟 6 次,则说明活动适度。如活动时患儿出现面色苍白、精神恍惚、发绀、眩晕、胸闷、心悸等症状时,则说明活动强度过大或时间过长,应立即停止活动,卧床休息,抬高床头并记录。

(3)法洛四联症的患儿蹲踞时,不要强行拉起,应让其自然蹲踞和起立,可劝其休息。

(二)预防感染

(1)提供舒适环境:居室空气新鲜,阳光充足,保证适宜的温度和湿度。

(2)注意保护性隔离:避免与已感染患儿游戏、接触,避免到公共场所、人群集中的地方去,传染病流行季节少出外活动。

(3)仔细观察患儿口腔黏膜、皮肤有无充血及破损,每日做口腔护理两次。

(4)在接受小手术(如拔牙、扁桃体切除术)时,术前、术后均应按医嘱给予足量抗生素,术中严格执行无菌技术操作,一旦发生感染积极治疗。

(三)合理喂养,满足营养需要

(1)给予高蛋白质、高热量、高维生素饮食,保证大便通畅。

(2)合并贫血者,可加重缺氧,导致心力衰竭,饮食中宜补充含铁丰富的食物。

(3)重症患儿喂养困难,应特别细心、耐心,少量多餐,以免导致呛咳、气促、呼吸困难等。

(4)心功能不全,有水钠潴留者,应限制钠盐的摄入。

(5)必要时静脉补充营养。

(6)必要时重症患儿可哺奶前吸氧。

(四)观察病情变化,防止发生并发症

(1)密切观察有无出现突然烦躁不安、呼吸、脉搏明显加快、面色苍白、呼吸困难、青紫加重等心力衰竭的表现。

(2)密切观察有无在啼哭、活动后、喂哺及排便时青紫或呼吸困难加重而发生昏迷、惊厥等脑缺氧的表现。

(3)密切观察有无偏瘫、失语等脑血栓的表现。

(4)发现以上表现,应立即报告医生,并准备抢救设备、药物,及时协助医生进行抢救和处理。

(五)帮助调整心态,缓解焦虑

(1)关心患儿,对患儿态度和蔼,建立良好的护患关系,充分理解患儿及家长对检查、治疗、预后的期望心情。

(2)向患儿及家长介绍疾病的有关知识,消除其紧张和焦虑的心情,让其主动配合各项检查和治疗,确保诊疗护理工作顺利进行。

(六)健康教育

(1)向患儿及家长介绍先天性心脏病的致病因素,主要表现、护理以及手术的适应年龄

（2）指导家长掌握先天性心脏病的日常护理方法，建立合理的生活制度，适当进行锻炼，合理用药，预防感染及并发症，定期复查调整心功能到最好状态。

（3）按时进行预防接种，提高机体抗病能力，使患儿安全达到适合手术的年龄。

第八节　小儿肺炎

肺炎是由不同病原体或其他因素所致的肺部炎症。主要表现为发热、咳嗽、气促、呼吸困难和肺部固定的中、细湿啰音。本病以 2 岁以下婴幼儿多见，是小儿时期重要的常见病，也是我国住院小儿死亡的第一位原因，严重威胁小儿健康，被卫生部列为儿童保健重点防治的"四病"之一。肺炎一年四季均可发病，北方多发生于冬、春寒冷季节及气候骤变时，南方则以夏、秋季多见。本节主要阐述小儿支气管肺炎。

一、病因

支气管肺炎主要由细菌、病毒、支原体、衣原体、原虫、真菌等感染引起。其中以细菌和病毒为主，也可由细菌、病毒混合感染引起。最常见的细菌为肺炎链球菌，其他有金黄色葡萄球菌、肺炎杆菌、流感嗜血杆菌、大肠杆菌、军团菌等。病毒主要是呼吸道合胞病毒，其次为腺病毒、流感病毒、副流感病毒、巨细胞病毒、肠病毒等。发达国家以病毒感染为主，发展中国家则以细菌感染多见。近年来，肺炎支原体、衣原体感染引起的肺炎有增加的趋势。营养不良、维生素 D 缺乏性佝偻病、先天性心脏病、低出生体重儿、原发性和继发性免疫缺陷病患儿更易发生肺炎。此外，居住拥挤、居室通风不良、空气污染等情况利于致病微生物生长繁殖，受凉、劳累、过度紧张等机体抵抗力降低也是肺炎的诱发因素。

二、病理生理

病原体侵入肺部引起支气管肺炎，一方面，小支气管、细支气管黏膜充血、水肿，导致通气功能障碍；另一方面，肺组织充血、水肿、渗出，致使换气功能障碍。通气、换气功能障碍引起缺氧及二氧化碳潴留表现，同时细菌及其毒素进入血液引起毒血症状，局部炎症及分泌物刺激引起咳嗽、气促等呼吸道局部表现。严重缺氧和二氧化碳潴留加之病原体毒素作用，可引起消化系统、循环系统、神经系统等全身性表现，甚至造成严重的损伤、并发症。

三、临床表现

（一）症状体征

1.呼吸道表现

主要表现咳嗽、咳痰、气促。早期为刺激性干咳，并逐渐出现咳嗽有痰，但由于小儿咳嗽无力、咳痰不当，痰液往往不能及时咳出，加重呼吸道阻塞，出现痰鸣、气促，严重者呼吸急促、呼吸困难，出现鼻翼扇动、三凹征等。剧烈咳嗽还可引起呕吐。肺部听诊可闻及较固定的中、细湿啰音，以两肺底和脊柱两旁较多，于深吸气末更明显。

2.全身表现

主要表现发热,热型不定,多为不规则发热,也可有弛张热或稽留热,常伴食欲减退、呕吐、腹泻、腹胀、精神不振或哭闹不安等;但新生儿、重度营养不良患儿体温可不升或低于正常。明显缺氧患儿烦躁不安,口周、口唇和指端发绀。

(二)并发症

1.心力衰竭

重症肺炎患儿常合并心力衰竭,表现为:①突然出现烦躁不安、面色苍白或发灰,青紫加重。②呼吸困难,呼吸频率增快,婴儿达60次/分钟以上,幼儿达40次/分钟以上。③心音低钝,心率增快,婴儿>180次/分钟,幼儿>160次/分钟。④肝大:达肋下3cm以上,或短时间内较前增大1.5cm。⑤尿少、下肢水肿。

2.中毒性脑病

表现为意识障碍、呼吸不规则、前囟隆起、惊厥、昏迷、瞳孔对光反应迟钝或消失、脑膜刺激征阳性等,是严重缺氧、毒素作用引起的急性脑水肿。

3.中毒性肠麻痹、消化道出血

表现严重腹胀、呼吸困难加重,听诊肠鸣音消失。消化道出血时可呕吐咖啡样物,大便隐血试验阳性或柏油样便。

4.脓胸、脓气胸

严重的细菌性肺炎可引起脓胸、脓气胸、肺大泡,表现为高热持续不退或退而复升、咳嗽加剧、呼吸困难、患侧呼吸运动受限、重度发绀等。

四、辅助检查

(一)X线检查

两肺中、下野有散在的大小不等的斑、片状阴影。

(二)血常规

病毒感染时白细胞总数正常或减少;细菌感染时白细胞总数和中性粒细胞大多增高。

五、治疗

(一)控制感染

根据不同病原体选择敏感抗感染药物。对细菌感染可选用青霉素类、头孢菌素类、大环内酯类等抗生素,肺炎支原体和衣原体感染应选择大环内酯类抗生素,病毒性肺炎可选用利巴韦林等。使用原则为早期、足量、联合、足疗程用药。一般用药应持续至体温正常后5~7天,症状、体征消失后3天停药。支原体肺炎至少用药2~3周。金黄色葡萄球菌性肺炎在体温正常后2~3周停药,一般总疗程要≥6周。

(二)对症治疗

对缺氧的患儿应给予氧气吸入。有咳、痰、喘症状时应止咳、祛痰、平喘治疗。发热患儿可采用物理或药物降温,若伴有烦躁不安可给予氯丙嗪、异丙嗪或苯巴比妥。

(三)糖皮质激素的应用

应用糖皮质激素治疗的指征为:①严重喘憋或呼吸衰竭;②全身中毒症状明显;③合并感

染性休克;④并发脑水肿。常选用氢化可的松或地塞米松静脉点滴3～5天。

六、护理诊断

(一)清理呼吸道无效

清理呼吸道无效与呼吸道分泌物增多、黏稠及排痰功能差有关。

(二)气体交换受损

气体交换受损与肺部充血、水肿、渗出造成的通气和换气功能障碍有关。

(三)体温过高

体温过高与肺部感染有关。

(四)营养失调,低于机体需要量

营养失调与高热、食欲下降、呕吐、腹泻等有关。

(五)潜在并发症

潜在并发症有心力衰竭、中毒性肠麻痹、中毒性脑病、脓胸、脓气胸、肺大泡等。

(六)知识缺乏

家长缺乏小儿肺炎护理和预防知识。

七、护理措施

(一)保持呼吸道通畅

1.环境护理

居室应定时开窗通风,每次15～20分钟,保持室内空气新鲜,室温18～22℃,湿度55%～65%。将不同病原体肺炎患儿分室收治,护理患儿时应戴口罩,护理前后要洗手,并定期进行空气消毒,避免交叉感染。

2.供给水分

鼓励患儿多饮水,以降低痰液的黏稠度、促进毒素排出及降低体温。

3.变换体位及拍背

卧床期间应常为患儿变换体位,定时为患儿翻身、拍背,将五指并拢,稍向内合掌,由下向上、由外向内轻拍患儿背部,对年长患儿可同时指导并鼓励其咳嗽,促进分泌物排出。

4.超声雾化吸入

对痰液黏稠者可采用超声雾化吸入2～4次/天,每次20分钟,以稀释痰液,利于排痰。雾化吸入时可遵医嘱加入抗感染药及祛痰药。

5.协助治疗

遵医嘱使用抗感染药物及对症治疗药物,以消除肺部炎症,减少炎性分泌物产生,促进分泌物排出,保持呼吸道通畅。并观察药物的疗效与不良反应。

6.吸痰

及时清除患儿口鼻分泌物,对于痰多黏稠、咳嗽无力的患儿,可用电动负压吸引器吸痰。吸痰动作应轻、快、间断进行,每次10～15秒,防止损伤呼吸道黏膜及发生缺氧。吸痰不能过频,防止因刺激呼吸道黏液产生增多。

7.观察与评价

观察患儿呼吸、咳嗽、咳痰情况,是否有气促、痰鸣、烦躁、发绀等表现,评价护理的效果。

(二)改善缺氧状况

(1)急性期患儿应卧床休息,尽量避免哭闹,以减少氧的消耗。应采取半卧位或头抬高位,并经常变换体位,以利于呼吸、促进排痰、减轻肺淤血、防止肺不张。及时清除呼吸道分泌物,保持呼吸道通畅。

(2)遵医嘱给氧:一般采用鼻导管给氧,氧气流量为 0.5～1L/min,氧气浓度不超过 40％。新生儿、婴幼儿及鼻腔分泌物多者可用面罩、头罩或氧帐给氧,氧流量为 2～4L/min,氧浓度为 50％～60％。也可采用氧气吸入与雾化吸入相结合,即"雾化吸氧"的方式,既湿化了氧气,又稀释了痰液。对呼吸衰竭患儿可遵医嘱使用人工呼吸机给氧。

(3)密切观察:监测患儿呼吸频率的变化,观察给氧后烦躁、呼吸困难、发绀等缺氧状况是否改善。

(三)做好发热患儿的护理

监测体温变化并警惕高热惊厥的发生。当体温超过 38.5℃时,可采用物理降温或药物降温。

(四)维持适当营养

应给予患儿高热量、高蛋白、易消化的饮食,并要少量多餐,防止过饱影响呼吸、加重心脏负担。增加复合维生素 B 及维生素 C 的补充。必要时给予鼻饲或静脉补充营养。

(五)密切观察病情,预防及监测并发症

(1)预防并监测心力衰竭:患儿可采取半卧位休息,要保持安静,减少刺激,必要时遵医嘱给予镇静剂,控制输液速度,液体滴速不应高于 5mL/(kg·h)。如患儿突然出现烦躁不安、面色苍白、呼吸加快、心率加快、肝脏迅速增大等表现时,应及时报告医生,同时减慢输液速度,备好强心、利尿剂物,协助医生进行抢救。

(2)监测脓胸、脓气胸:密切观察患儿病情变化,若体温持续不退或退而复升、咳嗽加剧、咳大量脓痰、呼吸困难加重、患侧呼吸运动受限、烦躁不安、面色发绀等,警惕脓胸、脓气胸或肺大泡的发生,应及时通知医生并配合医生进行处理。

(3)监测肠麻痹、消化道出血:观察有无腹胀、肠鸣音减弱等中毒性肠麻痹的表现,有无呕血、黑便等消化道出血的表现。一旦出现应遵医嘱给予补钾、腹部热敷、肛管排气、禁食、胃肠减压等相应处理。

(4)监测中毒性脑病:观察患儿神志及瞳孔变化,若出现意识障碍、惊厥、呼吸不规则、前囟隆起等颅内压增高的表现,应立即通知医生并配合治疗。

八、健康教育

(一)预防宣教

肺炎无特效的预防方法,但是充足的营养、适当的休息和锻炼、良好的家庭护理对预防肺炎都是有益的。按时接种各种疫苗(如麻疹疫苗),还可预防继发性肺炎的发生。在气候变化时要为小儿增减衣物,呼吸道传染病高发季节不到人多拥挤的公共场所,减少感染发生。

(二)康复指导

(1)根据家长的认知能力,采取适当的方式向患儿家长介绍肺炎的相关知识,如肺炎的病因、主要表现、治疗及护理要点、疾病预后等。

（2）向家长解释给患儿翻身、变换体位、拍背的意义，并为患儿家长示范拍背的方法，使家长能与护理人员配合。

（3）告知家长正确用药、坚持用药的重要性。在治疗过程中应按剂量用药、按时用药、按疗程用药才能保证疾病的彻底治愈。

（4）恢复期患儿应避免过度疲劳，指导家长为患儿做好活动与休息的时间安排，以免病情反复。

（5）指导正确喂养，给患儿多喝水，饮食宜清淡、富营养、易消化，多吃蔬菜和水果，并要少量多餐。

第九节 小儿腹泻

小儿腹泻是一组由多病原、多因素引起的以大便次数增多和大便性状改变为特点的消化道综合征，重者可引起水电解质紊乱。腹泻病是我国婴幼儿最常见的疾病之一，6 个月至 2 岁婴幼儿发病率高，1 岁以内约占半数，一年四季均可发病，但夏、秋季发病率最高。

一、易感因素

(一)婴幼儿消化系统发育不成熟

胃酸和消化酶分泌不足，消化酶活性低，对食物质和量的变化的耐受性差。

(二)生长发育快

所需营养物质相对较多，消化道负担较重，容易发生功能紊乱。

(三)机体防御功能差

婴儿血液中免疫球蛋白、胃肠道 SIgA 及胃内酸度均较低，对感染的防御能力差。

(四)肠道菌群失调

新生儿出生后尚未建立正常肠道菌群，或因使用抗生素等导致肠道菌群失调，使正常菌群对入侵肠道致病微生物的拮抗作用丧失，而引起肠道感染。

(五)人工喂养

不能从母乳中获得 SIgA、乳铁蛋白、巨噬细胞和粒细胞等抗肠道感染作用的物质，加上食物、食具易被污染等因素，其发病率明显高于母乳喂养者。

二、病因

引起腹泻病的病因分为感染性及非感染性两种。

(一)感染因素

感染因素可分为肠道内感染和肠道外感染，以前者为主。

1.肠道内感染

可由病毒、细菌、真菌和寄生虫引起，以前两者多见，尤其是病毒。

（1）病毒感染：秋、冬季节的婴幼儿腹泻 80％由病毒感染引起，最常见的是轮状病毒。其次见于星状病毒、诺如病毒、肠道病毒(包括肠道腺病毒、埃可病毒、柯萨奇病毒)、冠状病毒等。

（2）细菌感染（不包括法定传染病）：以大肠埃希菌为主，包括致病性大肠埃希菌、产毒性大肠埃希菌、侵袭性大肠埃希菌、出血性大肠埃希菌和黏附—集聚性大肠埃希菌，其次是空肠弯曲菌、耶尔森菌、金黄色葡萄球菌、铜绿假单胞菌等。

（3）真菌：如念珠菌、曲菌、毛霉菌等，婴儿以白色念珠菌性肠炎多见。

（4）寄生虫：常见为蓝氏贾弟鞭毛虫、阿米巴原虫和隐孢子虫等。

2.肠道外感染

因发热及病原体毒素作用使消化功能紊乱，或肠道外感染的病原体（主要是病毒）同时感染肠道，故当患中耳炎、上呼吸道感染、肺炎、皮肤感染及其他急性传染病时也可伴有腹泻症状。

（二）非感染因素

1.饮食因素

①喂养不当：如喂养不定时、食物的质和量不适宜、过早给予淀粉类或脂肪类食物等均可引起腹泻。②过敏性腹泻：少数婴儿对牛奶、大豆（豆浆）及某些食物成分过敏或不耐受而引起腹泻。③原发性或继发性双糖酶缺乏，乳糖酶的活力降低，肠道对糖的消化吸收不良而引起腹泻。

2.气候因素

气候突然变冷、腹部受凉使肠蠕动增加；天气过热致消化液分泌减少，口渴又吃奶过多，加重消化道负担，易诱发腹泻。

三、发病机制

导致腹泻的机制有：肠腔内存在大量不能吸收的具有渗透活性的物质→"渗透性"腹泻、肠腔内电解质分泌过多→"分泌性"腹泻、炎症所致的液体大量渗出→"渗出性"腹泻及肠道运动功能异常→"肠道功能异常"性腹泻等。临床上不少腹泻是在多种机制共同作用下发生的。

（一）感染性腹泻

病原微生物多随污染的食物或饮水进入消化道，也可通过污染的日用品、手、玩具或带菌者传播。病原微生物能否引起肠道感染，决定于宿主防御机能的强弱、感染菌量的多少及微生物的毒力。

1.病毒性肠炎

各种病毒侵入肠道后，在小肠绒毛顶端的柱状上皮细胞上复制，使细胞发生空泡变性和坏死，其微绒毛肿胀，排列紊乱和变短，受累的肠黏膜上皮细胞脱落，遗留不规则的裸露病变，致使小肠黏膜回吸收水分电解质的能力受损，肠液在肠腔内大量积聚而引起腹泻。同时，发生病变的肠黏膜细胞分泌双糖酶不足且活性降低，使食物中糖类消化不全而积滞在肠腔内，并被细菌分解成小分子的短链有机酸，使肠液的渗透压增高。微绒毛破坏亦造成载体减少，上皮细胞钠转运功能障碍，水和电解质进一步丧失。

2.细菌性肠炎

（1）肠毒素性肠炎：各种产生肠毒素的细菌可引起分泌性腹泻。如霍乱弧菌、产肠毒素性大肠杆菌等，病原体侵入肠道后，一般仅在肠腔内繁殖，黏附在肠上皮细胞刷状缘，不侵入肠黏膜。细菌在肠腔释放两种肠毒素，即不耐热肠毒素（LT）和耐热肠毒素（ST），LT 与小肠上皮细胞膜上的受体结合后激活腺苷酸环化酶,致使三磷酸腺苷(ATP)转变为环磷酸腺苷(cAMP),cAMP 增多后即抑制小肠绒毛上皮细胞吸收 Na^+、Cl^- 和水,并促进肠腺分泌 Cl^-;ST 则通过激活鸟苷酸环化酶,使三磷酸鸟苷(GTP)转变为环磷酸鸟苷(cGMP),cGMP 增多后亦使肠上皮细胞减少 Na^+ 和水的吸收、促进 Cl^- 分泌。两者均使小肠液总量增多,超过结肠的吸收限度而发生腹泻,排出大量水样便,导致患儿脱水和电解质紊乱。

(2)侵袭性肠炎:各种侵袭性细菌感染可引起渗出性腹泻。如志贺菌属、沙门菌属、侵袭性大肠杆菌、空肠弯曲菌、耶尔森菌和金黄色葡萄球菌等均可直接侵袭小肠或结肠肠壁,使黏膜充血、水肿,炎症细胞浸润引起渗出和溃疡等病变。患儿排出含有大量白细胞和红细胞的菌痢样粪便。结肠由于炎症病变而不能充分吸收来自小肠的液体,并且某些致病菌还会产生肠毒素,故亦可发生水样腹泻。

(二)非感染性腹泻

非感染性腹泻主要是由饮食不当引起。当进食过量或食物成分不恰当时,消化过程发生障碍,食物不能被充分消化和吸收而积滞在小肠上部,使肠腔内酸度降低,有利于肠道下部的细菌上移和繁殖;食物发酵和腐败,分解产生的短链有机酸使肠腔内渗透压增高,腐败性毒性产物刺激肠壁使肠蠕动增加导致腹泻,进而发生脱水和电解质紊乱。

四、临床表现

不同病因引起的腹泻各具不同的临床过程。根据病程临床分为:急性腹泻(连续病程在 2 周以内的腹泻),迁延性腹泻(病程在 2 周～2 个月),慢性腹泻(病程为 2 个月以上)。

(一)急性腹泻

不同的病因引起的腹泻常具有相似的临床表现,同时各有其特点。

1.临床表现

(1)轻型腹泻:多为饮食因素或肠道外感染所致。主要以胃肠道症状为主,食欲缺乏,偶有溢乳或呕吐,大便次数增多,但每次大便量不多,呈黄色或黄绿色稀便或水便,常见白色或黄白色奶瓣和泡沫。无脱水及全身中毒症状,精神尚好,多在数日内痊愈。

(2)重型腹泻:多由肠道内感染引起,常急性起病,也可由轻型逐渐加重转变而来,除有较重的胃肠道症状外,还有较明显的脱水、电解质紊乱和全身中毒症状。①全身中毒症状:发热、烦躁不安或精神萎靡、嗜睡,甚至昏迷、休克。②严重的胃肠道症状:食欲低下,常有呕吐,严重者可吐出咖啡渣样液体;腹泻频繁,大便每日 10 次以上,多者可达数十次。多为黄色水样或蛋花汤样便,量多,含有黏液,少数患儿也可有少量血便。③水电解质及酸碱平衡紊乱症状:主要表现为脱水、代谢性酸中毒、低钾血症、低钙血症和低镁血症等。

2.根据病因分类(几种常见类型肠炎的临床特点)

(1)轮状病毒肠炎:好发于秋、冬季,以秋季流行为主,又称秋季腹泻。潜伏期 1～3 天,多发生于 6～24 个月婴幼儿。起病急,常伴发热和上呼吸道感染症状,一般无明显感染中毒症状。病初 1～2 天常发生呕吐,随后出现腹泻。大便次数多、量多、水分多,黄色水样或蛋花汤样便,无腥臭味,常并发脱水、酸中毒及电解质紊乱。本病为自限性疾病,自然病程为 3～8 天,少数较长。

(2)产毒性细菌引起的肠炎:多发生在夏季,潜伏期 1～2 天。起病较急,轻症仅大便次数稍增多,性状轻微改变。重症腹泻频繁,量多,大便呈水样或蛋花汤样混有黏液,大便镜检无白细胞,常发生脱水、电解质和酸碱平衡紊乱。为自限性疾病,自然病程 3～7 天,也可更长。

(3)侵袭性细菌肠炎:包括侵袭性大肠埃希菌、空肠弯曲菌、耶尔森菌、鼠伤寒沙门菌等所致的肠炎。全年均可发病,多见于夏季,潜伏期长短不等。常引起志贺杆菌性痢疾样病变。起病急,可出现严重的全身中毒症状,如高热、烦躁甚至昏迷和惊厥等;腹泻频繁,大便呈黏液样或脓血便,有腥臭味,伴恶心、呕吐、腹痛和里急后重;大便镜检可见大量白细胞及数量不等的红细胞,粪便细菌培养可找到相应的致病菌。其中空肠弯曲菌常侵犯空肠和回肠,且有脓血便,腹痛剧烈,易误诊为阑尾炎或肠套叠,可并发败血症、肺炎、脑膜炎、心内膜炎、心包炎等。耶尔森菌小肠结肠炎临床表现与菌痢难以区别,腹痛严重者甚至与阑尾炎相似,也可引起咽炎和颈部淋巴结炎。鼠伤寒沙门菌小肠结肠炎有胃肠炎型和败血症型,夏季发病率高,新生儿和 1 岁以内的婴儿尤易感染,新生儿多为败血症型,常引起暴发流行,可排深绿色黏液脓便或白色胶冻样便,有特殊臭味。

(4)出血性大肠埃希菌肠炎:大便开始呈黄色水样便,后转为血水便,有特殊臭味,常伴腹痛,大便镜检有大量红细胞,一般无白细胞。

(5)抗生素诱发性肠炎:①金黄色葡萄球菌肠炎,多继发于使用大量抗生素后,与菌群失调有关。表现为发热、呕吐、腹泻,不同程度中毒症状、脱水和电解质紊乱,甚至发生休克。典型大便暗绿色,量多,带黏液,少数为血便、大便镜检有大量脓细胞和成簇的 G＋球菌,培养有葡萄球菌生长。②伪膜性小肠结肠炎,由难辨梭状芽孢杆菌引起,主要症状为腹泻,轻者每日数次,停用抗生素后很快痊愈;重者腹泻频繁,呈黄绿色水样便,可有毒素致肠黏膜坏死所形成的伪膜排出,大便厌氧菌培养、组织培养法检测细胞毒素可协助诊断。③真菌性肠炎,多为白色念珠菌感染所致,常并发于其他感染,如鹅口疮,大便次数增多,黄色稀便,泡沫较多带黏液,有时可见豆腐渣样细块(菌落)。大便镜检有真菌孢子和菌丝。

(二)迁延性腹泻和慢性腹泻

迁延性腹泻和慢性腹泻多与营养不良和急性期治疗不彻底有关,以人工喂养儿、营养不良儿多见。表现为腹泻迁延不愈,病情反复,大便次数和性状不稳定,严重时可出现水、电解质紊乱。由于营养不良儿腹泻时易迁延不愈,持续腹泻又加重了营养不良,二者可互为因果,形成恶性循环,最终引起免疫功能低下,继发感染,导致多脏器功能异常。

(三)生理性腹泻

生理性腹泻多见于 6 个月以内的婴儿,外观虚胖,常有湿疹,表现为生后不久即出现腹泻,但除大便次数增多外,无其他症状,食欲好,不影响生长发育,添加换乳期食物后,大便即逐渐转为正常。近年研究发现此类腹泻可能为乳糖不耐受的一种特殊类型。

五、辅助检查

(一)血常规

细菌感染时白细胞总数及中性粒细胞增多;寄生虫感染和过敏性腹泻时嗜酸性粒细胞增多。

(二)大便常规

肉眼检查大便的性状,如外观、颜色、是否有黏液脓血等;大便镜检有无脂肪球、白细胞、红细胞等。

(三)病原学检查

细菌性肠炎大便培养可检出致病菌;真菌性肠炎大便镜检可见真菌孢子和菌丝;病毒性肠炎可作病毒分离等检查。

(四)血液生化

血钠测定可了解脱水的性质;血钾测定可了解有无低钾血症;碳酸氢盐测定可了解体内酸碱平衡失调的性质及程度。

六、治疗

腹泻的治疗原则为调整饮食,预防和纠正脱水;合理用药,控制感染,预防并发症的发生。

(一)调整饮食限制

饮食过严或禁食过久常造成营养不良,并发酸中毒,造成病情迁延不愈而影响生长发育,故应继续进食,以满足生理需要,缩短病程,促进恢复。母乳喂养者可继续哺乳,减少哺乳次数,缩短每次哺乳时间,暂停换乳期食物添加;人工喂养者可喂米汤、酸奶、脱脂奶等,待腹泻次数减少后给予流质或半流质饮食(如粥、面条),少量多餐,随着病情稳定和好转,逐步过渡到正常饮食。呕吐严重者,可暂时禁食 4～6 小时(不禁水),待好转后继续喂食,由少到多,由稀到稠。病毒性肠炎多有双糖酶缺乏,不宜用蔗糖,并暂停乳类喂养,改用酸奶、豆浆等。腹泻停止后逐渐恢复营养丰富的饮食,并每日加餐 1 次,共 2 周。对少数严重病例口服营养物质不能耐受者,应加强支持疗法,必要时全静脉营养。

(二)纠正水电解质及酸碱平衡紊乱

口服补液可用于预防脱水及纠正轻、中度脱水,中、重度脱水伴周围循环衰竭者需静脉补液。

(三)药物治疗

1.控制感染

病毒性肠炎以饮食疗法和支持疗法为主,一般不用抗生素;其他肠炎应对因选药,如大肠埃希菌肠炎可选用抗 G－杆菌抗生素;抗生素诱发性肠炎应停用原来使用的抗生素,可选用万古霉素、新青霉素、抗真菌药物等;寄生虫性肠炎可选用甲硝唑、大蒜素等。

2.肠道微生态疗法

有助于恢复肠道正常菌群的生态平衡,抑制病原菌定植和侵袭。常用双歧杆菌、嗜酸乳杆菌等制剂。

3.肠黏膜保护剂

腹泻与肠黏膜屏障功能破坏有密切关系,因此,维护和修复肠黏膜屏障功能是治疗腹泻的方法之一,常用蒙脱石散(思密达)。

4.补锌治疗

世界卫生组织(WHO)及联合国儿童基金会建议,对于急性腹泻患儿,6 个月以下婴儿应给予元素锌 10mg/d,大于 6 个月儿童应给予 20mg/d,疗程 10～14 天,有缩短病程的作用。

5.对症治疗

腹泻一般不宜用止泻剂,因止泻会增加毒素的吸收,腹胀明显者肌内注射新斯的明或肛管排气;呕吐严重者可肌内注射氯丙嗪或针刺足三里等。

(四)预防并发症

迁延性、慢性腹泻常伴营养不良或其他并发症,病情复杂,必须采取综合治疗措施。

七、护理诊断

(一)腹泻

腹泻与感染、喂养不当、肠道功能紊乱等有关。

(二)体液不足

体液不足与腹泻、呕吐致体液丢失过多和摄入不足有关。

(三)营养失调,低于机体需要量

营养失调与腹泻、呕吐丢失过多和摄入不足有关。

(四)体温过高

体温过高与肠道感染有关。

(五)有皮肤完整性受损的危险

皮肤完整性受损与大便刺激臀部皮肤有关。

(六)知识缺乏

家长缺乏喂养知识及相关的护理知识。

八、预期目标

(1)患儿腹泻、呕吐次数逐渐减少至停止,大便性状正常。

(2)患儿脱水和电解质紊乱得以纠正,体重恢复正常。

(3)患儿体温逐渐恢复正常。

(4)患儿臀部皮肤保持完整、无破损。

(5)家长能掌握儿童喂养知识及腹泻的预防、护理知识。

九、护理措施

(一)保持皮肤完整性(尿布皮炎的护理)

选用吸水性强、柔软布质或纸质尿布,勤更换,避免使用不透气塑料布或橡皮布;每次便后用温水清洗臀部并擦干,以保持皮肤清洁、干燥;局部皮肤发红处可涂氧化锌软膏;局部皮肤糜烂或溃疡者,可采用暴露法,臀下仅垫尿布,不加包扎,使臀部皮肤暴露于空气中或阳光下;也可用灯光照射,每次照射 20～30 分钟,每日 1～2 次,使局部皮肤蒸发干燥,照射时护理人员必须坚持守护患儿,避免烫伤,照射后局部涂以油膏。女婴尿道口接近肛门,应注意会阴部的清洁,预防上行性尿路感染。

(二)密切观察病情

(1)监测生命体征:如神志、体温、脉搏、呼吸、血压等。体温过高时应给患儿多饮水、擦干汗液、及时更换汗湿的衣服,并予头部冰敷等物理降温。

(2)观察大便情况:观察并记录大便次数、颜色、气味、性状、量,进行动态比较,为输液方案和治疗提供可靠依据。

(3)观察全身中毒症状:如发热、精神萎靡、嗜睡、烦躁等。

（4）观察水电解质和酸碱平衡紊乱症状：如脱水情况及其程度、代谢性酸中毒表现、低钾血症表现。

（三）健康教育

1.指导护理

向家长解释腹泻的病因、潜在并发症以及相关的治疗措施；指导家长正确洗手并作好污染尿布及衣物的处理、出入量的监测以及脱水表现的观察；说明调整饮食的重要性；指导家长配制和使用口服补液盐（ORS）溶液，强调应少量多次饮用，呕吐不是禁忌证。

2.做好预防

①指导合理喂养，提倡母乳喂养，避免在夏季断奶，按时逐步添加换乳期食物，防止过食、偏食及饮食结构突然变动。②注意饮食卫生，食物要新鲜，食具要定时消毒。教育儿童饭前便后洗手，勤剪指甲，培养良好的卫生习惯。③加强体格锻炼，适当户外活动；注意气候变化，防止受凉或过热。④避免长期滥用广谱抗生素。

十、护理评价

患儿大便次数是否减少；脱水、电解质及酸碱平衡紊乱是否得到纠正，尿量有无增加；体温及体重是否恢复正常；臀部皮肤是否保持正常；家长能否掌握儿童喂养知识及腹泻的预防、护理知识。

第十节　气道异物

一、概述

任何异物进入呼吸道均称为气道异物。气道异物是儿科急症，可造成小儿突然死亡。美国每年约有 500 名儿童死于气道异物，1 岁以内意外死亡的病例中约有 40％是由于气道异物所致。国内报道气管支气管异物围术期死亡率为 2.3％，国外报道围术期死亡率为 0.5％～3.3％。本病多见于学龄前儿童，以婴幼儿最多见，男孩比女孩多一倍。5 岁以下者居多，占 80％～90％。

二、护理评估

（一）生命体征及专科评估

监测患儿的体温、脉搏、血压、呼吸。仔细询问家长异物吸入的病史，有无进食高危的食物，有无将玩具等放入口中或鼻腔，了解发病过程、时间，异物的种类、大小，有无就诊及治疗过程。评估患儿的呼吸形态，是否有面色发绀或青紫。异物嵌顿于声门时会出现声嘶及呼吸困难，甚至窒息。异物进入气管时患儿出现剧烈咳嗽、憋气、气喘哮鸣、呼吸不畅、面色青紫等症状；若患儿有阵发性呛咳提示异物随呼吸气流在气管内上下活动，气管区于咳嗽及呼气末期可闻及异物拍击音。若异物进入支气管，停留于某一部位时，刺激减小，咳嗽症状减轻。若异物持续留存于气管或支气管，由于炎症刺激可引起咳嗽、痰多、发热等全身症状。一侧支气管异物，多无明显呼吸困难；双侧支气管异物时，可出现呼吸困难，并发肺气肿、肺不张、肺脓肿等，肺部听诊患侧呼吸音减低或消失，导致肺炎时可闻及湿啰音。

（二）既往史

询问既往有无异物吸入史或吞咽异物史，询问有无过敏史、手术史，传染病及其他病史，预防接种史是否正常等。

（三）营养状况

通过测量患儿的身高、体重、头围、胸围等，了解患儿的生长发育情况。询问家长患儿的饮食习惯，有无偏食，有无营养不良。

（四）辅助检查

（1）X 线胸透或拍片检查可以确定金属等不透光异物的位置、大小及形状。

（2）CT 检查有助于确定有无异物及其部位。

（3）支气管镜检查是气管、支气管异物确诊的最可靠方法，同时可取出异物。

（五）心理—社会状况

评估患儿是否有情绪紧张和恐惧，评估家长的情绪状态/心情，了解家长对疾病的认知程度及心理反应，了解家庭的经济承受能力。

三、护理要点

（1）有窒息的危险与异物阻塞气道有关。

（2）恐惧与呼吸不畅、憋气及担心疾病预后有关。

（3）焦虑与患儿病情紧急危重有关。

（4）潜在并发症有肺炎、肺不张、肺脓肿、脓气胸、心力衰竭等。

（5）知识缺乏与患儿及家属缺乏预防婴幼儿发生气道异物的知识有关。

四、护理措施

（一）术前护理

1.病情观察与急救

观察患儿是否有剧烈咳嗽或阵发性呛咳，呼吸困难，痛苦面容、面色发绀、V 字手型等。对于婴幼儿注意保持呼吸道通畅，减少引起患儿哭闹的因素，如拍背、摇晃、采血、测体温等。不同年龄的患儿，发生气道异物的急救方法也不同，若是患儿已发生昏迷，应立即将患儿仰卧，同时呼救，给予头颈后仰，迅速开放气道，观察呼吸 3～5 秒，呼吸微弱或无呼吸，尝试进行人工呼吸。如果吹气有阻力，则表明呼吸道阻塞，立即实施气道异物急救法。

婴幼儿、儿童、昏迷患儿的急救方法具体如下。

（1）婴幼儿气道异物急救法：①立即将婴幼儿两腿分开，置于操作者一侧或一侧膝盖上，头部低于躯干。②用手掌根部在患儿肩胛间区快速叩击 4 次。③予患儿翻转身，仍保持头部低于躯干。在胸骨中部给予 4 次快速胸部按压。手法同胸外心脏按压。④检查口腔中异物是否已排出。如果仍未排出，继续上述手法。⑤避免用手指清除气道异物，除非肉眼可见异物并能够抓取到。

（2）儿童气道异物急救法（Heimlich 手法）：①首先应判断是否为气道异物。若患儿出现气道异物特殊表情，抢救者应询问："你被卡住了吗?"如果是气道被卡住，患儿将无法讲话。②实施 Heimlich 手法。抢救者站在患儿背后，双臂环抱其腰部，一手握拳，另一只手抓住握紧的拳头并置于患儿的肚脐与剑突的中点，给予快速有力、向上向内的推压。此操作的原理是向上推压腹部,挤压膈肌和肺,推动气体向外排出而产生强有力的人工咳嗽,促使异物排出呼吸道。③重复按压直至异物排出气道或患儿昏迷。若患儿昏迷,则改为昏迷患儿气道异物急救法。④如果是肥胖患儿,可改为胸部推压法。手法与腹部推压法相同,推压部位在胸骨中点。⑤腹部推压法有内脏损伤的危险。因此,抢救完毕医生需检查有无内脏损伤。

(3)昏迷患儿气道异物急救法:①抢救者面向患儿,叉腿跪于患儿腿侧。将一只手的掌根置于患儿脐部与剑突的中点,另一只手重叠于上,抓紧手指,快速向上向内推压腹部。②检查口腔,查看异物是否已排出。如果仍未排出,继续上述手法。③如果腹部推压法无法打开呼吸道,可执行手指清除法。注意此手法仅用于昏迷患儿。患儿头向后仰,口张开,抢救者用一只手伸入其口腔,清除异物。随后尝试人工呼吸,判断气道是否已通畅。④重复腹部推压法和手指清除法直至异物排出,为高级生命支持争取时间。⑤如果出现心搏骤停,则立即实施心肺复苏术。

2.气管切开法

经以上急救处理后,如果均未奏效,进行吸氧,建立静脉通路,准备气管插管、气管切开包、吸引器等急救物品,配合医生进行气管切开。

3.手术前准备

根据患儿进食食物情况确定禁食水时间,如病情紧急,直接进行手术抢救。

(二)术后护理

1.一般护理

患儿未完全清醒时去枕平卧,头偏向一侧,颈下垫小枕保持呼吸道通畅。给予心电监护,监测患儿血氧饱和度、心率、血压、呼吸的变化,面色、皮肤颜色、皮温情况。患儿清醒后如有哭闹不安,予舒适体位或抱起,避免哭闹引起气道水肿和充血;会说话的患儿告知少讲话,防止并发症发生。

2.呼吸的观察与护理

给予吸氧,严密观察呼吸情况,监测血氧饱和度,若血氧饱和度低于90%且有痰鸣音,提示有分泌物,要及时清除。术后24小时观察颈部有无皮下气肿,有无喉头水肿与痉挛发生,床头放置气管插管及气管切开包,出现异常及时通知医生,协助处理。

3.残留异物的观察与护理

若术后患儿呼吸困难、发绀、呛咳无改善,血氧饱和度低于90%,呼吸音不对称或减弱,考虑气道仍有异物残留,做好再次手术的准备。

4.预防感染

遵医嘱使用抗生素和激素,以控制感染,防止喉头水肿。观察有无感染的表现,如出现体温升高,痰量增多等及时报告医生处理。有肺部感染且严重者,加强肺部物理治疗。

5.饮食护理

为保证营养摄入,术后鼓励婴幼儿进行母乳喂养,儿童可进流质、半流质、软质温凉饮食,注意更换食物品种增进患儿食欲,进食少的患儿行静脉营养。指导患儿及家属进食体位宜取半卧位或半坐位,控制每次进食量。

（三）心理护理

气道异物的患儿常为急诊入院,患儿及家长均缺乏心理准备,且对医院环境陌生,会产生恐惧心理,需要进行解释与安慰,减轻其恐惧程度,术后向家长讲解疾病相关治疗方法、预后情况等,缓解家长焦虑情绪。

（四）健康宣教

呼吸道异物是完全可以预防的,指导家长掌握气管、支气管异物的预防知识。①3 岁以下的小儿臼齿尚未萌出者,勿进食体积小、不易咀嚼的食物或光滑黏腻的事物,如花生、瓜子、豆类、汤圆、果冻等食物。②小儿进食时应细嚼慢咽,勿嬉笑、打骂或哭闹;家长勿在小儿进食时逗笑、恐吓、责骂。③教育小儿勿将小物件放在口中戏弄,如硬币、别针、图钉、笔帽等,若发现小儿口中有异物应劝说或诱导其吐出,不可直接挖取或打骂小儿。④教育小儿改正不良的进食体位以及口内含物的不良习惯。⑤危重及昏迷患儿喂食时,特别注意预防误吸。⑥小儿活动范围内不可放置小物件,不购买容易脱落小零件的玩具,避免婴幼儿抓到后放入口中。

五、护理评价

（1）异物是否取出,患儿是否发生窒息。

（2）患儿与家长恐惧感是否减轻或消除,情绪是否恢复稳定。

（3）家长的焦虑情绪是否缓解。

（4）患儿是否出现并发症。

（5）家长是否掌握了气管支气管异物的预防保健知识。

参考文献

[1]周华艳.新编临床护理理论与实践[M].昆明:云南科技出版社.2019.

[2]黄俊蕾,赵娜.新编实用临床与护理[M].青岛:中国海洋大学出版社.2019.

[3]孙冬梅,郑家琼.新编临床常见疾病护理[M].青岛:中国海洋大学出版社.2019.

[4]陈月琴,刘淑霞.临床护理实践技能[M].郑州:河南科学技术出版社.2019.

[5]王文霞,李娟.常见职业病临床护理实践[M].济南:山东科学技术出版社.2019.

[6]于翠翠.实用护理学基础与各科护理实践[M].北京:中国纺织出版社.2022.

[7]钟晓莉.中医护理理论与实践指南[M].成都:西南交通大学出版社.2021.

[8]周华艳.新编临床护理理论与实践[M].北京:科学技术文献出版社.2019.

[9]蔚秀丽.临床儿科护理规范与实践指导[M].内蒙古:内蒙古科学技术出版社.2021.

[10]范玲,夏春玲.辽宁省产科护理规范[M].沈阳:辽宁科学技术出版社.2020.

[11]范玲,于新颖.辽宁省儿科护理规范[M].沈阳:辽宁科学技术出版社.2020.

[12]葛莉娜.辽宁省妇科护理规范[M].沈阳:辽宁科学技术出版社.2020.

[13]高淑平.专科护理技术操作规范[M].北京:中国纺织出版社.2021.

[14]邵小平.实用急危重症护理技术规范 第2版[M].上海:上海科学技术出版社.2020.

[15]屈庆兰.临床常见疾病护理与现代护理管理[M].北京:中国纺织出版社.2020.